UNI-MED. Die beste Medizin.

In der Reihe UNI-MED SCIENCE werden aktuelle Forschungsergebnisse zur Diagnostik und Therapie wichtiger Erkrankungen "state of the art" dargestellt. Die Publikationen zeichnen sich durch höchste wissenschaftliche Kompetenz und anspruchsvolle Präsentation aus. Die Autoren sind Meinungsbildner auf ihren Fachgebieten.

Der Verlag dankt der Jenapharm GmbH & Co. KG für deren Unterstützung im Rahmen dieses Buchprojektes.

Vorwort und Danksagung

Nachdem die erste Ausgabe des Therapieleitfadens nun schon seit längerer Zeit vergriffen und nur noch zu überhöhten Preisen über den Sekundärbuchmarkt zu beziehen ist, haben wir die Gelegenheit ergriffen, mit der nun vorliegenden zweiten Auflage eine aktualisierte Version zu erstellen, die auch den in den letzten Jahren stattgehabten neuen Entwicklungen auf diesem Gebiet Rechnung trägt. Seit Erscheinen der ersten Ausgabe im Jahr 2006 haben sich insbesondere substantielle Veränderungen ergeben, die sowohl rechtliche als auch Behandlungsaspekte umfassen.

Hervorzuheben sind hierbei unter anderem die überfällige Abschaffung der Sterilitätspflicht als Voraussetzung für eine Personenstandsänderung, als auch das Erscheinen der fünften Auflage des Diagnostic and Statistical Manual of Mental Disorders (DSM-V), das nun den Begriff der „Geschlechtsdysphorie“ neu eingeführt hat. Aus Gründen der Wiedererkennbarkeit und des bisher weiterhin gültigen ICD-10, haben wir uns jedoch dazu entschieden den alten Namen Therapieleitfaden „Transsexualität“ vorerst beizubehalten. Die begrifflichen Veränderungen, die sich durch das neue DSM-V ergeben haben, werden von unseren Autoren/innen ausführlich und kritisch diskutiert. Insgesamt lässt sich festhalten, dass von allen Beteiligten zwischenzeitlich ein zunehmender Patientenzulauf zu verzeichnen ist, der sicherlich auch von einer zunehmenden Präsenz des Themas in sowohl klassischen als auch neuen Medien herrührt und hoffentlich zumindest zu einem Teil auch eine wachsende gesellschaftliche Akzeptanz des Themas widerspiegelt, die den Betroffenen den Mut gibt, den für sie richtigen Weg zu beschreiten. Leider besteht in vielen Behandlungsbereichen noch immer eine Unterversorgung von mit der Thematik vertrauten Behandlern/innen, die dazu führt, dass Betroffene teils sehr lange Wartezeiten und Anfahrtswege in Kauf nehmen müssen. Es würde uns daher freuen, wenn wir mit der Lektüre dieses Buches das Interesse des/der ein/en oder anderen ärztlichen bzw. psychotherapeutischen Kollegen/innen wecken könnten, sich vielleicht noch intensiver diesem Thema zuzuwenden und irgendwann einmal selbst Patienten auf diesem Gebiet zu betreuen. Während uns manche Autoren/innen der ersten Ausgabe aus Altersgründen oder auch durch zwischenzeitliche inhaltliche Entfernung von der Thematik verlassen haben, freut es uns umso mehr, dass wir insbesondere auch jüngere Kollegen/innen für diese Ausgabe neu hinzugewinnen konnten. Ein Thema, das uns insbesondere am Herzen liegt stellt die zunehmende Bedeutung der Behandlung von Jugendlichen mit Geschlechtsdysphorie dar, die in der ersten Ausgabe inhaltlich noch kaum präsent war, in den letzten Jahren jedoch eine umso rasantere Entwicklung vollzogen hat. Um diesem schwierigen, aber umso bedeutsameren Thema gerecht zu werden, freut es uns, ausgewiesene Experten auf diesem Gebiet als Kapitelautoren gewonnen zu haben. Die hierzu noch vorherrschenden kontroversen Meinungsbilder insbesondere im Hinblick auf den hormonellen Pubertätsarrest, bilden sich auch in den Beiträgen der einzelnen Autoren/innen ab, so dass sich der/die Leser/in möglichst objektiv zu diesem Thema selbst eine eigene Meinung bilden kann.

Abschließend bleibt anzumerken, dass sich sowohl auf nationaler aus als auch internationaler Ebene erfreulicherweise eine fortschreitende Professionalisierung im Umgang mit der Thematik nachvollziehen lässt, die sich u.a. in der Entwicklung neuer und umfangreicher Leitlinienkonzepte widerspiegelt. Die wachsende Vernetzung der Betroffenen untereinander trägt ihren Teil dazu bei, die gesellschaftliche als auch therapeutische Entwicklung weiter voranzutreiben und stellt auch uns als Behandler jeden Tag vor neue Herausforderungen.

Wir hoffen mit diesem Buch einerseits dem Anspruch gerecht zu werden, den aktuellen Stand der Wissenschaft abzubilden, als auch andererseits konkrete Handlungshinweise für den/die interessierten Leser/in bereitzustellen.

Die Herausgeber danken allen Autoren/innen für Ihre hervorragenden Beiträge und dem UNI-MED Verlag für die ausgezeichnete Zusammenarbeit in allen Stadien der Buchentstehung.

München, im November 2014 *Günter K. Stalla & Matthias Auer*

Geleitwort zur 1. Auflage

Etwa 1963, während meiner Assistenzarzt-Tätigkeit an der Psychiatrischen Klinik der McGill-Universität in Montreal/Kanada, wurde ich gebeten, mir einen Patienten anzuschauen, dessen Muttersprache deutsch war und der sich sehr schlecht englisch ausdrücken konnte. Diese Person war, wie ich heute weiß, ein Frau-zu-Mann-Transsexueller. Da ich das von ihm beschriebene Erleben nicht einordnen konnte, befragte ich meine kanadischen Kollegen, auch sehr Erfahrene: Allgemeines Rätselraten, eine Psychose wurde diskutiert, aber vieles passte nicht dazu. Ein Studium der damals gängigen Lehrbücher half nicht weiter. Die Abhandlung von Harry Benjamin "*The transsexual phenomenon*" (1967) war noch nicht erschienen. Ein sehr intensives und aufwendiges Literaturstudium (EDV existierte noch nicht) führte schließlich zu Hirschfeld (1918) und Cauldwell (1949) und machte die psychische Besonderheit des Patienten etwas klarer.

Heute ist die Transsexualität ein bekanntes Syndrom. Schon 1980 hat Deutschland als eines der ersten Länder ein Gesetz verabschiedet (das sog. Transsexuellengesetz), das der besonderen Lage Transsexueller juristisch Rechnung trägt. Zur Frage der Therapie gab es allerdings nach den sensationellen Veröffentlichungen über die wohl erste gelungene geschlechtsanpassende Operation in Dänemark (der US-Amerikaner Jorgensen) über lange Zeit sehr kontroverse, zum Teil sehr emotional geführte Diskussionen, ob man denn eine psychische Problematik mit einer körperlichen Behandlung therapieren könne und dürfe und ob denn die Transsexualität überhaupt ein psychisches Problem sei. Inzwischen sind wir in diesen Fragen ein deutliches Stück weiter gekommen und kennen die Möglichkeiten, aber auch die Grenzen des therapeutischen Vorgehens, das körperliche Behandlungen ganz explizit mit einschließt. Seit 1997 haben wir hierzu Richtlinien für den deutschsprachigen Raum.

Und dennoch: Das Phänomen Transsexualität und die hierzu existierenden Beratungs-, Betreuungs- und Behandlungsmöglichkeiten sind noch nicht so bekannt, wie man es sich wünschen würde. In den letzten Jahren haben sich kleine Gruppen der verschiedenen medizinischen Disziplinen vermehrt mit der Transsexualität beschäftigt, allerdings vorwiegend nur unter dem Gesichtspunkt ihres eigenen Faches. Im vorliegenden Buch sind alle Aspekte, also medizinische, psychotherapeutische und rechtliche berücksichtigt, beschrieben von ausgewiesenen Experten. Auch Betroffene kommen zu Wort und berichten überzeugend ihre Problematik. Damit wird dieser Leitfaden zu einer umfassenden Informationsquelle. Dem Herausgeber gebührt großer Dank, die Autoren weit auseinanderliegender Fachgebiete zusammengeführt und damit die Notwendigkeit interdisziplinärer Zusammenarbeit ganz besonders betont zu haben. Ich wünsche dem Buch viel Erfolg und große Verbreitung.

München, im Mai 2006 *Götz Kockott*

Autoren

Dr. med. Matthias Auer
Innere Medizin, Endokrinologie und Klinische Chemie
Max-Planck-Institut für Psychiatrie
Kraepelinstraße 10
80804 München

Kap. 9.

Maria Sabine Augstein
Rechtsanwältin
Altes Forsthaus 12
82327 Tutzing

Kap. 4., 5.

Prof. Dr. med. Hartmut A. G. Bosinski
Praxis für Sexualmedizin
Dreiecksplatz 5
24105 Kiel

Kap. 2., 3.

Prof. Dr. med. Peer Briken
Institut für Sexualforschung und Forensische Psychiatrie
Universitätsklinikum Hamburg-Eppendorf
Martinistraße 52
20246 Hamburg

Kap. 6.

Dr. med. Johannes Fuss
Institut für Sexualforschung und Forensische Psychiatrie
Universitätsklinikum Hamburg-Eppendorf
Martinistraße 52
20246 Hamburg

Kap. 1., 17.

Ruth Heinen-Schütz
Friedrichstraße 40a
58300 Wetter/Ruhr

Kap. 15.

Dipl. Med. Jens Jacobeit
MVZ Praxis im Chilehaus
Fischertwiete 2
20095 Hamburg

Kap. 9.

Prof. Dr. med. Götz Kockott
Gemeinschaftspraxis für Urologie, Andrologie, Sexualmedizin
(Akademie für Sexualmedizin) und Psychotherapie München
Promenadeplatz 10 Gartenhaus
80333 München – Zentrum

Geleitwort

Prof. Dr. med. Frank-Michael Köhn
Andrologicum München
Burgstraße 7
80331 München

Kap. 14.

Dr. med. Alexander Korte
Klinik und Poliklinik für Kinder- und Jugendpsychiatrie
Psychosomatik und Psychotherapie
Klinikum der Universität München (LMU)
Nußbaumstr. 5a
80336 München

Kap. 7.

Dr. med. Matthias Möhrenschlager
Zentrum für Dermatologie/Allergologie
Hochgebirgsklinik Davos
Herman-Burchard-Str. 1
7265 Davos-Wolfgang, Schweiz

Kap. 14.

Priv.-Doz. Dr. med. Kerstin Neumann
Klinik für HNO-Heilkunde, Kopf- und Gesichtschirurgie, Plastische Operationen
Sophien- und Hufeland-Klinikum gGmbH
Henry-van-de-Velde-Straße 2
99425 Weimar

Kap. 13.

Dr. phil. Timo O. Nieder
Institut für Sexualforschung und Forensische Psychiatrie
Universitätsklinikum Hamburg-Eppendorf
Martinistraße 52
20246 Hamburg

Kap. 6.

Dr. med. Albert Peek
Wingenbach, Holle & Peek
Gemeinschaftspraxis für Plastische Chirurgie mit Belegklinik
Oeder Weg 2-4
60318 Frankfurt

Kap. 12.

Dr. med. Dorette Poland
Fachärztin für Psychiatrie, Psychotherapie und Psychotherapeutische Medizin
Laimer Straße 41 a
80639 München

Kap. 9.

Prof. Dr. phil. Herta Richter-Appelt
Institut für Sexualforschung und Forensische Psychiatrie
Universitätsklinikum Hamburg-Eppendorf
Martinistraße 52
20246 Hamburg

Kap. 6.

Dr. med. Jürgen Schaff
Praxisklinik für Plastische und Ästhetische Chirurgie
Goethestraße 4
80335 München

Kap. 11.

Dr. med. Christiane Spehr
Ehemals: Chirurgische Klinik München-Bogenhausen
Denninger Straße 44
81679 München

Kap. 10.

Prof. Dr. med. Günter K. Stalla
Innere Medizin, Endokrinologie und Klinische Chemie
Max-Planck-Institut für Psychiatrie
Kraepelinstraße 10
80804 München

Kap. 9.

Priv.-Doz. Dr. med. Isabell Witzel
Klinik und Poliklinik für Gynäkologie
Universitätsklinikum Hamburg-Eppendorf
Martinistraße 52
20246 Hamburg

Kap . 12.

Dr. med. Achim Wüsthof
Endokrinologikum Hamburg
Lornsenstraße 4-6
22767 Hamburg

Kap. 9.

Inhaltsverzeichnis

1. Geschichte, Epidemiologie, länderspezifische Besonderheiten

1.1. Geschichte

Geschlechtsidentitätsstörungen wurden bis ins 20. Jahrhundert nicht näher differenziert. Aus diesem Grunde können in geschichtlichen Betrachtungen nach heutiger Definition eindeutig transsexuelle Phänomene nicht klar von z.B. Sexualdifferenzierungsstörungen abgegrenzt werden.

1.1.1. Phänomen der Transsexualität in der Antike

Ethnologische Untersuchungen zeigen, dass das Phänomen Transsexualität zu allen Zeiten und in den unterschiedlichsten Kulturgruppen existierte. Bereits in Berichten aus dem antiken Griechenland, dem Rom der Antike und der Kultur der Maya finden sich hierfür Hinweise.

Insbesondere die Göttinnen der alten Kulte – seien es Astarte und Ischtar im Mittleren Osten oder Artemis und Aphrodite in Griechenland – zählten Menschen zu ihrem Gefolge, die heute als transsexuell klassifiziert werden würden. Frauen entledigten sich ihrer Brüste und fanden Mittel und Wege, die Menstruation zu stoppen, um dann Männerkleider und einen Phallus zu tragen. Männer trugen Frauenkleidung und praktizierten die Selbstentmannung.

Als die Göttin Kybele, die Große Mutter aller Götter, aus dem kleinasiatischen Phrygien nach Rom zog, wurde sie von ihren "galloi" begleitet. Diese waren als männliche Wesen geborene Gefolgsleute, die sich selbst in einer ritualisierten Zeremonie entmannt hatten. In der Genesungszeit aßen die "galloi" üblicherweise Wöchnerinnen vorbehaltene Ritualspeisen. Nach der Heilung traten sie in die Dienste Kybeles ein und trugen Frauenkleider. Kybele war selbst ursprünglich bis zur Entfernung der männlichen Geschlechtsorgane doppelgeschlechtlich. Nach mehreren Quellen soll es Dionysos, der Gott des Weines und der Ekstase, gewesen sein, der diesen Eingriff vornahm.

Aphrodite, in den Gesängen Homers als Göttin der Liebe dargestellt, wurde auch als Hermaphrodit (die begriffliche Vereinigung aus "Hermes", einem phallischen Gott, und "Aphrodite") beschrieben. Selbst der Mythos von der Geburt Aphrodites weist auf einen uralten transsexuellen Hintergrund hin: Hesiod (um 700 v. Chr.) berichtet in seinen Schriften, dass Uranus, der Gott des Himmels, zum Tyrannen wurde, Gaia (die Erde) ersticken und ihre gemeinsamen Kinder vernichten wollte. Gaia schuf eine Sichel und gab sie ihrem Sohn Kronos (Saturn), der damit seinen Vater entmannte und die abgeschnittenen Genitalien ins Meer warf. Dem Wasser entstieg Aphrodite, die vollkommene Weiblichkeit.

In der Antike galt ein Wechsel des Geschlechts als ein Mysterium, dem man Respekt und Hochachtung zollte. In der griechischen Mythologie wird zum Beispiel vom blinden Seher Teiresias erzählt, der sich als junger Mann wie durch ein Wunder in eine Frau verwandelte und später wieder die Gestalt eines Mannes annahm.

1.1.2. Umgang mit Menschen mit nicht eindeutigem biologischen oder psychologischen Geschlecht: vom römischen Reich bis ins 20. Jahrhundert

Im römischen Reich wurde ein androgynes Prinzip in Kunst und Philosophie verherrlicht. Im Gegensatz dazu wurden intersexuelle Menschen, die bei ihrer Geburt von der traditionellen Geschlechter-Zweiteilung abwichen, als fatales Omen und sog. "monstra" in einem Reinigungszeremoniell getötet.

In der abendländischen Kultur fanden sich zur Aufrechterhaltung der binären Geschlechterteilung Regeln zum Umgang mit Intersex-Phänomenen, die eine Zuweisung zu einem Geschlecht ermöglichen sollten. So wurde im 6. Jahrhundert in die Gesetzessammlung des Justitian ein Vorschlag römischer Juristen des 3. Jh. aufgenommen, der insbesondere für Fälle genitaler Uneindeutigkeit bei der Geburt galt: dabei sollte die Zuordnung nach "überwiegenden" Merkmalen entschieden werden. Grundlage dieser allgemein akzeptierten theoretischen Annahme war, dass sich das Geschlecht eines Menschen aus der körperlichen Erscheinung, im seltenen Zweifelsfall aber eindeutig durch intensive Inspektion der Genitalien ermitteln ließe.

Da aber auch diese Vorgehensweise nicht immer zu eindeutigen Entscheidungen führte, entwickelte das mittelalterliche kanonische Recht eine zusätzliche Lösung: Ein geschlechtliches Wahlrecht für Menschen mit Intersexualität, wonach der Vater bei der Taufe das vorerst beizubehaltende Geschlecht festlegte, der Betroffene aber im heiratsfähigen Alter sich selbst für ein Geschlecht entscheiden konnte. Dies geschah, indem er sich in einem "promissorischen Eid" zu dem einen, gewählten Geschlecht bekannte und gleichzeitig dem anderen abschwor. Ein Bruch des Geschlechtseides wurde bis ins späte 17. Jh. als Sodomie mit dem Tode bestraft.

Das dem Zivilrecht folgende Kirchenrecht löste das Problem der Namensgebung bei der Taufe dahingehend, dass man sich im Zweifelsfall für eine Zuordnung zum männlichen Geschlecht entschied. Diese Position begründete sich damit, dass man intersexuelle Menschen nicht von männlichen Privilegien ausschließen wollte, die ihnen möglicherweise zukamen.

Später wurde dann die Frage diskutiert, ob ein intersexueller Mensch, der sich für ein Leben als Frau entschieden hatte, nach dem Tode des Gatten das Mannsein wählen könne. Bedeutsam ist daran vor allem, dass man sich zwar eine Doppelgeschlechtlichkeit vorstellen konnte, diese aber "nachfolgend" bzw. "sich ablösend" stattfinden sollte. Eine Doppelgeschlechtlichkeit als eine Vereinigung weiblicher und männlicher Eigenschaften im Sinne einer Androgynie war nicht vorstellbar.

Eine Abweichung von der allgemein üblichen Entscheidungspraxis stellte im 16. Jh. der Fall der/des Thomas(ine) Hall dar [1]. Thomas(ine) Hall wurde 1570 in Newcastle upon Tyne geboren und zog in seiner Jugend als Soldat für England in den Krieg. Anschließend setzte sie ihr Leben als Frau fort, um daraufhin als Mann auf Reisen zu gehen, bevor sie in Virginia als Kammerzofe arbeitete. Das Gericht, vor das Thomas(ine) 1629 zitiert wurde, fand, dass eine fixierte Doppelgeschlechtlichkeit leichter zu akzeptieren sei als eine ständige Metamorphose und stellte öffentlich fest: *"Hall is a man and a woman."*

Ab dem 18. Jh. wurde dann die im Zweifelsfall praktizierte Zuordnung zu einem der beiden Geschlechter aufgrund des "Überwiegens" geschlechtstypischer Merkmale durch die Vorstellung abgelöst, es gäbe ein "wahres" Geschlecht, das scheinbar selbstverständlich entweder männlich oder aber weiblich sei. Dieses "wahre" Geschlecht galt es herauszufinden. Das Phänomen des Hermaphroditismus, das bis dahin einen Problemfall der zweiteiligen Geschlechterordnung darstellte, wurde nun als "Pseudo-Hermaphroditismus" in das Schema der zwei Geschlechter eingeordnet.

Die Unterteilung erfolgte dabei in intersexuelle Menschen männlichen Geschlechts und weiblichen Geschlechts. Beide Gruppen konnten ein breites Erscheinungsspektrum einnehmen. Allerdings war auch diese Kategorisierung letztlich nicht ausreichend, so dass dann als dritte Kategorie die Zwitter mit zweideutigem Geschlecht eingeführt werden mussten, wobei diese dritte Kategorie letztlich vor allem ein Problem der genauen juristisch-medizinischen Bestimmbarkeit darstellte. Daher folgte der Code Civil von 1804 und das Bürgerliche Gesetzbuch in Deutschland von 1900 der medizinischen Erkenntnis, dass es keine echten Hermaphroditen gäbe, und verzichtete auf eine entsprechende Regelung für die Geschlechterzuordnung. Damit wurde die Tradition der zwei sich ausschließenden Geschlechter fortgeschrieben; die Gerichte überließen die Geschlechtsbestimmung weitgehend den Medizinern.

Mit der Fortentwicklung der medizinischen Diagnostik im 20. Jahrhundert wurde jedoch keine Lösung des Problems erreicht, da sich mit der Entwicklung der Hormon- und Chromosomenanalyse weitere Probleme ergaben. *"So wurden z.B. zwischen 1952 und 1958 etwa ebenso viele echte Hermaphroditen veröffentlicht wie in den Jahren 1900-1951"* [2]. Die medizinische Terminologie hatte auf der Basis der neuen Geschlechtsbestimmungsmethoden ihren Gegenstand in viele Syndrome aufgefächert: Man kennt heute neben dem echten Hermaphroditismus die "testikuläre Feminisierung", das "Swyer-" und das "Reifenstein-Syndrom", das "Mayer-Rokiansky-Küster-Hauser-Syndrom" und das "Klinefelter-Syndrom". Da diese Syndrome nicht mit zweideutigen Genitalien einhergehen, erfolgt eine Geschlechtszuweisung der Tradition der letzten 2000 Jahre folgend unabhängig vom hormonellen und chromosomalen Befund auf der Basis der Inspektion der Genitalien.

1.1.3. Phänomen der Transsexualität in Naturvölkern

Es finden sich weltweit Vorstellungen eines dritten (manchmal auch vierten und fünften) Geschlechts, die eine Art Zwischenstufe oder Erweiterung des männlichen und weiblichen Geschlechts darstellen. Burton identifizierte 1909 bestimmte Regionen, in denen sich gehäuft ein Brauchtum findet, das Burton als "transsexuelles Brauchtum" bezeichnete, und nennt diese Regionen "sotadische Zone" (nach Sotadeus von Maroneia, 306 bis 246 v. Chr.). Innerhalb dieser sotadischen Zone finde eine Vermischung von männlichen und weiblichen Merkmalen statt, die sonst auf der Welt nur sporadisch vorkomme. Die sotadische Zone sei durch die Randgebiete des Mittelmeeres begrenzt, verengt sich nach Osten hin und umfasst dort Kleinasien, Mesopotamien, Afghanistan, Sind, Pandschab und Kaschmir, verbreitert sich dann in Indochina und umfasst China, Turkestan, Japan, sämtliche Südseeinseln und die neue Welt.

Insbesondere auch bei den Ureinwohnern Nordamerikas finden sich Überlieferungen, die auf das Vorhandensein transsexueller Stammesmitglieder schließen lassen. We'wha, der von 1849 bis 1896 lebte, *"war einer der größten und stärksten Männer der Zuñí im Südwesten Nordamerikas, biologisch eindeutig männlich und deutlich als solcher zu erkennen. Doch im Alltagsleben verrichtete We'wha Hausarbeit, trug feminine Kleidung und femininen Schmuck, trat wie eine Frau auf [...], webte und töpferte [...] – kurz: Sie war wie eine Frau. Als Knabe noch war er in den ko'tikili, den religiösen Männerbund, initiiert worden und blieb darin, auch nachdem sie den alternativen Iha'mana-Status angenommen hatte. Später [...] wurde We'wha berühmt, besuchte die Hauptstadt Washington, traf dort den damaligen Präsidenten Grover Cleveland und wurde als 'Indianer-Prinzessin' behandelt. [...] Nach seinem/ihrem Tod wurde er auf der Seite der Männer (wie alle Iha'mana) beerdigt: Als Zeichen des besonderen Status wurde ihm unter die feminine Kleidung, die sie jahrzehntelang getragen hatte, eine Männerhose gezogen. Was war We'wha nun: Mann oder Frau? Zwar vereinte er/sie Aspekte von beiden, war aber keines davon, sondern eben Iha'mana"* [3].

Kapitan Fernando Alarcon berichtete im Jahr 1540 aus Anicanda, dass es dort bei dem Stamm der Yuma immer vier sog. Weibmänner gäbe. Wenn eine von diesen starb, wurden alle schwangeren Frauen des Landes gezählt. Die erste, die einen Sohn zur Welt brachte, musste ihn hergeben, damit er die Stelle eines Weibes ausfülle. Die Frauen kleideten ihn dann ein, er musste Frauenarbeit verrichten und durfte später auch nur mit Männern verkehren.

Die Zuni-Indianer suchten in jedem Dorf einen oder mehrere Stammesgenossen aus, um sie geschlechtlich impotent zu machen und bei den religiösen Orgien der Frühlingsfeste päderastischen Zwecken zuzuführen.

Ein anderes Beispiel berichtet Pater Domingo de Santo Thomas, der die sog. "heiligen Kulturtransvestiten" der Yuuca erwähnt. Sie waren in den Tempeln beschäftigte, wie Frauen gekleidete junge Männer, die von Kindheit an auf diese Tätigkeit vorbereitet wurden. Bei den Sononuco Indianern war es um 1680 n. Chr. Brauch, dass jedes sechste männliche Kind, das von einer Frau ohne dazwischenliegende Geburt eines Mädchens geboren wurde, als Mädchen aufgezogen wurde.

Neben Berichten aus Nordamerika sind aber auch Arbeiten über die "fa'afafine" Samoas, die "mahus" von Tahiti, die "xaniths" des Oman, die "hijras" Indiens und insbesondere über die "Berdachen" indianischer Stämme erschienen. Die Gründe, aus denen heraus ein sog. Geschlechtswechsel bzw. die Übernahme der Rolle eines Mitglieds des "dritten Geschlechts" erfolgen, sind regional verschieden. In Indien beispielsweise herrscht die Jahrtausend währende Tradition des Eunuchentums. Junge Männer werden von ihren Genitalien und ihrer bisherigen Geschlechterrolle "befreit" und nehmen dabei ein fast mystisches, drittes Geschlecht an. Ihnen werden übermenschliche Fähigkeiten, wie die Herbeiführung von Glück und Verwünschungen zugesprochen. Für diese imaginären Kräfte werden sie in weiten Teilen Indiens verehrt und gefürchtet. Etwas unbekannter hingegen ist die Kultur der nordamerikanischen Berdachen, die neben dem zweigeteilten Geschlechterschema ein weiteres drittes Geschlecht führt.

Der Wechsel der Geschlechtsrolle konnte aber auch auf Wunsch des Betroffenen erfolgen. So soll es bei den Illinois Knaben gegeben haben, bei denen der Wunsch, ein Mädchen zu werden, schon frühzeitig vorhanden war, wobei die Väter versuchten, sie davon abzuhalten. Männer, bei denen dieser Wunsch erst später manifest wurde, erklärten, dass sie einen Traum oder eine höhere Eingebung gehabt hätten und beharrten auf ihrem Entschluss. Sie galten, obwohl einerseits in gewisser Weise verachtet, als heilig und spielten eine große Rolle im Rat, nahmen an den Kalumet-Festen teil und galten als "manitus" oder auserlesene Menschen.

Andere Beispiele finden sich bei den Mohave und den Dayak auf Borneo. Auch bei den Sioux gab es Fälle von freiwilligem Geschlechtsrollenwechsel, den sog. Otos.

Auch eine dritte Form des Geschlechtswechsels, und zwar als Folge systematischer Förderung durch die Eltern oder die Stammesgruppe, ist bekannt. So gab es bei den Sakalauen Westmadagaskars Männer, die sich vollkommen als Frauen fühlten, kleideten und agierten sowie schon in früher Jugend als weiblich angesehen wurden. Bei den Konjagen, einem Eskimovolk in Alaska, gab es biologische Männer, die nur weibliche Arbeiten verrichteten, stets mit den Frauen zusammenwohnten und selbst Männer hatten. Sie waren meist hoch angesehene Zauberer. Die Eltern bestimmten einen Sohn zum *"achnutschik"*, wenn er ihnen mädchenhaft erschien; auch kam es vor, dass Eltern, die sich vergeblich wünschten, eine Tochter zu bekommen, den Sohn zum *"achnutschik"* machten.

Die wesentlichen Veränderungen bei den verschiedenen Formen des Geschlechtswechsels umfassen eine Übernahme der konträrsexuellen gesellschaftlichen Rolle, d.h. die Übernahme von traditionell gegengeschlechtlichen Arbeiten und Aufgaben, das Tragen entsprechender Kleidung, Veränderung der Stimmhöhe und der Intonation, außerdem eine Veränderung der Gangart. Dabei waren verschiedene Stufen des Geschlechtsrollenwechsels bekannt.

1.1.4. Rituelle Geschlechtswechsel

Außerdem kennen viele Kulturen rituelle Geschlechtswechsel, die allerdings zumeist nur zeitweilig stattfinden. In westlichen Kulturen existieren davon allerdings nur noch Relikte wie z.B. das Männerballett zu Karneval und ähnliches.

Ein Abweichen von den jeweils vorgegebenen Geschlechtsrollen, die abhängig von der Kultur nicht nur auf zwei mögliche beschränkt sein können, wird üblicherweise sozial, häufig auch strafrechtlich und/oder religiös sanktioniert. So wurde Jeanne d'Arc letztendlich verbrannt, weil sie sich weigerte, einen Eid abzulegen, niemals wieder Männerkleidung anzuziehen. Selbst in vielen westlichen Ländern gibt es noch Gesetze, die das öffentliche Tragen von nicht zum biologischen Geschlecht zugehöriger Kleidung unter Strafe stellen; allerdings werden diese mit zunehmender Liberalisierung immer seltener angewandt. In vielen nicht-westlichen Ländern hingegen wird entsprechendes Verhalten wesentlich härter bestraft, bis hin zur Todesstrafe. In der heutigen westlichen Gesellschaft sind sowohl rituelle als auch aus Not geborene Geschlechtsrollenwechsel äußerst selten geworden. Damit kann nahezu immer davon ausgegangen werden, dass wer dort Transgender-Verhalten zeigt, dies aus innerer Notwendigkeit tut.

1.1.5. Definition und Begriffsprägung im 20. Jahrhundert

Geschlechtsidentitätsstörungen wurden bis zu Beginn des 20. Jahrhunderts nicht näher differenziert. Erst Anfang des 20. Jahrhunderts beschrieb der Berliner Arzt und Sexualforscher Magnus Hirschfeld den sogenannten "Transvestitismus" in seiner "Theorie der sexuellen Zwischenstufen" [4], wobei keine Unterscheidung zwischen sexueller Orientierung und Geschlechtsidentität stattfand. In seinem ca. 2000 Seiten umfassenden sexualwissenschaftlichen Resümee der "Geschlechtskunde", sieht er im Wunsch nach Geschlechtsumwandlung eine Form des extremen Transvestitismus [5]. Wenn Hirschfeld auch 1923 schon von "seelischem Transsexualismus" spricht (bei Hirschfeld als Synonym für Transvestitismus zu verstehen, wird auch nicht näher definiert), wird der Begriff der "psychopathia transsexualis" erst 1949 von Cauldwell geprägt [6]. Hirschfelds wissenschaftliches Interesse erweiterte sich nach 1910 wesentlich. Seine wichtigen Arbeiten gehen inhaltlich über Homosexualität hinaus. Zweifellos wurde Hirschfeld zu einem der intimsten Kenner sexueller Abweichungen. Während des ersten Weltkrieges stellte er Militärtauglichkeitszeugnisse aus. Unter den Begutachteten fand er 60 Transvestiten, die in Frauenkleidern zur Musterung erschienen oder bereits eingezogen waren. Von den 60 wurden aufgrund von Hirschfelds Gutachten 25 als dauerhaft untauglich ausgemustert.

Offenbar durch seine umfangreichen Erfahrungen als Sexualarzt und als Kenner der Homosexuellen- und Transvestitenszene veranlasst, änderte Hirschfeld seine Auffassungen über das Phänomen der Geschlechtsumwandlung. Die streng pathologisierende Definition lockerte sich.

Eine Erleichterung war die behördliche Ausstellung des Transvestitenscheins. Aufgrund ärztlicher Gutachten wurde Transvestiten behördlich – mit Bescheinigung – das Tragen der Kleidung des anderen Geschlechts genehmigt. Mit diesem Schein waren die Transvestiten vor der Festnahme bzw. Anklage wegen Erregung öffentlichen Ärgernisses bzw. groben Unfugs geschützt.

1920 berichtete der mit Hirschfelds Institut zusammenarbeitende Rechtsanwalt Niemann von der Möglichkeit der Namensänderung. Transvestiten, die oft den Wunsch nach Änderung ihres Vornamens vorbrachten, war es nun mehr möglich, wiederum auf Antrag, ihren Namen in einen geschlechtsneutralen zu ändern, Alexander oder Alexandra wurde zu Alex, Anton oder Antonia wurde zu Toni.

Der Wunsch von Betroffenen nach operativer Veränderung des eigenen Körpers war Ende der 60er Jahre Auslöser, Transsexualität in Abgrenzung zum Transvestitismus zu definieren. Diese auf den Sexualwissenschaftler Harry Benjamin zurückgehende Definition ist in den deutschen Standards von 1997 immer noch zu finden. 1953 wurde der Begriff der Transsexualität von Benjamin erstmals in die wissenschaftliche Diskussion eingeführt. 1967 veröffentlichte Benjamin die Schrift *"The transsexual phenomenon"* in New York [7], in der eine Einstufung der Transidentität erfolgte. Danach ist der Weg der Behandlung nicht die Unterdrückung des Transsexualismus, sondern die Selbstverwirklichung; bereits 1954 hielt Benjamin fest, dass psychotherapeutische Ansätze in der Behandlung der Transidentität wirkungslos sind. In *"The transsexual phenomenon"* unterscheidet Benjamin Transvestiten und Transsexuelle dadurch, dass Transsexualität von ihm als höchster Grad des Transvestitismus aufgefasst wird: Der Wunsch nach den Kleidern des anderen Geschlechts könne so stark werden, dass eine vollständige Zugehörigkeit zum anderen Geschlecht erstrebt werde. Mitte der 60er Jahre etablierte sich der Begriff "transsexuell" für die Vorstellung rein subjektiven Geschlechtsempfindens, wogegen der Transvestitismus im engeren Sinne als eine gelegentliche Praxis des Kleidertauschs aufgefasst und als fetischistisches Sexualverhalten begriffen wurde. Diese Definition ist nicht unwidersprochen geblieben.

1.1.6. Erste geschlechtsanpassende Operationen nach begrifflicher Abgrenzung der Transsexualität vom Transvestitismus

Selbstverstümmelnde Eingriffe zur Korrektur des biologischen Geschlechts werden bereits aus der Antike berichtet. Medizinisch-operative Interventionen fanden allerdings unter definierten Bedingungen erst im 20. Jahrhundert statt. Schon 1930 operierte ein Dresdener Gynäkologe den dänischen Maler namens Andreas Sparre mit Künstlerpseudonym Einar Wegener und hat ihn durch die damals überaus kühne Operation zur Frau gemacht. Bei einer zweiten Nachoperation starb die Patientin.

Den großen öffentlichen Durchbruch fand das Konzept der Transsexualität mit der operativen Behandlung der US-Amerikanerin George (Christine) Jorgensen, bei dem erstmals die geschlechtsanpassende Operation gelang. Eicher berichtet 1984: *"die chirurgische Kastration (erfolgte) im September 1951. Ein Jahr später amputierte der Chirurg Dahl-Iversen den Penis, Fogh-Anderson formte die Vulva aus Skrotum und ersetzte die Urethra. Im Jahr 1954 wurde in New Jersey eine Neovagina konstruiert"* [8]. Die internationale Publikation des Falles, der eine sensationelle Aufmerksamkeit in der Weltpresse erreichte, zog eine Briefflut von Betroffenen nach sich, die die Durchführung einer solchen Operation erbaten. Aufgrund dieses Ansturms wurde in Dänemark staatlich verfügt, dass nur dänische Staatsangehörige einer solchen Behandlung in Dänemark unterzogen werden dürften. Daher wurden die Verfasser der Briefe an Benjamin in New York überwiesen, der in den Vereinigten Staaten für eine Etablierung des Konzeptes der Transsexualität sorgte.

"Sorgte diese Überweisungspraxis für Kontakte zwischen Operationsnachfragern und Therapeuten, so begann die Erikson Educational Foundation Informationskreise (...) und führte 1964 erstmals Behandler von Transsexuellen zur 'Harry Benjamin Foun-

dation' zusammen. Bis in die 80er Jahre folgten neun weitere internationale Symposien. Die schriftliche Kommunikation zwischen Ärzten in Form von Aufsätzen verdreifachte sich in den Jahren zwischen 1965 und 1980" [9].

Die endgültige Anerkennung des Konzeptes der Transsexualität als eigenständiger wissenschaftlicher Fachbereich erfolgte 1990 mit der Einrichtung des ersten Lehrstuhls für Transsexologie an der Freien Universität Amsterdam, der mit dem Endokrinologen Louis Gooren besetzt wurde.

1.2. Epidemiologie

Epidemiologische Angaben zur Häufigkeit des Transsexualismus schwanken und sind stark von Definition, Stichprobenauswahl und Untersuchungsmethode abhängig (☞ Tab. 1.1). Die Angaben zur Häufigkeit der Transsexualität liegen derzeit zwischen 1:10.000 und 1:30.000 für Mann-zu-Frau-Transsexuelle sowie zwischen ca. 1:15.000 und 1:100.000 für Frau-zu-Mann-Transsexuelle. Angaben zur Häufigkeit der Geschlechtsidentitätsstörung in früheren Zeiten existieren nicht, da eine systematische Dokumentation nicht erfolgte. Die beschriebenen Einzelfälle traten häufig im Zuge zufälliger oder zwangsläufiger Enthüllungen zutage [10]. Zudem erfolgte historisch gesehen keine Differenzierung zwischen Homosexualität, Transsexualität und Transvestitismus. Im weiteren geschichtlichen Verlauf wurden Fälle von Geschlechtswechseln dann zunehmend erforscht und kategorisiert.

Generell zeigt sich im Vergleich der bisherigen epidemiologischen Studien (☞ Tab. 1.1) eine Zunahme der Prävalenz des Transsexualismus, obwohl ein direkter Vergleich der Studien aufgrund unterschiedlicher Methodik nicht möglich ist. Ob dies jedoch einer tatsächlichen Zunahme des Transsexualismus entspricht, ist eher zu bezweifeln, da die Zunahme der Behandlung transsexueller Menschen in manchen Ländern auch auf verbesserte gesellschaftliche Akzeptanz zurückgeführt werden kann. Generell kann eher von höheren tatsächlichen Prävalenzraten ausgegangen werden, da in den meisten Studien nur die Personen erfasst wurden, die sich aufgrund einer schweren Geschlechtsdysphorie in spezialisierten Zentren vorstellten.

Außerdem begründen kulturelle und politische Unterschiede starke Abweichungen hinsichtlich der Prävalenz. Dabei kann auch die sexuelle Orientierung eine Rolle spielen. In manchen Ländern z.B. dem Iran, in denen aktuell homosexuelle Handlungen mit schweren Strafen belegt werden, Transsexualismus jedoch anerkannt ist, stellt ein Geschlechtswechsel manchmal die einzige legale Möglichkeit dar, die sexuelle Orientierung zu leben. Entsprechend finden sich im Iran die meisten geschlechtsangleichenden Operationen im Ländervergleich.

1.3. Literatur

1. Capizzi PJ, Horton CE (1989) A case of colonial gender conflict: Thomas (Thomasine) Hall. Ann Plast Surg, 23: 320-322.

2. Overzier C (1961) On the significance and conclusiveness of nuclear sex diagnosis. Klin Wochenschr, 39: 557-563.

3. Tietz L. (2001) Crooked Circles und Straight Lines: Zum Wandel im Verhältnis von Variabilität und Normativität in alternativen Geschlechtskonstruktionen "indianischer" Kulturen Nordamerikas. In: Haller, D.

Autor	Jahr	Land	Transsexualität Gesamtprävalenz	Mann-zu-Frau	Frau-zu-Mann
Wålinder	1967	Schweden	1:54.000	1:37.000	1:103.000
Pauly	1968	USA	keine Angabe	1:108.000	1:400.000
Hoenig	1974	Großbritannien	1:53.000	1:34.000	1:108.000
Tsoi	1976	Singapur	keine Angabe	1:25.000	keine Angabe
Ross	1981	Australien	1:42.000	1:24.000	1:150.000
Weitze	1990	Deutschland	1:48.000	1:42.000	1:104.000
Gooren	1992	Niederlande	keine Angabe	1:11.900	1:30.400
Gómez-Gil	1996	Spanien	keine Angabe	1:21.000	1:48.000

Tab. 1.1: Prävalenzraten der Transsexualität in bisherigen Untersuchungen.

(Hg.): Heteronormativität - Sonderausgabe der ZS Kea, 2001.

4. Hirschfeld M (1918) Sexuelle Zwischenstufen, Sexualpathologie. 2. Teil. Marcus & Webers, Bonn

5. Hirschfeld M. (1926-1930) Geschlechtskunde, auf Grund dreißigjähriger Forschung und Erfahrung bearbeitet. - Band I. Die körperlichen Grundlagen - Band II. Folgen und Folgerungen - Band III. Ausblicke - Band IV. Bilderteil - Band V. Register. Julius Pöttmann, Verlagsbuchhandlung Stuttgart

6. Cauldwell, D (1949) Psychopathia transsexualis. Sexology, 16: 274-280.

7. Benjamin H (1967) The transsexual phenomenon. Trans N Y Acad Sci, 29: 428-430.

8. Eicher W (1984) Transsexualismus. Gustav Fischer, Stuttgart, New York

9. Hirschauer S (1992) Hermaphroditen, Homosexuelle und Geschlechtswechsler. Transsexualität als historisches Projekt, pp 55-94. In: Geschlechtsumwandlung. Abhandlungen zur Transsexualität. Pfäfflin F, Junge A (Hrsg.) Schattauer, Stuttgart New York

10. Hirschauer S (1993) Die soziale Konstruktion der Transsexualität. Über die Medizin und den Geschlechtswechsel. Suhrkamp, Frankfurt a. M.

2. Somatosexuelle und psychosexuelle Entwicklung normaler und abweichender Geschlechtsidentität

2.1. Ebenen der Geschlechtszugehörigkeit

Die Geschlechtszugehörigkeit ist das einzige Merkmal, das – über alle kulturellen, ethnischen, sozialen und Altersgrenzen hinweg – die Menschheit in zwei annähernd gleichgroße Gruppen teilt: In Angehörige des weiblichen und in Angehörige des männlichen Geschlechts. Wie sehr diese biologische Grundgegebenheit unser psychisches und soziales Sein und Empfinden mitbestimmt, wird uns so recht erst deutlich, wenn wir Menschen begegnen, die derart in ihrer geschlechtlichen Identität, in ihrem Wissen und Bewusstsein über die eigene Geschlechtszugehörigkeit gestört sind, dass sie im Wortsinne zum *homo patiens*, zum Leidenden an ihrer Geschlechtlichkeit werden.

Die nähere Betrachtung zeigt indes, dass es sich bei der Kategorie Geschlecht um ein außerordentlich vielschichtiges Phänomen handelt: Schon auf somatischer Ebene lassen sich ein chromosomales, ein gonadales und endokrines, ein gonoduktales, ein genitales und mutmaßlich auch ein zerebrales Geschlecht unterscheiden. Betrachtet man die psychosoziale Entwicklung, so kommt ein Zuweisungs- und Erziehungsgeschlecht, ein Rollen- und ein Identifizierungsgeschlecht hinzu (☞ Tab. 2.1).

1. Chromosomales Geschlecht	• XY-Chromosomen mit SRY = männlich • XX-Chromosomen ohne SRY = weiblich
2. Gonadales und endokrines Geschlecht	• Androgen-produzierende Hoden = männlich • Östrogen-produzierende Eierstöcke = weiblich
3. Gonoduktales Geschlecht	• Nebenhoden, Samenleiter, Samenbläschen, Prostata = männlich • Eileiter, Gebärmutter, Vagina = weiblich
4. Genitales Geschlecht	• Skrotum, Penis = männlich • Große und kleine Schamlippen, Klitoris = weiblich
5. Zerebrales Geschlecht ?	• Zyklisch & tonisch funktionierendes Sexualhormonsekretionszentrum im Hypothalamus **Sexualzentrum** = weiblich • Nur tonisch funktionierendes Sexualhormonsekretionszentrum im Hypothalamus **Sexualzentrum** = männlich • Männliche bzw. weibliche **Erotisierungszentren?** • **Lateralisierungsunterschiede?** - Größere Lateralisierung = männlich ? - Geringere Lateralisierung = weiblich ?
6. Zuweisungsgeschlecht	Hebammengeschlecht – Geschlechtsfestlegung nach Genitalbefund
7. Erziehungsgeschlecht	Erziehung als Junge oder Mädchen entsprechend den kulturell üblichen geschlechtstypischen Rollenerwartungen, d.h. entsprechend den Anforderungen, Normen und Regeln darüber, wie Jungen und Mädchen bzw. Männer und Frauen sich in der jeweiligen Kultur zu verhalten haben. Darüber hinaus ist zumindest aus Indianerkulturen eine Trennung von biologischem und sozialem Geschlecht mit Konstruktion mehrerer *sozialer Geschlechterformen* bekannt.
8. Geschlechtsidentität	Tiefinnere und überdauernde Gewissheit und Erfahrung der eigenen Individualität, des eigenen Verhaltens und des eigenen Erlebens als eindeutig und uneingeschränkt männlich oder weiblich oder als irgendwo dazwischen befindlich.

Tab. 2.1: Ebenen der Geschlechtszugehörigkeit.

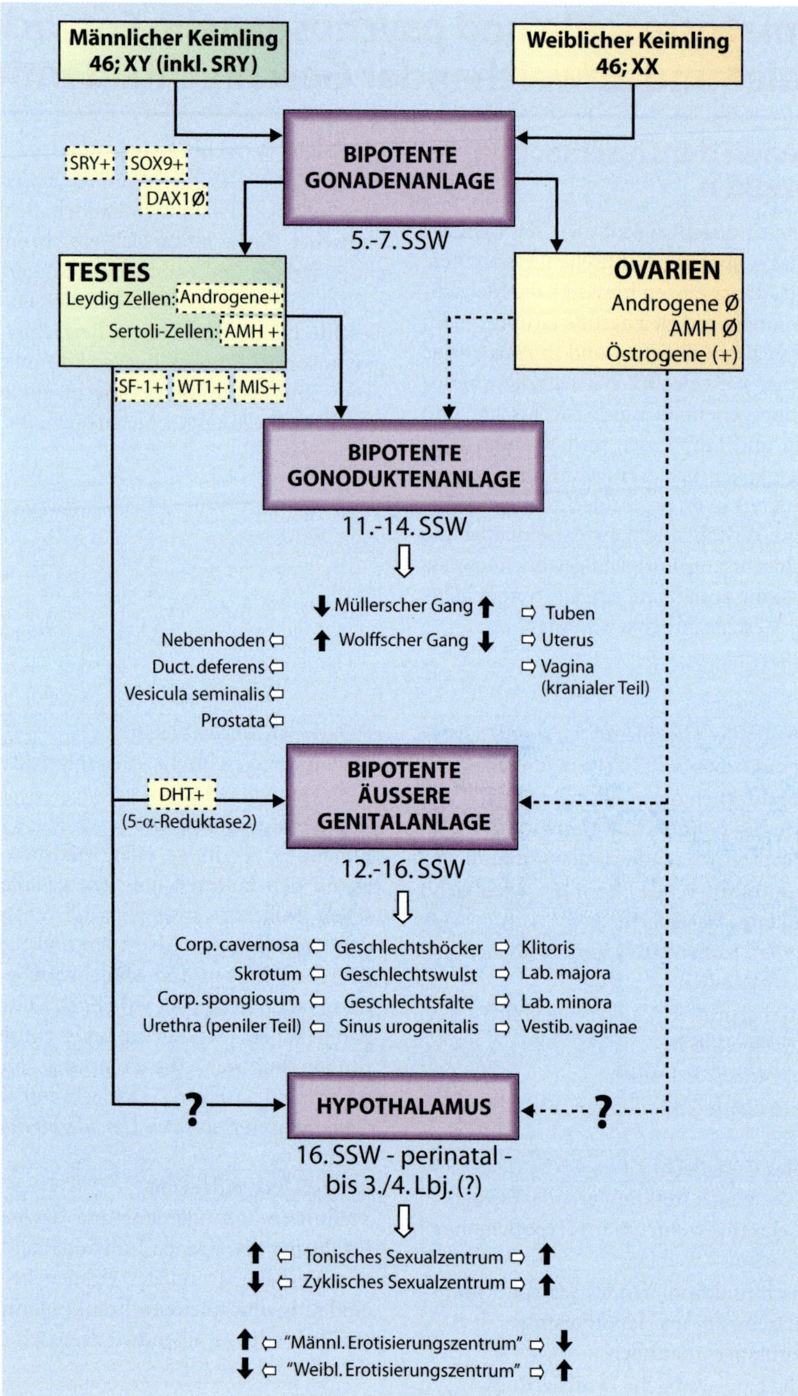

Abb. 2.1: Schema der pränatalen somatosexuellen Differenzierung.
SRY = Sex Determining Region des Y-Chromosoms; AMH = Anti-Müller-Hormon; SSW = Schwangerschaftswoche; DHT = Dihydrotestosteron; Ø = Substanz fehlt/inaktiv bzw. hemmt; + = Substanz vorhanden bzw. aktiviert; ↑ = Substrat entwickelt sich/wird differenziert, ↓ = Substrat entwickelt sich nicht/geht unter; ? = Ablauf hypothetisch.

2.2. Die somatosexuelle Differenzierung

Der **Gang der somatosexuellen Differenzierung** ist mittlerweile recht gut bekannt, Abb. 2.1 gibt einen Überblick über die wesentlichen Abläufe (ausführl. hierzu [1]).

Hervorhebenswert erscheint dabei:

- Die somatosexuelle Differenzierung bis zur Entwicklung der äußeren Genitalien geht stets von einer bipotenten Anlage aus, die sich unter dem Einfluss bestimmter Substanzen (SRY, Testosteron, Dihydrotestosteron usw.) in männliche Richtung differenziert. Die Entwicklung in weibliche Richtung erfolgt offenbar "primär", d.h. ohne weiteres Zutun bekannter Substrate.
- Die somatosexuelle Entwicklung bis hin zur Genitaldifferenzierung folgt einem Entweder-Oder-Prinzip: Eine Person ist in diesen **geschlechtsspezifischen** Merkmalen entweder männlich oder weiblich. Übergänge kommen zwar mit einer Häufigkeit von ca. 1:2.000 bis 1:5.000 Geburten als sog. **Intersex-Syndrome** vor, haben dann aber Krankheitswert [2].
- Die Verhältnisse stellen sich gänzlich anders dar bei den (wenigen) metaanalytisch gesicherten Geschlechtsunterschieden im Verhalten oder in kognitiven Leistungen: Diese folgen einer überlappenden, **geschlechtstypischen Verteilung**, d.h. hier gibt es lediglich im Vergleich der Geschlechter*gruppen* **statistische Mittelwertunterschiede.** Die Abweichung ist hier die Regel, ein einzelnes Individuum kann sich hinsichtlich eines bestimmten Merkmals innerhalb der Verteilung des anderen Geschlechts befinden, ohne dass dem unbedingt Störungscharakter zuzusprechen ist.
- Die sexuelle Differenzierung des Gehirns stellt mutmaßlich die Schaltstelle zwischen somatosexueller (geschlechtsspezifischer) und psychosexueller (geschlechtstypischer) Differenzierung dar und folgt selbst einem durch Übergänge zwischen männlich und weiblich gekennzeichneten Entwicklungsprinzip. Durch das *Human Genome Project* und epigenetische Forschungen werden ständig weitere Erkenntnisse über die genetische Determination und Mechanismen der sexuellen Gehirndifferenzierung bekannt, die bislang gesichert scheinende Erkenntnisse relativieren [3-6]. So deuten beispielsweise neuere Befunde darauf, dass die pränatale geschlechtsdimorphe Gehirnentwicklung partiell schon vor der Gonadendifferenzierung, also unabhängig von der Wirkung gonadaler Hormone durch die zelluläre Wirkung diverser geschlechtsdeterminierender Gene vonstatten zu gehen scheint [7-12]. Inwiefern dies nur eine Ergänzung vorfindlicher Modelle oder deren vollständige Umstellung verlangt, muss zur Zeit noch offen bleiben.

2.3. Die Entwicklung der Geschlechtsidentität

Zur **Ausbildung** einer mit der somatosexuellen Entwicklung **kohärenten ("ungestörten") Geschlechtsidentität und eines geschlechtstypischen Rollenverhaltens** hat die empirische Entwicklungspsychologie in den vergangenen Jahrzehnten eine Fülle von Daten zusammengetragen. Sie beschreibt eine äußerst komplexe Interaktion von sozialisatorischen Erwartungen, Einstellungen und Interventionen einerseits und kognitiven und behavioralen Strukturierungen dieser Sozialisationsprozesse durch das sich entwickelnde Kind selbst andererseits (im Überblick: [13-15]).

Zusammengefasst lässt sich diese Entwicklung wie folgt darstellen:

Mit der Geburt eines Kindes und seiner am Genitalstatus orientierten Geschlechtszuschreibung werden bei den unmittelbaren und mittelbaren sozialen Bezugspersonen Vorstellungen und Erwartungen darüber, wie ein Junge / ein Mädchen "ist" (sich verhält, fühlt, denkt usw.) aktualisiert. Diese fließen via Namenswahl, Handling, Stimmführung und Wortwahl, Kleidung, Spielzeuggeschenken, Zimmereinrichtung etc., mit zunehmendem Alter des Kindes aber auch durch Belehrung und Unterweisung in eine geschlechtsdifferente Behandlung des Kindes ein. Geschlechtstypische Verhaltensweisen werden bestärkt, geschlechtsatypische nicht belohnt, wobei dies für Väter mehr zu gelten scheint als für Mütter. Ruble und Martin [13] berichten über Untersuchungen, die gezeigt haben, dass Mädchen mit fehlendem Vater in der Pubertät deutlich größere Schwierigkeiten in ihrer Geschlechtsrollenakzeptanz haben, während Jungen in dieser Konstellation tendenziell "hypermaskuline" (dominante und aggressive) Züge entwickeln.

Dabei sind jedoch dem formenden Einfluss der sozialisierenden Umwelt erkennbar Grenzen gesetzt: Schon vor der Ausbildung von geschlechtstypischen Verhaltensweisen scheinen Kinder ein rudimentäres "inneres Konzept" von Geschlecht zu haben: Eine erste Kategorisierung der Bezugspersonen nach dem Geschlecht (gemessen an der längeren Zuwendung zu gleichgeschlechtlichen Personen) konnte bereits bei unter einjährigen Kindern gezeigt werden. Die Befundlage zeigt, dass das Kind nicht passives Objekt einer von außen herangetragenen Geschlechtersozialisation ist, sondern vielmehr bereits von Anfang an durch sein tatsächliches So-Sein und Verhalten differente Erziehungs-Reaktionen mit beeinflusst und eigene Sozialisationserfahrungen aktiv strukturiert. Die Eltern *reagieren* somit öfter auf kindliche Verhaltensweisen, als sie selbst diese *produzieren*. Hierbei scheinen motorische Aktivität, Vigilanz, Temperament und Emotionalität, zunehmend aber auch eigene Spielaktivität und Wünsche (z.B. nach Spielzeug – unabhängig vom zuvor gemachten Angebot) eine wesentliche Rolle zu spielen. Bei der Auswahl sozialer Schlüsselreize für die geschlechtliche Selbstsozialisation durch das Kind kommt es zu einem steten Abgleich zwischen ihrer Stimmigkeit mit dem eigenen Gender-Schema und ihrer weitergehenden "Attraktion" für das Kind, welche sich wiederum aus ihrer Übereinstimmung mit eigenen intrinsischen, eher unreflektierten denn gefühlten Motiv-, Anmutungs- und Stimmungslagen mitbestimmt, was wiederum Rückwirkung auf die Konfigurierung des Gender-Schemas hat.

Mit dem Alter von fünf bis sechs Jahren verfügt das Kind normalerweise über die Gewissheit der eigenen Geschlechtszugehörigkeit und deren unwandelbare Konstanz (*gender constancy*) [16]. Diese entwickelt sich in einem Wechselspiel von sozialer Bekräftigung und kindlicher Selbstzuordnung zur eigenen Geschlechter*gruppe*, deren Aktivität im steten Abgleich mit der eigenen Gestimmtheit das Zugehörigkeitsgefühl zum eigenen Geschlecht (und damit implizite die Abgrenzung vom anderen Geschlecht) wiederum verstärkt. Das Kind eignet sich in dieser Geschlechterseggregation [17] aktiv Geschlechterstereotype als inneren Anker für die Orientierung in der Welt an, die sukzessive wiederum Verhaltensweisen, kognitive, emotionale und vegetative Prozesse beeinflussen.

2.4. Ätiologie transsexueller Geschlechtsdysphorie

Die Ursachen der transsexuellen Geschlechtsdysphorie (GD) ist nach wie vor nicht ausreichend aufgeklärt. Dies liegt vor allem daran, dass bislang stets nur kleine Stichproben untersucht wurden und notwendige Multicenterstudien mit gleicher Fragestellung und Methodik fehlen.

Viele Faktoren sprechen für eine **biopsychosoziale Fundierung**, d. h. weder biologische noch psychosoziale Befunde sind in der Lage, für sich genommen eine transsexuelle Entwicklung zu erklären [1, 18, 55].

Hinsichtlich der – insgesamt inkonsistenten und keinesfalls für kausale Erklärungen des transsexuellen Phänomens ausreichenden – Befunde zu **Sozialisationsbesonderheiten** bei Transsexuellen sei auf entsprechende Übersichtsarbeiten verwiesen [19, 20].

Die Untersuchung eines etwaigen Zusammenhanges zwischen **gonosomalen Aberrationen** und Geschlechtsidentitätsstörung erbrachte bislang keine wegweisenden Befunde. Inwiefern es sich bei den immer wieder berichteten transsexuellen oder transvestitischen Verläufen bei Patienten mit Klinefelter-Syndrom um einen tatsächlich kausalen Zusammenhang oder aber um ein sekundäres oder gar nur publikationsbedingtes Geschehen handelt, ist bislang unklar [21, S. 69 ff.].

Neurobiologische Modelle der Transsexualität gehen von folgender Grundannahme aus: Geschlechtsidentität ist ein derart basaler (im Regelfalle nicht einmal bewusst reflektierter) Aspekt menschlichen Seins, Fühlens, Erlebens und Verhaltens, dass er im Gehirn verankert sein muss. Menschen mit einer Geschlechtsidentität, welche ihrer biologischen (chromosomalen, gonadalen, gonoduktalen und genitalen) Geschlechtszugehörigkeit widerspricht, müssten folglich Strukturen und/oder Funktionen des Gehirns aufweisen, die mehr dem anderen biologischen Geschlecht entsprechen.

Das **Androgenisierungsmodell** der geschlechtstypischen Differenzierung von Kognitionen, Emotionen und Verhalten und eben auch der Geschlechtsidentität geht davon aus, dass sich das Gehirn nach der Gonadendifferenzierung in Abhängigkeit von den pränatalen Androgenspiegeln in bestimmten, kritischen Phasen partiell geschlechtstypisch *organisiert*: Bei hohem Androgenspiegeln und reagiblen Rezeptoren (also normalerweise beim männlichen Geschlecht) kommt es zu Maskulinisierung und Defeminisierung bestimmter Gehirnstrukturen und/oder -funktionen. In der Pubertät kommt es dann zu einer *Aktivierung* dieser cerebralen Strukturen, was zu geschlechtstypisch männlichen Verhaltensweisen und kognitiven Leistungen führt. Bei niedrigen Androgenspiegeln (also normalerweise beim weiblichen Geschlecht) bzw. nicht ansprechbaren Androgenrezeptoren kommt es zur partiellen Demaskulinisierung und Feminisierung bestimmter Hirnstrukturen und -funktionen (im Überblick: [22, 23]). Östrogene scheinen zumindest für die psychosexuelle Differenzierung beim Menschen kaum Bedeutung zu haben, wie die Berichte über die bezüglich Geschlechtsidentität und sexueller Orientierung unauffälligen Männer mit genetisch bedingtem Östrogen-Aromatasemangel zeigen [24].

Da die sonst oft in der Forschung angewandten Tiermodelle für die Ursachenforschung zur Transsexualität keine Relevanz haben – nach allem was wir wissen haben Tiere keine Geschlechtsidentität, also ein reflektiertes Bewusstsein der eigenen Geschlechtszugehörigkeit – werden für Überprüfung des Androgenisierungsmodells in der sexualmedizinischen Forschung im Wesentlichen folgende Wege beschritten:

1. Untersuchung der Geschlechtsidentitätsentwicklung bei Personen mit Intersex-Syndromen (neue Terminologie: mit Störungen der Geschlechtsentwicklung; engl. *Disorders of Sexual Development*, DSD), bei denen die vorgeburtlich wirksamen Androgenkonzentrationen bzw. Rezeptoransprechbarkeiten von der normalen geschlechtstypischen Entwicklung abwichen. Tatsächlich haben diese Untersuchungen gezeigt, dass prä-/perinatal hohe und rezeptorwirksame Androgenkonzentrationen auch bei Erziehung in einem weiblichen Zuweisungsgeschlecht überdurchschnittlich häufig mit einer männlichen Geschlechtsidentitätsentwicklung einhergehen. Umgekehrt weisen Personen mit herabgesetzter Androgenwirkung häufiger eine eher weibliche Geschlechtsidentitätsentwicklung auf (im Überblick: [2]).

2. Suche nach Hinweisen auf geschlechtsatypische Variation der Androgenisierung des Gehirns bei Menschen mit transsexueller GD: Da es bei den (auto-)**gynäphilen MFT** zahlreiche Hinweise darauf gibt, dass deren Transsexualität ihre Wurzeln primär in einer zunächst paraphilen, nämlich transvestitisch-fetischistischen Entwicklung hat (ausführlich: [25]) müssten die diese Personengruppe betreffenden neurobiologischen Modelle denen für die Paraphilie-Entwicklung zugeordnet werden. Anders stellen sich die Verhältnisse bei gynäphilen FMT und androphilen MFT da: Hier liegt die Vermutung nahe, dass bei ihnen ähnlich wie bei Menschen mit homosexueller Orientierung Variationen im Sinne einer **Hyperandrogenisierung (bei gynäphilen FMT)** bzw. einer **Hypoandrogenisierung (bei androphilen MFT)** vorliegen könnten.

Die Arbeitsgruppe um Byne et al. [26, 27]konnte bei postmortalen Hirnuntersuchungen bestätigen, dass der schon von LeVay [28] beschriebene dritte interstitielle Kern des vorderen Hypothalamus (INAH 3) derjenige mit den stärksten Geschlechtsunterschieden ist (signifikant höheres Volumen und größere Neuronenzahl beim männlichen Geschlecht) und bei homosexuellen Männern dem weiblichen Kern gleicht, somit nicht maskulinisiert ist. Die Arbeitsgruppe um Swaab hat dementsprechend diesen Sexualdimorphismus des INAH3 bei Transsexuellen als invers zum Geburtsgeschlecht, also eher dem Identitätsgeschlecht entsprechend gefunden [29]. Allerdings könnten sich diese Befunde auch aus der Tatsache erklären, dass die Patienten zu Lebzeiten mit konträrgeschlechtlichen Hormonen behandelt und teilweise kastriert waren.

Schon in den 1990er Jahren hatte die gleiche Arbeitsgruppe berichtet, dass der zentrale Teil des zum limbischen System gehörende *bed nucleus of the stria terminalis* (BSTc) bei Männern ca. doppelt so groß ist wie bei Frauen. Bei Männern und Frauen mit transsexueller GIS entsprachen die Größenverhältnisse dem Identitätsgeschlecht der Betreffenden [30]. Später fanden die Autoren, dass für diese geschlechtsdimorphen Unterschiede die Neuronenanzahl verantwortlich ist [31]. Es handelte sich hierbei um viel beachtete, jedoch bislang nicht ausreichend erklärbare und nicht replizierte Befunde, die dem Androgenisierungsmodell partiell widersprechen, da sie sowohl von der Hormonbehandlung als auch von der sexuellen Orientierung unabhängig waren.

Während die zuvor referierten Befunde nicht zuletzt durch den Umstand limitiert sind, dass sie post mortem erhoben wurden, liegt bislang lediglich eine Studie vor, die mittels Magnetresonanztomographie in vivo eine (u.U. durch differentielle Androgenisierung bedingte) geschlechtsatypische (eher weibliche) Struktur der grauen Substanz in der Region des rechten Putamens bei Mann-zu-Frau-Transsexuellen fand [32]. Eine entsprechende Untersuchung bei Frau-zu-Mann-Transsexuellen, die dann ein Analogon für die erstmals von der eigenen Arbeitsgruppe [33] bei lesbischen Frauen gefundenen tendenziell maskulinisierten Verhältnisse im Sexualdimorphismus der grauen Substanz nachweisen könnte, steht bislang aus.

3. Indirekte Belegen für eine geschlechtsatypische Androgenisierung wurden bei **Frau-zu-Mann-Transsexuellen** gefunden: Mehrere Autoren [34-41] fanden erhöhte Testosteronwerte bei hormonell unbehandelten FMT. Der Ursprung dieser Androgenerhöhung ließ sich oft (im übrigen auch bei eher maskulin agierenden lesbischen Frauen [42, 43]) auf ein Polyzystisches Ovarsyndrom (PCOS) zurückführen, dessen bislang ungeklärter Ursprung auch im Zusammenhang mit perinatalen Androgenimbalancen diskutiert wird. Dass dieser Zusammenhang indes weder monokausal noch unilinear sein kann, ergibt sich aus der Tatsache, dass das PCOS ein häufiges Störungsbild bei Frauen, Transsexualität hingegen selten ist. In diesem Zusammenhang ist es jedoch bemerkenswert, dass eine Autorengruppe [44] Hinweise auf erhöhte Raten geschlechtsatypischen Verhaltens im Kindesalter und bisexueller Orientierung im Erwachsenenalter bei Frauen mit PCOS und ohne Geschlechtsidentitätsstörung publizierten. Darüber hinaus fanden wir bei FMT eine höhere Rate an Störungen der adrenalen Steroidbiosynthese, wie sie beim Adrenogenitalen Syndrom (AGS) beschrieben sind [36]. In Übereinstimmung damit sind jüngst vorgelegte Untersuchungen von [45], die einen Polymorphismus des (auch beim AGS veränderten) CYP17 bei FMT, nicht aber bei MFT fanden. Auch hierzu gibt es jedoch auch widersprüchliche Studienergebnisse [46].

In eigenen Untersuchungen [47], die inzwischen von anderen Autoren bestätigt wurden [48] fanden wir, dass einige geschlechtstypische Aspekte des *Körperbaus* bei unbehandelten FMT maskulinisiert sind. Auch diese Daten entsprechen in der Tendenz Befunden bei eher maskulin agierenden lesbischen Frauen [49, 50].

Bei **Mann-zu-Frau-Transsexuellen** liegen demgegenüber keine systematischen Berichte über nennenswerte Abweichungen in irgendeinem der aktuellen Sexualhormonspiegel vor. Auch anthropometrische Untersuchungen bei MFT liegen bislang nicht vor.

4. Schließlich wurden unter der Annahme, dass die Entwicklung einer transsexuellen Geschlechtsidentität möglicherweise durch eine (zumindest passagere) **geschlechtsatypische Ansprechbarkeit zerebraler Androgenrezeptoren** (erhöht bei FMT, erniedrigt bei MFT) bedingt sein könnte, Untersuchungen zu entsprechenden Gen-Polymorphismen durchgeführt, die jedoch widersprüchliche Befunde lieferten [51]: fanden bei 29 MFT Abweichungen in der mittleren Länge des Östrogenrezeptor-Polymorphismus (der jedoch, wie die Studien bei Männern mit Aromatasemangel gezeigt haben, ohne Einfluss auf die Geschlechtsidentitätsentwicklung ist), nicht aber beim Androgenrezeptor. Demgegenüber berichten [52] über signifikant längere Androgenrezeptor-Repeats bei 112 MFT (verglichen mit 258 Männern ohne GIS). Andererseits wurden bislang in Studien an gesunden Männern in Australien und Schweden und auch in einer Zwillingsstudie nur vage bis keine Zusammenhänge zwischen Androgenrezeptor-Polymorphismus und Maskulinität bzw. Feminität gefunden (im Überblick: [53]).

In Anbetracht der Befunde von [54], die nahelegen, dass die u. U. nur kurzzeitige pränatale Aktivierung des Androgenrezeptors möglicherweise ein überdauerndes Muster für die intrazelluläre Genexpression hinterlassen können, erscheinen uns Untersuchungen insbesondere zur cerebralen Androgenrezeptor-Konfiguration ein aussichtsreicher Weg zum Verständnis der Determination gestörter Geschlechtsidentitätsentwicklung bei Transsexuellen oder bei Personen mit (Intersex-) Störungen der somatosexuellen Entwicklung. Möglicherweise gelten hier, quasi an den Rändern des ontogenetischen Möglichkeitsfeldes, andere

Gesetze als im Mainstream der normalen Entwicklung. Auch wenn die Auffassung von der biopsychosozialen Determiniertheit menschlichen Denkens, Fühlens und Verhaltens damit nicht außer Kraft gesetzt wird, so kann wohl davon ausgegangen werden, dass innerhalb der nächsten Dekade weitere Belege vorgelegt werden, die es uns erlauben werden, das Phänomen der genuinen Transsexualität als das zu sehen, was es sehr wahrscheinlich ist: Ein "**Hermaphroditismus des Gehirns**".

2.5. Literatur

1. Bosinski HAG (2000) Determinanten der Geschlechtsidentität – Neue Befunde zu einem alten Streit. Sexuologie 7:96-140.

2. Bosinski HAG (2005) Psychosexuelle Probleme bei Intersex-Syndromen. Sexuologie 12:31-59.

3. Fleming A, Vilain E (2005) The endless quest for sex determination genes. Clin Genet 67(1):15-25

4. McCarthy MM, Auger AP, Bale TL, De Vries GJ, Dunn GA, Forger NG, Murray EK, Nugent BM, Schwarz JM, Wilson ME (2009) The epigenetics of sex differences in the brain. J Neurosci 29(41):12815-23

5. McCarthy MM, Arnold AP, Ball GF, Blaustein JD, De Vries GJ (2012) Sex differences in the brain: the not so inconvenient truth. J Neurosci 32(7):2241-7

6. McCarthy MM, Arnold AP (2011) Reframing sexual differentiation of the brain. Nat Neurosci 14(6):677-83

7. Dewing P, Chiang CWK, Sinchak K, Sim H, Fernagut P-O, Kelly S, Chesselet M-F, Micevych PE, Albrecht KH, Harley VR, Vilain E (2006) Direct Regulation of Adult Brain Function by the Male-Specific Factor SRY. Current Biology 16(4):415-420

8. Dewing P, Shi T, Horvath S, Vilain E (2003) Sexually dimorphic gene expression in mouse brain precedes gonadal differentiation. Brain Res Mol Brain Res 21:82-90.

9. Arnold AP, Xu J, Grisham W, Chen X, Kim YH, Itoh Y (2003) Sex chromosomes and brain sexual differentiation. Endocrinology 145:1057-62.

10. Agate RA, Grisham W, Wade J, Mann S, Wingfield J, Schanen C, Palotie A, Arnold AP (2003) Neural, not gonadal, origin of brain sex differences in a gynandromorphic finch. PNAS 100:4873-4878.

11. Ngun TC, Ghahramani N, Sanchez FJ, Bocklandt S, Vilain E (2010) The genetics of sex differences in brain and behavior. Front Neuroendocrinol 32(2).

12. Sanchez FJ, Vilain E (2011) Genes and brain sex differences. Prog Brain Res 186:65-76.

13. Ruble DN, Martin CL (1997) Gender Development. In: Damon, W. (Ed) Handbook of child psychology. 5th edition. Vol. 3: Social, emotional, and personality development. (ed. by Eisenberg, N.). New York: Wiley (933-1016).

14. Eckes T, Trautner HM (2000) Developmental social psychology of gender: An integrative framework. In: T. Eckes & H.M. Trautner (Hrsg.), The Developmental Social Psychology of Gender (S. 3-32). Mahwah, NJ: Lawrence Erlbaum.

15. Trautner HM (2002): Entwicklung der Geschlechtsidentität In: Oerter, R., Montada, L. (Hrsg.) Entwicklungspsychologie. Beltz Verlag (5. Aufl.) (648-674).

16. Trautner HM, Gervai J, Németh R (2003) Appearance-reality distinction and development of gender constancy understanding in children. Int J Behav Developm 27:275-283.

17. Maccoby EE (1998) The two sexes. Growing up apart, coming together. Cambridge: Havard University Press.

18. Bosinski HAG (2000) Frau-zu-Mann-Transsexualismus: Ein biopsychosozialer Erklärungsansatz. Humanontogenetik 2:69-86.

19. Zucker KJ, Bradley SJ (1995) Gender identity disorders and psychosexual problems in children and adolescents. New York; London: Guilford Press.

20. Bosinski HAG (2013) Geschlechtsidentitätsstörungen/Geschlechtsdysphorie im Kindesalter. Forum für Kinder- u. Jugendpsychiatrie, Psychosomatik u. Psychotherapie 23(2):3-25.

21. Beier KM, Bosinski HAG, Loewit K (2005) Sexualmedizin – Grundlagen und Praxis. München: Urban & Fischer (2. Auflage).

22. Dörner G, Götz F, Rohde W, Plagemann A, Lindner R, Peters H, Ghanaati Z (2001) Genetic and epigenetic effects on sexual brain organization mediated by sex hormones. Neuro Endocrinol Lett 22:403-409.

23. Swaab DF (2004) Sexual differentiation of the human brain: relevance for gender identity, transsexualism and sexual orientation. Gynecol Endocrinol 19:301-312.

24. Rochira V, Zirilli L, Madeo B, Balestrieri A, Granata AR, Carani C (2003) Sex steroids and sexual desire mechanism. J Endocrinol Invest 26:29-36.

25. Blanchard R (1989) The concept of autogynephilia and the typology of male gender dysphoria. J Nerv Mental Dis 177:616-623.

26. Byne W, Lasco MS, Kemether E, Shinwari A, Edgar MA, Morgello S, Jones LB, Tobet S (2000) The interstitial nuclei of the human anterior hypothalamus: an investigation of sexual variation in volume and cell size, number and density. Brain Res 856:254-258.

27. Byne W, Tobet S, Mattiace LA, Lasco MS, Kemether E, Edgar MA, Morgello S, Buchsbaum MS, Jones LB (2001) The interstitial nuclei of the human anterior

hypothalamus: an investigation of variation with sex, sexual orientation, and HIV status. Horm Behav 40:86-92.

28. LeVay S (1991) A difference in hypothalamic structure between heterosexual and homosexual men. Science 253:1034-1037.

29. Garcia-Falgueras A, Swaab DF (2008) A sex difference in the hypothalamic uncinate nucleus: relationship to gender identity. Brain 31(12):3132-46.

30. Zhou JN, Hofman MA, Gooren LJ, Swaab DF (1995) A sex difference in the human brain and its relation to transsexuality. Nature 378:68-70.

31. Kruijver FP, Zhou JN, Pool CW, Hofman MA, Gooren LJ, Swaab DF (2000) Male-to-female transsexuals have female neuron numbers in a limbic nucleus. J Clin Endocrinol Metab 85:2034-2041.

32. Luders E, Sanchez FJ, Gaser C, Toga AW, Narr KL, Hamilton LS, Vilain E (2009) Regional gray matter variation in male-to-female transsexualism. Neuroimage 46 (4): 904-7

33. Ponseti J, Siebner HR, Kloppel S, Wolff S, Granert O, Jansen O, Mehdorn HM, Bosinski HA (2007) Homosexual women have less grey matter in perirhinal cortex than heterosexual women. PLoS ONE 2:e762.

34. Futterweit W, Weiss RA, Fagerstrom RM (1986) Endocrine evaluation of forty female-to-male transsexuals: increased frequency of polycystic ovarian disease in female transsexualism. Arch Sex Behav 15:69-78.

35. Balen AH, Schachter ME, Montgomery D, Reid RW, Jacobs HS (1993) Polycystic ovaries are a common finding in untreated female to male transsexuals. Clin Endocrinol (Oxf) 38:325-329.

36. Bosinski HA, Peter M, Bonatz G, Arndt R, Heidenreich M, Sippell WG, Wille R (1997a) A higher rate of hyperandrogenic disorders in female-to-male transsexuals. Psychoneuroendocrinology 22:361-380.

37. Baba T, Endo T, Honnma H, Kitajima Y, Hayashi T, Ikeda H, Masumori N, Kamiya H, Moriwaka O, Saito T (2007) Association between polycystic ovary syndrome and female-to-male transsexuality. Hum Reprod 22: 1011-1016.

38. Baba T, Endo T, Ikeda K, Shimizu A, Honnma H, Ikeda H, Masumori N, Ohmura T, Kiya T, Fujimoto T, Koizumi M, Saito T (2011) Distinctive features of female-to-male transsexualism and prevalence of gender identity disorder in Japan. J Sex Med 8(6):1686-93

39. Mueller A, Gooren LJ, Naton-Schotz S, Cupisti S, Beckmann MW, Dittrich R (2008) Prevalence of polycystic ovary syndrome and hyperandrogenemia in female-to-male transsexuals. J Clin Endocrinol Metab 93: 1408-1411.

40. Naton-Schoetz S (2009) Die Häufigkeit des Syndroms der polycystischen Ovarien bei Frau-zu-Mann-Transsexuellen. Med Diss Friedrich-Alexander-Universität Erlangen Nürnberg

41. Vujovic S, Popovic S, Sbutega-Milosevic G, Djordjevic M, Gooren L (2009) Transsexualism in serbia: a twenty-year follow-up study. J Sex Med 6(4):1018-23.

42. Agrawal R, Sharma S, Bekir J, Conway G, Bailey J, Balen AH, Prelevic G (2004) Prevalence of polycystic ovaries and polycystic ovary syndrome in lesbian women compared with heterosexual women. Fertil Steril 82(5): 1352-7

43. De Sutter P, Dutre T, Vanden Meerschaut F, Stuyver I, Van Maele G, Dhont M (2008) PCOS in lesbian and heterosexual women treated with artificial donor insemination. Reprod Biomed Online 17(3):398-402.

44. Manlove HA, Guillermo C, Gray PB (2008) Do women with polycystic ovary syndrome (PCOS) report differences in sex-typed behavior as children and adolescents?: Results of a pilot study. Ann Hum Biol 35:584-595.

45. Bentz EK, Hefler LA, Kaufmann U, Huber JC, Kolbus A, Tempfer CB (2008) A polymorphism of the CYP17 gene related to sex steroid metabolism is associated with female-to-male but not male-to-female transsexualism. Fertil Steril 90:56-59.

46. Fernández R, Esteva I, Gómez-Gil E, Rumbo T, Almaraz MC, Roda E, Haro-Mora JJ, Guillamón A, Pásaro E (2013) The (CA)n Polymorphism of ERβ Gene is Associated with FtM Transsexualism. J Sex Med 11(3):720-728.

47. Bosinski HA, Schroder I, Peter M, Arndt R, Wille R, Sippell WG (1997b) Anthropometrical measurements and androgen levels in males, females, and hormonally untreated female-to-male transsexuals. Arch Sex Behav 26:143-157.

48. Antoszewski B, Kruk-Jeromin J, Malinowski A (1998) Body structure of female-to-male transsexuals. Acta Chir Plast 40:54-58.

49. Perkins MW (1981) Female homosexuality and body build. Arch Sex Behav 10:337-345.

50. Singh D, Vidaurri M, Zambarano RJ, Dabbs JM Jr. (1999) Lesbian erotic role identification: behavioral, morphological, and hormonal correlates. J Pers Soc Psychol 76:1035-1049.

51. Henningsson S, Westberg L, Nilsson S, Lundstrom B, Ekselius L, Bodlund O, Lindstrom E, Hellstrand M, Rosmond R, Eriksson E, Landen M (2005) Sex steroid-related genes and male-to-female transsexualism. Psychoneuroendocrinology 30:657-664.

52. Hare L, Bernard P, Sanchez FJ, Baird PN, Vilain E, Kennedy T, Harley VR (2009) Androgen receptor repeat

length polymorphism associated with male-to-female transsexualism. Biol Psychiatry 65:93-96.

53. Loehlin JC, Jonsson EG, Gustavsson JP, Schalling M, Medland SE, Montgomery GW, Martin NG (2004) Gender diagnosticity and androgen receptor gene CAG repeat sequence. Twin Res 7:456-461.

54. Holterhus PM, Hiort O, Demeter J, Brown PO, Brooks JD (2003) Differential gene-expression patterns in genital fibroblasts of normal males and 46,XY females with androgen insensitivity syndrome: evidence for early programming involving the androgen receptor. Genome Biol 4:R37.

55. Bosinski HAG (2009) Neurobiologie der Transsexualität. In: Müller, J. (Hrsg.): Neurobiologie forensisch relevanter Störungen. Grundlagen, Störungsbilder, Perspektiven, Stuttgart: Kohlhammer (S. 394-405).

3. Geschlechtsidentitätsstörungen / Geschlechtsdysphorie / Transsexualität – Nosologie, Symptomatik und Verlauf

3.1. Nosologie

Noch vor 30 Jahren war in Fachkreisen die Annahme verbreitet, "Transsexualität" sei eine monolithische, relativ einfach abgrenzbare, durch einfache "Speisekartenfragen" diagnostizierbare und letztlich nur hormonell und operativ behandelbare Krankheitsentität. Mittlerweile hat sich jedoch aufgrund der Vielfalt der Verläufe die Erkenntnis durchgesetzt, dass Geschlechtsidentitätsstörungen (GIS) verschiedene Formen der Unzufriedenheit mit der eigenen Geschlechtszugehörigkeit umfassen: Sie reichen von diffusem Unbehagen in der Rolle des Geburtsgeschlechts über undulierende Wünsche nach Geschlechtswechsel, bis hin zum überdauernden und irreversiblen ("transsexuellen") Gefühl der Zugehörigkeit zum anderen Geschlecht, verbunden mit der mehr oder weniger vehementen Ablehnung des Geburtsgeschlechts und der von der Gesellschaft daran geknüpften Rollenanforderungen und dem anhaltenden Bestreben, mittels medizinischer Maßnahmen die körperlichen Merkmale des Geburtsgeschlechts loszuwerden und jene des anderen Geschlechtes zu erlangen und mittels juristischer Feststellungen in dieser Rolle sozial anerkannt zu leben.

Die diagnostischen Klassifikationssysteme der Weltgesundheitsorganisation (WHO – ICD) und der *American Psychiatric Association* (APA – DSM) spiegeln diese nosologische Entwicklung wider: Das **aktuelle ICD-10** [1] enthält im Kapitel F6 (Persönlichkeitsstörungen) einen eigenen Abschnitt "Störungen der Geschlechtsidentität" (F64). "Transsexualismus" wird hier unter der Nummer F64.0 ebenfalls gesondert aufgeführt (☞ Kasten 1).

Kasten 1:
ICD-10: Transsexualismus (F64.0)

"Es besteht der Wunsch, als Angehöriger des anderen anatomischen Geschlechtes zu leben und anerkannt zu werden. Dieser geht meist mit dem Gefühl des Unbehagens oder der Nichtzugehörigkeit zum eigenen Geschlecht einher. Es besteht der Wunsch nach hormoneller und chirurgischer Behandlung, um den eigenen Körper dem bevorzugten Geschlecht soweit wie möglich anzugleichen." (WHO 1993: 241).

Diagnostische Leitlinien

"Die transsexuelle Identität muss mindestens 2 Jahre durchgehend bestanden haben und darf nicht Symptom einer anderen psychischen Störung, wie z.B. einer Schizophrenie, sein. Ein Zusammenhang mit intersexuellen, genetischen oder geschlechtschromosomalen Anomalien muß ausgeschlossen sein." [1, S.241]

Da diese enge Kriteriologie sich nicht nur klinisch als nicht mehr haltbar erwiesen hat, sondern darüber hinaus von den Patienten einen Operationswunsch quasi "erzwang", um eine Diagnose zu erhalten, verzichtete bereits die 1994 **vierte Fassung des DSM** (DSM-IV, APA 994) gänzlich auf den Begriff "Transsexualität" und sprach (unter der Nummer 302.85 für Adoleszente und Erwachsene bzw. 302.6 für Kinder) nur noch allgemein von "Geschlechtsidentitätsstörung" (*Gender Identity Disorder*) (☞ Kasten 2).

Kasten 2:
DSM-IV-TR: Geschlechtsidentitätsstörung bei Jugendlichen und Erwachsenen (302.85) [24]

A. Ein starkes und andauerndes Zugehörigkeitsgefühl zum anderen Geschlecht (d.h. nicht lediglich das Verlangen nach irgendwelchen kulturellen Vorteilen, die als mit der Zugehörigkeit zum anderen Geschlecht verbunden empfunden werden). [...]

Bei **Adoleszenten** und **Erwachsenen** manifestiert sich das Störungsbild durch Symptome wie geäußertes Verlangen nach Zugehörigkeit zum anderen Geschlecht, häufiges Auftreten als Angehöriger des anderen Geschlechts, das Verlangen, wie ein Angehöriger des anderen Geschlechts zu leben oder behandelt zu werden oder die Überzeugung, die typischen Gefühle und Reaktionsweisen des anderen Geschlechtes aufzuweisen.

B. Anhaltendes Unbehagen im Geburtsgeschlecht oder Gefühl der Person, dass die Geschlechtsrolle dieses Geschlechts für ihn nicht die richtige ist. [...]

Bei **Adoleszenten** und **Erwachsenen** manifestiert sich das Störungsbild durch Symptome wie die Vereinnahmung durch Gedanken darüber, die primären und sekundären Geschlechtsmerkmale loszuwerden (z.B. Nachsuchen um Hormone, Operation oder andere Maßnahmen, welche körperlich die Geschlechtsmerkmale so verändern, dass das Aussehen des anderen Geschlechts simuliert wird) oder der Glaube, im falschen Geschlecht geboren zu sein.

C. Das Störungsbild ist nicht von einem somatischen Intersex-Syndrom begleitet.

D. Das Störungsbild verursacht in klinisch bedeutsamer Weise Leiden oder Beeinträchtigung in sozialen, beruflichen oder anderen wichtigen Funktionsbereichen.

Bestimme, ob [...]:
Sexuell orientiert auf Männer,
Sexuell orientiert auf Frauen,
Sexuell orientiert auf beide Geschlechter,
Sexuell orientiert weder auf Männer noch auf Frauen.

Die nunmehr seit Mai 2013 vorliegende, jedoch noch nicht ins Deutsche übersetzte und bislang auch noch nicht angewendete **fünfte Revision des DSM** (DSM5; APA 2013) (☞ Kasten 3) hat unter Berücksichtigung des Umstandes, dass bei den Betreffenden ja nicht die "Geschlechtsidentität" gestört, sondern diese in sich zwar mehr oder weniger stimmig ist, aber eben nicht zum körperlichen Geschlecht "passt", den Begriff "Geschlechtsidentitätsstörung" durch jenen der "Geschlechtsdysphorie" (*Gender Dysphoria*) ersetzt. Des Weiteren wurde die in DSM-IV-TR vorgenommene *gemeinsame* Auflistung der Symptomatik (mit differenter Codierung) bei Kindern einerseits und Jugendlichen und Erwachsenen andererseits, wieder aufgegeben. Tatsächlich war diese Zusammenfassung irreführend, da sie viele Diagnostiker zu der Fehlannahme verleitete, dass "Geschlechtsidentitätsstörung im Kindesalter" automatisch und zwangsläufig zu einer "Geschlechtsidentitätsstörung im Jugend- und Erwachsenenalter" führt – davon kann aber keinesfalls die Rede sein (im Überblick: [2]). Schließlich wurde die diagnostische Schwelle für die Feststellung einer Geschlechtsdysphorie gesenkt.

Überaus sinnvoll ist es, dass im DSM-5 die noch in DSM-IV-TR (und weiterhin in ICD-10) aufgelistete Ausschlussdiagnose "Intersexualität" nunmehr gestrichen wurde. Tatsächlich gibt es eine Reihe von Menschen mit einem Intersex-Syndrom (heute: *Disorders of Sex Development;* DSD), bei denen aufgrund der zur Geburt bestehenden genitalen Ambivalenz eine Geschlechtszuweisung erfolgte, welche im Erwachsenenalter von diesen Personen aber abgelehnt wird, weshalb sie eine andere – erziehungskonträre – geschlechtliche Zuweisung wünschen (im Überblick: [3]). Natürlich haben auch diese Menschen dann eine "Geschlechtsdysphorie" und ihr Intersex-Syndrom bedarf einer zusätzlichen Codierung.

Kasten 3:
DSM-5: Geschlechtsdysphorie bei Jugendlichen und Erwachsenen (302.85)
(APA 2013 [24]; eigene Übersetzung)

Kriterium A: Eine ausgeprägte Inkongruenz zwischen der erfahrenen/gelebten Geschlechtszugehörigkeit ("*gender*") und der zugeschriebenen Geschlechtszugehörigkeit, die mindestens 6 Monate andauert und sich durch *mindestens zwei der folgende Merkmale* manifestiert:

- Eine ausgeprägte Inkongruenz zwischen der erfahrenen/erlebten Geschlechtszugehörigkeit ("*gender*") und den primären und/oder sekundären Geschlechtsmerkmalen (oder, bei jungen Adoleszenten, den erwarteten sekundären Geschlechtsmerkmalen)
- Ein starker Wunsch, die primären und/oder sekundären Geschlechtsmerkmalen loszuwerden (oder, bei jungen Adoleszenten, die Entwicklung der erwarteten sekundären Geschlechtsmerkmalen zu verhindern).
- Ein starkes Verlangen, die primären und/oder sekundären Geschlechtsmerkmale des anderen Geschlechts zu haben.
- Der starke Wunsch, dem anderen Geschlecht (oder einem alternativen Geschlecht, welches vom zugewiesenen Geschlecht abweicht) anzugehören.
- Der starke Wunsch, wie ein Angehöriger des anderen Geschlecht (oder eines alternativen Geschlechts, welches vom zugewiesenen Geschlecht abweicht) behandelt zu werden.
- Die starke (feste) Überzeugung, dass man die typischen Gefühle und Reaktionen des anderen Geschlechts (oder eines alternativen Geschlechts, welches vom zugewiesenen Geschlecht abweicht) habe.

Kriterium B: Das Störungsbild verursacht in klinisch bedeutsamer Weise Leiden oder Beeinträchtigung in sozialen, beruflichen oder anderen wichtigen Funktionsbereichen

Spezifiziere ob:
Mit Störung der sexuellen Entwicklung (DSD) (d.h. Adrenogenitale Störung wie etwa 255.2 [E25.0] Adrenogenitales Syndrom oder 259.50 [E34.50] Androgeninsensitivitäts-Syndrom.

Kodierungshinweis: Kodiere sowohl die Störung der sexuellen Entwicklung als auch die Geschlechtsdysphorie.

Spezifiziere ob:
Posttransition: Die Person lebt bereits vollständig in dem gewünschten Geschlecht (mit oder ohne rechtlicher Legalisierung) und hat sich bereits mindestens einer geschlechtsverändernden medizinischen Behandlung ("*cross-sex medical procedure or treatment regimen*") unterzogen, nämlich: Gegengeschlechtliche Hormonbehandlung oder geschlechtstransformierende Behandlung (d.h. Penektomie, Vaginoplastik bei biologischen Männern; Mastektomie oder Phalloplastik bei biologischen Frauen)

Neu ist in der DSM-5-Kriteriologie auch eine Erweiterung dahingehend, dass nun auch bei Menschen mit dem Wunsch nach einem "*alternativen Geschlecht, welches vom zugewiesenen Geschlecht abweicht*" die Diagnose einer Geschlechtsdysphorie gegeben werden kann.

Der Praktiker sollte bei der Anwendung der DSM-5-Kriterien zur Indikationsstellung für somatomedizinische Transformationsmaßnahmen (wie schon bei jener des DSM-IV-TR) im Interesse des jeweiligen Patienten und auch zur Abwehr arztrechtlicher Probleme stets im Blick behalten, dass die derart definierte Geschlechtsdysphorie keinesfalls deckungsgleich ist mit einer überdauernden und irreversiblen, also "transsexuellen", Geschlechtsidentitätstransposition, welche die Voraussetzung für die Durchführung weitreichender und irreversibler (hormoneller und/oder chirurgischer) Behandlungsmaßnahmen ist! [21-23]

Wegen dieser notwendigen begrifflichen Klarheit – bei weitem nicht jede Geschlechtsdysphorie ist eine überdauernde, irreversible, nur durch hormonelle und/oder chirurgische Maßnahmen adäquat linderbare Geschlechtsidentitätstransposition – wird im Folgenden von mir für die Bezeichnung des letztgenannten Zustandsbildes der Begriff der **"transsexuellen Geschlechtsdysphorie" (ts-GD)** gewählt.

3.2. Exkurs: Warum überhaupt eine ärztliche Diagnose?

Im Vorfeld der Einführung von DSM-5 gab es eine teilweise vehemente und auch öffentlich geführte Diskussion darüber, ob es überhaupt sinnvoll und nötig ist, Geschlechtsidentitätskonflikte in einem Handbuch für "Psychische Störungen" aufzunehmen. Im Wesentlichen wurden die Einwände damit begründet, dass (a) eine solche psychiatrische Diagnose die betreffenden Menschen stigmatisiere und (b) dass die Geschlechtsidentität eines jedes Menschen ein frei gestaltbares, fluides soziales Konstrukt sei, weshalb Geschlechtsidentitätskonflikte und transsexuelles Umwandlungsbegehren in Analogie zur homosexuellen Orientierung eine Normvariante geschlechtlichen Seins und kein pathologisches Geschehen seien. Damit einher ging die Forderung, Ärzte hätten sich jeglicher differentialdiagnostischer Abwägungen vor Einleitung körperverändernder Behandlungsmaßnahmen zu enthalten, da sie eine Missachtung einer freien Willensentscheidung und ein Versagen genuiner Selbstbestimmungsrechte freier Individuen seien.

Aus praktischer sexualmedizinischer Sicht sei dazu folgendes angemerkt:

- Die Diskussion um die Fluidität der Geschlechtsidentität verweist zunächst zurecht auf die in modernen Industriegesellschaften größere Durchlässigkeit überkommener Geschlechterrollen. Es gibt in den großen Städten hochindustrialisierter Länder eine schillernde Szene von Angehörigen beider Geschlechter, die sich als *"Queer"*, *"Drag"*, *"Gendernauts"*, *"Transgenders"*, *"Transidenten"* usw. jenseits der herkömmlichen Rollenzuschreibungen definieren. Es besteht in der Tat überhaupt kein Grund dazu, diese vielfältigen Daseinsformen als Ausdruck von Krankheit zu betrachten.
- Ebenso gibt es eine Fülle von Berichten über rituell oder sozial begründete Wechsel in das andere (oder ein drittes, viertes, Zwischen-)Geschlecht aus einer Vielzahl historischer und rezenter Kulturen (im Überblick: [4]). Fast scheint es, als ob ein solcher (in unterschiedlichem Maße auch mit der Einnahme der andersgeschlechtlichen Sexualrolle verbundener) Wechsel ein ubiquitäres Phänomen ist, das vielleicht seine Wurzeln in animistisch-schamanistisch geprägten Religionspraktiken hat. Sowohl moderne als auch traditionale soziale Geschlechtswechsel werden bzw. wurden indes stets freiwillig vollzogen und sind bzw. waren mit einem je spezifischen Prestigegewinn verbunden. Menschen mit transsexuellem Umwandlungsbegehren leiden hingegen unter ihrem als unvollkommen oder falsch empfundenen körperlichen Zustand.
- Tatsächlich spricht einiges dafür, dass auch in modernen Zivilgesellschaften eine psychiatrische Diagnose als ein Stigma betrachtet wird. Diesen unhaltbaren Zustand gilt es – durch öffentliche Diskussion unter Beteiligung der Betroffenen wie der Fachwelt – abzustellen. Es wäre grotesk, ihm dadurch begegnen zu wollen, dass man Menschen mit psychischen Störungen zu Gesunden erklärt und ihnen damit ihren Leidensdruck wie auch den Zugang zu adäquater therapeutischer Hilfe abspricht.
- Im Unterschied zu Menschen mit homosexueller Orientierung leiden Menschen mit transsexuellem Umwandlungsbegehren eben nicht nur und nicht primär unter den Rollenerwartungen der Gesellschaft, sondern unter der unüberbrückbaren Diskrepanz zwischen innerlich gefühlter Geschlechtszugehörigkeit und körperlichen Insignien der tatsächlichen biologischen Geschlechtszugehörigkeit. Dies hat zur Folge, dass Patienten mit Geschlechtsidentitätsstörungen – ganz im Unterschied zu Menschen mit homosexueller Orientierung – von Ärzten massive und irreversible (medikamentöse und/oder operative) Eingriffe fordern.
- Derartige körperverändernden Eingriffe haben jedoch zur Voraussetzung
  - die Diagnose einer behandlungsbedürftigen Krankheit (und nicht lediglich die Feststellung einer freien beliebigen Wahl),
  - eine wissenschaftlich begründete ärztliche Indikationsstellung, die auf einer diffizilen Diagnostik und Differentialdiagnostik fußt und Alternativen erwägen muss.

  Ärzte aufzufordern, sich "nicht in die Belange der Identitätswahl einzumischen", zugleich aber von ihnen derart verantwortungsvolle Eingriffe zu fordern, ist ein Widerspruch in sich selbst.
- Sollte sich die irrige Meinung durchsetzen, dass transsexuelle Geschlechtsidentitätsstörungen keine Krankheit im Sinne der RVO, sondern

Ausdruck der freien Wahl und Selbstbestimmung des jeweils Betroffenen sind, so gäbe es für die Solidargemeinschaft der Krankenversicherten keinen Grund mehr, wie bisher die (nicht unerheblichen) Kosten für die Umwandlungsbehandlung zu tragen. Diese würden dann der privaten Initiative und Zahlungsfähigkeit des jeweils Einzelnen überlassenen bleiben – eine sicherlich von niemandem ernsthaft angestrebte Alternative.

Gerade das letztgenannte Argument – der fehlende Zugang zu kassenärztlichen Leistungen – war es dann auch, das die international größte und einflussreichste Organisation von Fachleuten und Betroffenen, die *World Professional Association for Transgender Health* (WPATH) dazu veranlasste, dafür zu plädieren, die Diagnose (unter dem nunmehr geänderten Namen "Geschlechtsdysphorie") im DSM beizubehalten.

3.3. Symptomatik, Typologie und Verlauf

Wie bei jeder Symptomatologie sollte stets im Auge behalten werden, dass sich der Einzelfall durchaus nicht immer in den folgenden typologischen Beschreibungen wiederfinden muss, vielmehr durch je individuelle Besonderheiten gekennzeichnet ist.

Die wesentlichen und sehr wahrscheinlich auch ätiologisch bedeutsamen Unterschiede im Verlauf ergeben sich aus dem biologischen Herkunftsgeschlecht und der sexuellen Orientierung. Sie sind zur Übersicht in Tab. 3.1 summarisch aufgelistet.

Personen mit transsexueller GD definieren ihre sexuelle Orientierung nach ihrem Identitätsgeschlecht, d.h. biologische Frauen mit transsexueller GD (im Folgenden: FMT), die sexuell auf Frauen orientiert (somit vom biologischen Geschlecht her "homosexuell" sind) sehen sich selbst als "heterosexuelle Männer", biologische Männer mit transsexueller GD (im Folgenden: MFT), die auf Männer orientiert, nach dem biologischen Geschlecht mithin "homosexuell" sind, als "heterosexuelle Frauen", während auf Frauen orientierte (also biologisch "heterosexuelle") MFT sich als "lesbisch" definieren. Um Verwirrung zu vermeiden, wird im Weiteren bei der Bezeichnung auf das präferierte Geschlecht abgestellt: "Androphil" heißt dann, sexuell auf Männer orientiert, "gynäphil" auf Frauen orientiert (Bsp.: ein biologischer Mann mit transsexueller GD [MFT] und sexueller Orientierung auf Männer wäre somit "androphil", ebenso wie ein homosexueller Mann oder eine heterosexuelle Frau ohne GD).

Der heuristische Wert dieser Differenzierung entsprechend der sexuellen Orientierung ist nicht unumstritten, jedoch durch zahlreiche empirische Untersuchungen belegt (im Überblick: [21]), weshalb (das nach wie vor in Deutschland "gültige") DSM-IV hierzu klare Kodierungshinweise gibt. Es kann aus klinischer Sicht nur bedauert werden, dass das DSM-5 eine solche Spezifizierung nicht mehr vorsieht.

3.3.1. Biologische Frauen mit transsexueller GD

Gynäphile biologische Frauen mit transsexueller GD

Sie stellen bei weitem die Mehrheit der klinisch mit transsexuellen Umwandlungswünschen vorstellig werdenden biologischen Frauen. Das **Alter bei der Erstvorstellung** liegt im Regelfalle **in den Zwanzigern bis Mitte der Dreißiger. Anamnestisch** wird regelmäßig ein schon in der Kindheit ausgeprägtes Beschäftigen mit jungentypischen Spielen sowie eine Bevorzugung von Jungenspielzeug und Jungenbekleidung berichtet. Diese Angaben über sog. Tomboy-Verhalten lassen sich fremdanamnestisch validieren. Gelegentlich wird schon für die Kindheit der explizite Wunsch erinnert, ein Junge sein zu wollen.

Die **Menarche** bewirkt ein im Wortsinne "blutiges Erwachen": Während der Genitalstatus selbst eher duldend hingenommen wird (aber auch nicht als Quelle der Lust akzeptiert wird – ein wichtiges Kriterium für die differentialdiagnostische Abgrenzung zur lesbischen Entwicklung), ist für viele der Patienten die monatliche Regelblutung ein steter Grund zur Klage. Dies ist auch einer der Gründe für die oft geschilderten **Dys- und Oligomenorrhoen**, die jedoch auch durch ein überdurchschnittlich häufiges Vorhandensein polyzystischer Ovarien mitbedingt sein dürften [5, 6].

Alle Patienten berichten über seit der Thelarche bestehende unüberwindbare **Schwierigkeiten bei der Akzeptanz ihres weiblichen Körpers**: Zumal die **Mammae** – unabhängig von ihrer tatsächlichen Größe – als ein Insignum der Weiblichkeit vehe-

	FMT		MFT	
Sexuelle Orientierung	gynäphil ("homosexuell")	androphil ("heterosexuell")	androphil ("homosexuell")	gynäphil ("heterosexuell")
Relation im jeweiligen Patientenkollektiv	überwiegend	selten	70-50 %	30-50 %
Kindheit	Tomboy*-Verhalten	unbekannt	Sissy*-Verhalten	unaufällig
- Spielverhalten, Peergrouping	Jungenspiel in Jungengruppen		Mädchenspiel in Mädchengruppen/ Einzelgänger	Jungenspiel in Jungengruppen/gelegentl. Einzelgänger
- Kleidungsverhalten	Ablehnung Mädchenbekleidung	unbekannt	offenes Cross-Dressing	heimliches (fetischistisches) Cross-Dressing
- Geschlechtsdysphorie	gelegentl. bis häufig, mitunter bis zu GIS im Kindesalter	unbekannt	häufig, bis zu GIS im Kindesalter	keine objektiven Hinweise
Pubertät	Thelarche & Menarche als traumatisches Erlebnis abgelehnt	somatosexuelle Entwicklung ohne besondere Probleme	somatosexuelle Entwicklung wird als "unstimmig" erlebt	somatosexuelle Entwicklung ohne besondere Probleme
- Masturbationsphantasien	gynäphil	unbekannt	androphil	gynäphil, fetischistisch-transvestitische Besetzung
- soziosexuelle Erfahrungen	gelegentl. zunächst heterosexuelle Versuche, dann sexuelle Kontakte mit Frauen, nicht selten dabei als "Mann" auftretend	oft heterosexuelle Vorerfahrungen, kaum/nie homosexuelle Vorerfahrungen	passive homosexuelle Kontakte, gelegentl. in sexuellen Kontakten zu Männern als "Frau" auftretend, seltenst heterosexuelle Versuche	heterosexuelle Vorerfahrungen (Eheschließungen, Vaterschaft), daneben heimliches transvestitisches Crossdressing; gelegentl. Sexualität auch darauf beschränkt
"Transsexuelles Coming out"	~18-25 Jahre	>35 Jahre	~18-25 Jahre	>40 Jahre

Tab. 3.1: Differentielle Entwicklungswege bei Frau-zu-Mann-Transsexuellen (FMT) und Mann-zu-Frau-Transsexuellen (MFT) im Verhältnis zur sexuellen Orientierung.
*) Die Begriffe "Tomboy" und "Sissy" sind der Kürze halber dem angloamerikanischen Schrifttum entlehnt. Gemeint ist ein sich äußerst jungenhaft verhaltendes Mädchen bzw. ein sich äußerst mädchenhaft verhaltender Junge.

ment abgelehnt werden und durch weite Pullover, Jacken, gebeugte Körperhaltung, aber auch durch strangulierende Abschnürungen mittels Bandagen, Gürtel, Binden usw. verborgen werden. Dies geschieht auch bei sommerlichen Temperaturen, die Patienten meiden beinahe phobisch jegliche Exposition des verhassten weiblichen Körpers, etwa das Betrachten im Spiegel oder beim Duschen, den Besuch öffentlicher Badeanstalten usw.

Psychopathologisch findet sich bei den (in ihrer überwiegenden Mehrzahl sexuell auf – heterosexuelle – Frauen orientierten) biologischen Frauen mit transsexueller Geschlechtsdysphorie je nach

Strukturniveau der Persönlichkeit, nach Vorgeschichte, sozialer Kompetenz, Reaktion der Umwelt, Ausmaß der Körperaversion und Gelingen eines partnerschaftlichen Arrangements die ganze Bandbreite von insgesamt unauffälligen Persönlichkeiten (die einzig den konsistent und kontinuierlich vorgetragenen Wunsch haben, körperlich adäquat aussehend und sozial akzeptiert die eigene Identität als Mann leben zu können) über aggressiv-antisoziale Persönlichkeitszüge mit Substanzabusus bis hin zu schwerem selbstbeschädigenden Verhalten ("Ritzen") im Rahmen einer Borderline-Pathologie.

Bei den **Vorstellungen zur medikamentös-operativen Körperveränderung** steht an erster Stelle der Wunsch nach Ablatio mammae und nach Sistieren der Menstruationsblutung, während der Wunsch nach einem Phallus zumeist nicht so vordringlich und den eher noch problematischen operativen Möglichkeiten adäquat ist.

Androphile biologische Frauen mit transsexueller GD

In nordamerikanischen Arbeiten [7, 8] wird immer wieder (und zunehmend) über FMT mit einer androphilen (selbst als "homosexuelle" oder "bisexuelle" eingeordnete) sexuellen Orientierung berichtet. In der eigenen klinischen Praxis mit rd. 300 FMT in den letzten 20 Jahren haben wir lediglich sechs biologische Frauen gesehen, die in deutlich höherem Alter (d.h. jenseits des 30. Lebensjahres) nach einer heterosexuellen, nicht selten belasteten Vorgeschichte (einmal unbewältigter Alkoholismus, zweimal sexuelle Traumatisierung, einmal Borderline-Pathologie mit selbstschädigendem Verhalten, einmal unerfüllter Kinderwunsch und einmal unbewältigte Paraphilie) mit einem transsexuellen Umwandlungsbegehren vorstellig wurden und dabei eine sexuelle Orientierung auf Männer berichteten und deren weiterer Verlauf sich zumeist überaus prekär gestaltete. Die Verlaufsdaten der nordamerikanischen Kollegen zeigen hingegen deutlich bessere posttransitionelle Adaptationen [9, 10].

3.3.2. Biologische Männer mit transsexueller GD

Androphile biologische Männer mit transsexueller GD

Hierbei handelt es sich um biologische Männer, die sich als (heterosexuelle) Frau empfinden und eine Liebes- und Sexualpartnerschaft mit einem (heterosexuellen) Mann anstreben, deren sexuelle Orientierung somit androphil ist. Diese Patienten kommen durchschnittlich Mitte Zwanzig und damit zehn bis 15 Jahre früher zur Erstvorstellung als die Patienten der zweiten (gynäphilen) Gruppe. Anamnestisch wird von ihnen angegeben, dass sie bereits in der Kindheit (oft schon im Vorschulalter) eine eindeutige Präferenz für Spiele, Spielzeug, Kleidung und Haartracht des weiblichen Geschlechts zeigten. Dabei wird vor allem das Crossdressing frühzeitig offen und zumeist ohne primäre sexuelle Konnotation betrieben. Diese Berichte werden regelhaft durch Mütter oder andere Verwandte bestätigt. Die effeminierten Verhaltensweisen in der Kindheit sind oft Ursache für Hänseleien und Ausgrenzungen in der Kindergruppe und gelegentlich Grund zur Vorstellung bei Kinderärzten oder Psychologen [2, 11].

Mit dem Erwachen explizit sexueller Interessen in der **Pubertät** schwärmen diese effeminierten Knaben für andere Jungen oder Männer und phantasieren sich bei der Selbstbefriedigung als von Jungen/Männern begehrte und geliebte Frau. Sie durchlaufen (und durchleiden) nun einen meist schmerzvollen Selbstfindungsprozess, der in vielem dem Coming-out-Prozess homosexueller Jungen ähnelt, insofern aber dramatischer ist, als diese biologischen Jungen mit beginnender transsexueller Geschlechtsdysphorie nicht nur das Gefühl haben, "anders als die anderen" zu lieben und zu begehren, sondern sich selbst auch als Andere – eben als Mädchen / als Frau – empfinden. Dabei wird die **Bekleidung als Frau** als ganz selbstverständliche Entäußerung des inneren Empfindens als Frau getragen und spielt bei der Selbstbefriedigung keine oder nur eine untergeordnete Rolle, d.h. eine sexuelle Erregung beim Crossdressing wird im Regelfalle glaubwürdig verneint.

An erster Stelle der **Wünsche nach körperlichen Veränderungen** steht der nach einer kohabitationsfähigen Scheide. Des Weiteren wird eine weibliche Brust und ggf. die Beseitigung der Gesichtshaare und einer zu männlichen Stimme gewünscht.

Insgesamt erweckt die Entwicklung der Patienten dieser Untergruppe oft den Eindruck, sie hätten tatsächlich nie eine Jungen- oder Männerrolle, sondern schon frühzeitig eine zunächst effeminierte und recht bald eine eindeutig weibliche Sozialrolle eingenommen.

Gynäphile biologische Männer mit transsexueller GD

Bei dieser (wegen des deutlich späteren transsexuellen *Coming-outs* auch als *"late onset"*- oder "sekundäre" Transsexuelle bezeichneten) Gruppe handelt es sich um biologische Männer, die sich als (lesbische) Frau empfinden und eine Liebes- und Sexualpartnerschaft mit einer Frau anstreben, deren sexuelle Orientierung somit gynäphil ist. Zu dieser Gruppe gehören auch jene Patienten, die keine Wünsche nach einer Partnerschaft haben und durch die Phantasie, mit sich selbst als Frau sexuellen Umgang zu haben, affiziert sind, nach außen hin also "asexuell" wirken, tatsächlich aber "autogynäphil" [12] orientiert sind.

Die Patienten weisen bei ihrer durchschnittlich im **vierten Lebensjahrzehnt** (aber nicht selten auch deutlich später) erfolgenden **Erstvorstellung** sehr oft eine "heterosexuelle Vorgeschichte" mit länger währenden Partnerschaften (inklusive Eheschließungen und eigenen Kindern) auf.

Die Anamnese ergibt ein zunächst überwiegend **heimliches** Bevorzugen einzelner weiblicher Accessoires (z.B. mütterliches Nachthemd, Slip oder Strumpfhosen). Mit der Aufnahme masturbatorischer Aktivitäten in der **Pubertät** erfährt dieser "Fetisch" eine explizit sexuelle Besetzung: Die Patienten benutzen die weiblichen Kleidungsstücke bei der Masturbation, posieren darin vor dem Spiegel und phantasieren sich dabei als begehrenswerte Frau. In dieser Phase der Entwicklung steht somit eine **transvestitisch-fetischistische Komponente** ganz im Vordergrund.

Die Partner der phantasierten Masturbationsszenarien sind Frauen [13]. Entsprechend gestaltet sich auch bei der Mehrheit dieser Patienten das **Partnerschaftsverhalten**: Die erste sexuelle Begegnung findet mit einer Frau statt. In der Folgezeit – die sich über längere Perioden hinziehen kann, weshalb die Patienten sich eben deutlich später bei einem Behandler vorstellen – entwickeln sie ein sexuell-erotisches Doppelleben zwischen heterosexueller Partnerschaft und heimlicher fetischistisch-transvestitischer Praxis.

Zum oft relativ späten offenen **"Ausbruch" der transsexuellen Problematik** und zum Aufsuchen von Behandlern mit dem dezidierten Wunsch nach Geschlechtsumwandlung kommt es zumeist, weil die Patienten diesen Zwiespalt nicht mehr ertragen, sich in Frauenbekleidung zunehmend ruhiger und wohler, in Männerkleidung angespannt und "fremd" fühlen, weil sie sich den Rollenanforderungen als Mann nicht mehr gewachsen fühlen, oft zusätzlich auch deshalb, weil eine Partnerin ihre heimliche Neigung zum Auftreten als Frau entdeckt hat. Die Fülle der Stressoren führt häufig zum Versuch, sich mit Alkohol zu betäuben, zu nach außen unmotiviert erscheinenden Beziehungsabbrüchen, Arbeitsplatz- und Wohnsitzwechseln, zu einer zunehmenden Dissoziation der Persönlichkeit. Die Patienten werden oft in einer hochproblematischen Verfassung beim Arzt vorstellig und sehen in der mehr oder weniger vehement geforderten Umwandlungsbehandlung die letzte Möglichkeit zur Lösung ihrer insgesamt desolaten Lebenssituation.

Im Unterschied zu den **androphilen** biologischen Männern mit transsexueller Geschlechtsdysphorie mutet die Entwicklung bei den **gynäphilen** biologischen Männern mit transsexueller Geschlechtsdysphorie oft wie die Flucht aus einer ursprünglich eingenommenen (wenn auch mitunter brüchigen) männlichen Rolle und Identität an. Gerade bei diesen Patienten entsteht oft der Eindruck, als sei die transsexuelle Geschlechtsdysphorie eine (durch den Zeitgeist präformierte) Lösungsschablone für weiterreichende, allgemeine Identitätskonflikte.

Dies bedeutet jedoch **nicht**, dass bei diesen Patienten die Indikation zur Umwandlungsbehandlung – nach entsprechender Diagnostik – nicht gestellt werden kann. Bei adäquater Indikationsstellung und Behandlungsdurchführung zeigen Nachuntersuchungen [14] mehrheitlich geglückte postoperative Verläufe. Allerdings bedürfen besonders bei dieser Patientengruppe die gelegentlich vorhandenen Illusionen über eine "Neugeburt" als Frau notwendig der Relativierung in der psychotherapeutischen Begleitung.

Der primär sexuelle, paraphile Ursprung der Geschlechtsdysphorie (im transvestitischen Fetischismus) bei diesen biologischen Männern drückt sich oft auch in den **körperlichen Umwandlungswünschen** aus: So wird meist viel Wert auf einen großen Busen gelegt, nicht selten haben sich die Patienten schon (z.B. im Internet) östrogenhaltige Hormonpräparate besorgt, was zu erheblichen kardiovaskulären und hepatischen Komplikation führen kann.

Die Körperbehaarung bietet stets Anlass zur Klage und wird mit teilweise mehrfach täglich durchgeführten Rasuren und schmerzhaften Epilationsbehandlungen beinahe phobisch eradiiert. Hinsichtlich des Genitalstatus sind die Patienten hingegen oft ambivalent: Einerseits wird die Aversion dagegen fast demonstrativ vorgetragen ("Ich schneid mir das stinkende Ding ab!"), andererseits steht dies jedoch im Widerspruch zu der Tatsache, dass der Penis nicht nur bei der Masturbation, sondern mitunter auch bei der heterosexuellen ("penetrativen") Sexualität mit der Partnerin lustvoll eingesetzt wird. Gerade diese Diskrepanz dürfte mit zum Leidensdruck und zum oft vehement vorgetragenen Umwandlungsbegehren beitragen. Nicht selten findet man aber auch, dass sich Patienten mit einer "Mann-mit-Penis-und-Brüsten"-Rolle arrangieren.

Unter allen Patienten mit GD sind diese Patienten diejenigen mit den meisten **psychopathologischen Auffälligkeiten.** Es finden sich unter anderem histrionische Persönlichkeitsstörungen, Borderline-Pathologien, mittelschwere depressive Episoden mit Suizidgefahr oder auch Merkmale antisozialer Persönlichkeitsstörungen.

3.4. Differentialdiagnosen

Angesichts der weitestgehend irreversiblen Konsequenzen einer medikamentösen und zumal einer chirurgischen Umwandlungsbehandlung ist die Forderung nach einer **gesicherten Indikationsstellung** wohl eine Selbstverständlichkeit. Diese sollte eben nicht nur die **aktuellen** Wünsche des Patienten – und seien sie noch so dringend vorgetragen – berücksichtigen, sondern insbesondere erwägen, ob das Leiden des Patienten durch diese Maßnahmen **dauerhaft** gelindert wird.

Die Feststellung einer irreversiblen, nur durch medikamentöse und operative Transformationsbehandlung adäquat linderbaren transsexuellen Geschlechtsdysphorie erfordert neben den notwendigen organmedizinischen (internistischen, neurologischen und urologisch-andrologischen bzw. gynäkologischen) Untersuchungen (nicht zuletzt zum Ausschluss eines Intersex-Syndroms) vor allem **psychodiagnostisch/psychotherapeutische und sexualmedizinische Kompetenz** [15, 16]. **Eine differentialdiagnostische Abgrenzung ist nur in einem länger währenden psychotherapeutisch-diagnostischen Prozess** möglich.

Dabei sollten folgende Störungsbilder abgegrenzt werden:

- **Unbehagen, Schwierigkeiten oder Nicht-Konformität** mit den gängigen Geschlechtsrollenerwartungen, ohne dass es dabei zu einer überdauernden und profunden Störung der geschlechtlichen Identität gekommen ist: Hierunter fallen beispielsweise jene – nach unserem klinischen Eindruck heute etwas häufiger auftretenden – Unbehaglichkeiten, die mit (empfundenen oder tatsächlichen) Nachteilen der Rolle des biologischen Geschlechts bzw. (erhofften oder tatsächlichen) Vorteilen des anderen Geschlechts begründet werden, ohne dass ein ausgesprochenes Leiden an der eigenen Geschlechtszugehörigkeit und ein dauerhaftes Zugehörigkeitsgefühl zum anderen Geschlecht besteht
- **Partielle oder passagere Störungen der Geschlechtsidentität, etwa bei Adoleszenzkrisen:** Ein Gefühl des "Unbehaustseins" im eigenen Körper ist für viele Pubertierende typisch und scheint bei Mädchen häufiger aufzutreten als bei Jungen. Im Zusammenhang mit belastenden psychosozialen und/oder psychosexuellen Eindrücken (etwa Trennung der Eltern, kontinuierliches Mobbing in der Peer-Group, sexueller Missbrauch) und deren übernachhaltige Verarbeitung kann in dieser äußerst sensiblen Entwicklungsperiode zumal bei peripubeszenten Mädchen ein Zustandsbild entstehen, das Merkmale einer – "frühakuten" – transsexuellen Geschlechtsdysphorie trägt: Die jugendlichen Mädchen wirken zutiefst verstimmt, benehmen sich abweisend bis hostil zu ihrer Umwelt, zeigen auffällige geschlechtsatypische Verhaltensweisen, tragen möglichst weite, die Geschlechtsmerkmale verdeckende Kleidung usw, wobei sie das Maß jugendtypischer Oppositionshaltung überschreiten. Die eigene Weiblichkeit und

deren Insignien (Mensis, Mammae) werden gelegentlich verbal negativ belegt. Kommen massivere Körperaversionen (etwa Automutilationen ["Schnibbeln"]) hinzu, so nähert sich der Zustand psychosenahe Entwicklungsstörungen bzw. Borderline-Pathologien. Der Gesamtzustand kann besorgniserregende Ausmaße annehmen und tatsächlich gelegentlich den Beginn einer transsexuellen Geschlechtsdysphorie (bei zumeist bis zur Präpubertät unauffälligem Geschlechtsrollenverhalten) markieren. Da jedoch auch benigne Verläufe nach psychotherapeutischer/jugendpsychiatrischer Behandlung oder mit spontaner Remission (etwa durch eine dem Mädchen eine positive Wertschätzung der eigenen Weiblichkeit vermittelnde Liebesbeziehung) bekannt sind, **verbieten sich Maßnahmen der chirurgischen Geschlechtsumwandlungsbehandlung vor dem 18 Lebensjahr.** Sollten perakute Zustände trotz psychiatrisch-psychopharmakologischer und psychotherapeutischer Intervention eine ernsthafte Gefährdung des Mädchens erreichen, so wäre eine **reversible** medikamentöse Suppression der Menstruation zu erwägen. In jedem Fall bedürfen diese Jugendlichen einer konsiliarisch-spezialärztlich (etwa jugendpsychiatrisch) begleiteten längerwährenden Psychotherapie.

- **Schwierigkeiten mit der geschlechtlichen Identität, die aus der Ablehnung einer homosexuellen Orientierung resultieren (sog. Coming-out-Problematik):** Vor dem Hintergrund der auch in der Normalbevölkerung mittlerweile gewachsenen Toleranz und Akzeptanz schwuler und lesbischer Liebe ist die Vorstellung solcher Patienten deutlich seltener geworden. Einzig aus ländlich-konservativ geprägten Regionen, vor allem auch bei Zuwanderern (etwa aus dem islamischen Kulturkreis oder den ehemaligen Ostblockstaaten) beobachten wir es gelegentlich. Als motivationaler Hintergrund ergibt sich häufig die bei diesen Patienten tief verwurzelte Annahme, dass nur man nur als Mann Frauen bzw. nur als Frau Männer lieben könne und dürfe bzw. dass Homosexualität eine Sünde, Transsexualität dagegen eine anerkannte (und "behandelbare") Krankheit ist. Aufgabe des Therapeuten ist es in solchen Fällen, dem Ratsuchenden zu einer Akzeptanz seiner (homo-)sexuellen Orientierung zu verhelfen und ihm zu vermitteln, dass geschlechtliche Liebe und Partnerschaft nicht zwingend von der biologischen Geschlechtszugehörigkeit abhängig ist und dass eine homosexuelle Orientierung eine Normvariante menschlicher Liebes- und Erlebnisfähigkeit ist.
- **Psychotische Verkennung der geschlechtlichen Identität sowie schwere Persönlichkeitsstörungen mit Auswirkung auf die Geschlechtsidentität:** Während ein relativ hoher Anteil der Patienten mit einer schizophrenen Psychose irgendwann im Verlauf ihrer Erkrankung die Wahnvorstellung äußern, dem anderen Geschlecht anzugehören, wird bei deutlich unter fünf Prozent derjenigen Patienten, die sich mit transsexuellem Umwandlungsbegehren vorstellen, eine Erkrankung des psychotischen Formenkreises diagnostiziert. Wesentliches Unterscheidungsmerkmal zur nicht-psychotischen transsexuellen Geschlechtsdysphorie ist, dass der schizophren Erkrankte unter Verkennung der Realität meint, bereits dem anderen Geschlecht anzugehören, während der Patient mit nicht-psychotischer Geschlechtsdysphorie sehr wohl weiß, dass er biologisch einem anderen als dem innerlich empfundenem Identitätsgeschlecht angehört – gerade hierunter leidet er ja. In der Literatur wird mehrheitlich die Auffassung vertreten, dass die Diagnose einer Psychose die Indikation zur Geschlechtsumwandlungsbehandlung ausschließt. Allerdings sind Verläufe bekannt, in denen Geschlechtsdysphorie und Psychose unvereint nebeneinander auftreten und die Geschlechtsdysphorie auch in psychosefreien Phasen fortbesteht.
- **Fetischistischer Transvestitismus (ICD-10: F65.1) bzw. transvestitischer Fetischismus (DSM-IV: 302.3):** Hierbei handelt es sich um die gegenwärtig häufigste – und zugleich schwierigste – Differentialdiagnose bei gynäphilen biologischen Männern mit transsexueller Geschlechtsdysphorie. Hier gibt es mitunter fließende Übergange, worauf DSM-IV-TR hinweist:

Kasten 4:
DSM-IV Beschreibung von Transvestitischem Fetischismus

"Das paraphile Hauptinteresse beim Transvestitischen Fetischismus besteht im Tragen der Kleidung des anderen Geschlechts [...]. Wenn er (der Mann) die Kleidung des anderen Geschlechts trägt, masturbiert er meist und stellt sich dabei vor, sowohl das männliche Subjekt als auch das weibliche Objekt seiner sexuellen Phantasie zu sein. Transvestitischer Fetischismus kann nicht diagnostiziert werden, wenn das Tragen der Kleidung des anderen Geschlechts ausschließlich im Verlauf einer Geschlechtsidentitätsstörung auftritt. Transvestitische Phänome reichen von gelegentlichem, heimlichem Tragen weiblicher Kleidungsstücke bis zur extensiven Teilnahme an einer transvestitischen Subkultur. Die Störung beginnt typischerweise mit dem Tragen der Kleidung des anderen Geschlechts in der Kindheit oder der frühen Adoleszenz [...], partielles Tragen der Kleidung des anderen Geschlechts geht häufig in vollständiges [...] über. Bei manchen Personen kann die Motivation zum Tragen der Kleidung des anderen Geschlechts im Laufe der Zeit wechseln [...], wobei die sexuelle Erregung als Reaktion auf das Tragen der Kleidung des anderen Geschlechts geringer wird oder ganz verschwindet. In solchen Fällen kann (das Crossdressing) zur Angst- und Depressionsabwehr eingesetzt werden oder trägt zu einer inneren Beruhigung bei. Bei anderen Personen kann ein Gefühl des Unbehagens im eigenen Geschlecht (d.h. Geschlechtsdysphorie) auftreten, insbesondere in Belastungssituationen mit oder ohne depressive Symptome. Bei einer kleinen Anzahl von Personen wird die Geschlechtsdysphorie zu einem festen Bestandteil des klinischen Bildes und begleitet von dem Bedürfnis, sich ständig als Frau zu kleiden und entsprechend zu leben sowie um eine hormonelle oder operative Geschlechtsumwandlung nachzusuchen. Personen mit Transvestitischem Fetischismus begeben sich oft in Behandlung, wenn eine Geschlechtsdysphorie hinzukommt." [17, 602f].

Die gelegentlich unsichere differentialdiagnostischen Abgrenzung einer transsexuellen Geschlechtsdysphorie von einem transvestitischer Fetischismus ist insofern problematisch, als sowohl in der empirischen Literatur [18, 19] als auch im DSM-IV [18] auf die teilweise ungünstigen Verläufe bei biologischen Männern mit ("sekundärer") transsexueller Geschlechtsdysphorie im Gefolge eines ("primären") transvestitischen Fetischismus hingewiesen wird. Lawrence [14] konnte dies in einer größeren Nachuntersuchung nicht bestätigen, wohingegen Smith et al. [20] in einer Nachuntersuchung nachdrücklich auf die besonderen Risiken dieser Untergruppe hingewiesen haben.

Die Vorgeschichte einer primär fetischistisch-transvestitischen Paraphilie, die erst sekundär in eine (auto-) gynäphile transsexuelle Geschlechtsdysphorie gemündet, ist jedoch *per se* kein Ausschlusskriterium für eine konträrgeschlechtliche Transformationsbehandlung. Diese Patienten benötigen jedoch besonders intensive psychotherapeutische Begleitung – die sie allerdings oft vehement ablehnen, da sie meinen, dass ihnen nur durch die (möglichst rasche) Operation geholfen werden könne. Aufgabe des Behandlers ist es, zunächst ein Verständnis dafür zu wecken, dass psychotherapeutische Arbeit und operative Umwandlungsbehandlung keine einander ausschließenden Gegensätze sind. Das Angebot zur Psychotherapie zielt nicht zuletzt auch darauf ab, den Patienten in bestmöglicher innerpsychischer Stabilität durch den Umwandlungsprozess zu begleiten.

3.5. Literatur

1. World Health Organization (WHO) (1993) Internationale Klassifikation psychischer Störungen. ICD-10 Kapitel V (F), Klinisch-diagnostische Leitlinien. Im Deutschen hrg. von HDilling, W Mombour, MH Schmidt. Bern, Göttingen, Toronto: Verlag Hans Huber.

2. Bosinski HAG (2013) Geschlechtsidentitätsstörungen/Geschlechtsdysphorie im Kindesalter. Forum für Kinder- u. Jugendpsychiatrie, Psychosomatik u. Psychotherapie 23(2):3-25

3. Bosinski HAG (2005) Psychosexuelle Probleme bei Intersex-Syndromen. Sexuologie 12:31-59.

4. Bosinski HAG (2000) Determinanten der Geschlechtsidentität – Neue Befunde zu einem alten Streit. Sexuologie 7:96-140.

5. Bosinski HAG, Schröder I, Peter M, Arndt R, Wille R, Sippell WG (1997) Anthropometrical measurements and androgen levels in males, females, and hormonally untreated female-to-male transsexuals. Arch Sex Behav 26:143-157.

6. Bosinski HAG, Peter M, Bonatz G, Arndt R, Heidenreich M, Sippell WG, Wille R (1997) A higher rate of hyperandrogenic disorders in female-to-male transsexuals. Psychoneuroendocrinology 22:361-380.

7. Chivers ML, Bailey JM (2000) Sexual orientation of female-to-male transsexuals: A comparison of homosexual and nonhomosexual types. Arch Sex Behav 29: 259-278.

8. Bockting W, Benner A, Coleman E (2009) Gay and Bisexual Identity Development Among Female-to-Male Transsexuals in North America: Emergence of a Transgender Sexuality. Arch Sex Behav 38(5):688-701.

9. Bauer GR, Redman N, Bradley K, Scheim AI (2013) Sexual Health of Trans Men Who Are Gay, Bisexual, or Who Have Sex with Men: Results from Ontario, Canada. Int J Transgend 14(2):66-74.

10. Meier SC, Pardo ST, Labuski C, Babcock J (2013) Measures of clinical health among female-to-male transgender persons as a function of sexual orientation. Arch Sex Behav 42(3):463-74.

11. Bosinski HAG, Arndt R, Sippell WG, Wille R (1996) Geschlechtsidentitätsstörungen bei Kindern und Jugendlichen: Nosologie und Epidemiologie. Monatsschr Kinderheilkd 144:1235-1241.

12. Blanchard R (1989) The concept of autogynephilia and the typology of male gender dysphoria. J Nerv Mental Dis 177:616-623.

13. Bosinski HAG (1994) Zur Klassifikation von Geschlechtsidentitätsstörungen bei Männern. Sexuologie 1:195-212.

14. Lawrence AA (2003) Factors associated with satisfaction or regret following male-to-female sex reassignment surgery. Arch Sex Behav 32:299-315.

15. Vogt H-J, Loewit K, Wille R, Beier KM, Bosinski HAG (1995) Zusatzbezeichnung "Sexualmedizin" - Bedarfsanalyse und Vorschläge für einen Gegenstandskatalog. Sexuologie 2:65-89.

16. Beier KM (1999) Sexualmedizin: Berufsbegleitende Fortbildung mit Zertifikat. Dt Ärztebl 96:A-2075-2077.

17. American Psychiatric Association (APA)(2003): Diagnostisches und Statistisches Manual Psychischer Störungen, DSM-IV. Deutsche Bearbeitung und Einführung von Saß H, Wittchen H-U, Zaudig M, Houben I. Göttingen, Bern, Toronto, Seattle: Hogrefe.

18. Blanchard R, Steiner BW, Clemmensen LH, Dickey R (1989) Prediction of regrets in postoperative transsexuals. Can J Psychiatry 34:43-45.

19. Blanchard R, Sheridan PM (1990) Gender reorientation and psychosocial adjustment. In: Blanchard R; Steiner BW (Eds.) Clinical managemment of gender identity disorders in children and adults. Washington DC: American Psychiatric Press (pp.159-189).

20. Smith YLS, van Goozen SHM, Kuiper AJ, Cohen-Kettenis PT (2005) Sex reassignment: Outcomes and predictors of treatment for adolescent and adult transsexuals. Psychological Medicine 35:89-99.

21. Becker S, Bosinski HAG, Clement U, Eicher W, Goerlich T, Hartmann U, Kockott G, Langer D, Preuss W, Schmidt G, Springer A, R Wille (1997) Standards der Behandlung und Begutachtung von Transsexuellen der Deutschen Gesellschaft für Sexualforschung, der Akademie für Sexualmedizin und der Gesellschaft für Sexualwissenschaft. Sexuologie 4:130-138.

22. Kockott G (1996) Die klinische Koordination der Behandlung und Begutachtung. In: Clement U, Senf W (Hrsg.) Transsexualität. Behandlung und Begutachtung. Stuttgart, New York: Schattauer (8-17).

23. Reese J, Wille R (1988) Sozialrechtliche Aspekte des Transsexualismus. Mitteilungen der Gesellschaft für Praktische Sexualmedizin 9:7-8.

24. American Psychiatric Association (APA)(1996): Diagnostic and Statistical Manual of Mental Disorders. 5th Edition. Washington, DC; London: American Psychiatric Publishing.

4. Grundzüge des Transsexuellengesetzes (TSG) unter besonderer Berücksichtigung der Probleme für die Betroffenen

Das seit dem 1.1.1981 in Kraft befindliche TSG regelt die Voraussetzungen, unter denen Transsexuelle ihre *Vornamen* ändern (*kleine Lösung*, §§ 1 ff TSG) und ihre *neue Geschlechtszugehörigkeit rechtlich anerkennen* lassen können (*große Lösung*, Personenstandsänderung, §§ 8 ff TSG). Andere Fragen sind im TSG nicht geregelt, so z.B. *nicht* die ärztliche Behandlung Transsexueller und die Frage der Kostenübernahme für geschlechtsumwandelnde Maßnahmen.

4.1. Voraussetzungen der Vornamensänderung

Die *kleine Lösung* ermöglicht eine Änderung in eindeutige Vornamen des anderen Geschlechts; die bisher geführten Vornamen entfallen. Die Zahl der neuen Vornamen ist unabhängig von der Anzahl der bisher geführten Vornamen.

Dafür müssen zwei medizinische oder psychologische Gutachter (§ 4 Abs. 3 TSG) feststellen, dass die/der Betreffende transsexuell ist, seit mindestens drei Jahren unter dem Zwang steht, den transsexuellen Vorstellungen entsprechend zu leben, und dass sich das Zugehörigkeitsempfinden zum anderen Geschlecht mit hoher Wahrscheinlichkeit nicht mehr ändern wird (§ 1 Abs. 1 TSG). Medizinische Maßnahmen (Operationen oder Hormonbehandlung) sind hierfür nicht erforderlich.

Die Voraussetzung des dreijährigen Zwanges verlangt nicht, dass die/der Betreffende seit drei Jahren in der Rolle des anderen Geschlechts gelebt haben muss (Beschluss des Landgerichts – LG – Frankfurt/M. vom 24.4.1992, Az 2/9 T 323 und 344/92). Dies wird leider von Gutachtern und auch Richtern gelegentlich falsch beurteilt.

Sehr problematisch ist m.E. die Voraussetzung der Prognose der Unveränderlichkeit des transsexuellen Empfindens. Damit wird bereits für die Vornamensänderung eine abgeschlossene Diagnose "Transsexualität" sowie ein Grad an Gewissheit verlangt, wie sie für die Indikationsstellung medizinischer Maßnahmen erforderlich sind. Dazu gehört u.a. ein erfolgreich durchlaufener Alltagstest.

Dies steht in Widerspruch zur ausdrücklichen Konzeption des Gesetzgebers, die *kleine Lösung* als Hilfe für den Alltagstest, zur Erprobung der neuen Geschlechtsrolle und zur Bewältigung der mit dem Umstieg verbundenen Probleme (z.B. am Arbeitsplatz) vorzusehen. Transsexuelle sollen damit schon *vor* der Operation ausprobieren können, ob sie mit dem Leben in der neuen Identität zurechtkommen.

Durch diesen im Gesetz selbst angelegten Widerspruch sind Gutachter öfter vor das Problem gestellt, dass sie die Vornamensänderung aus therapeutischen Gründen befürworten, aber Bedenken haben, die Unabänderlichkeit des Zugehörigkeitsempfindens zum anderen Geschlecht festzustellen. Viele Gutachter lösen diesen Konflikt, indem sie die Voraussetzungen nach § 1 TSG bestätigen, dem Gutachten aber den Zusatz anfügen, dass es nicht als Grundlage für die Durchführung geschlechtsanpassender Operationen zu verwenden ist. Diese praktikable Vorgehensweise wird beiden Seiten gerecht. Transsexuellen wird der Weg zur Vornamensänderung nicht übermäßig erschwert, und die Gutachter sind nicht gezwungen, mit der Befürwortung der *kleinen Lösung* auch zugleich die Verantwortung für medizinische Maßnahmen übernehmen zu müssen.

Eine Altersgrenze für die Vornamensänderung besteht nicht mehr. Die vom TSG ursprünglich vorgesehene Altersgrenze von 25 Jahren wurde durch Beschluss des Bundesverfassungsgerichts – BVerfG – vom 26.1.1993 (Az 1 BvL 38/92, 40/92 und 43/92) aufgehoben, für nichtig erklärt.

Es ist keine ersatzweise niedrigere Altersgrenze gesetzlich festgelegt, auch nicht von 18 Jahren. Minderjährige Transsexuelle benötigen allerdings für ein TSG-Verfahren wie für jedes Gerichtsverfahren die Zustimmung ihrer gesetzlichen Vertreter, in der Regel also ihrer Eltern. Wenn einElternteil dafür und der andere dagegen ist, kann das Familiengericht durch Beschluss die Entscheidungsbefugnis auf einen Elternteil übertragen. Wenn nur einem Elternteil die elterliche Sorge zusteht, ist natürlich nur dessen Zustimmung erforderlich.

Die absolute Untergrenze dürfte jedenfalls praktisch bei 7 Jahren liegen, denn erst ab diesem Alter ist das Kind beschränkt geschäftsfähig. Nach § 3 Abs. 1 Satz 2 und 3 TSG wird das Verfahren für eine geschäftsunfähige Person durch dengesetzliehen Vertreter geführt, der dafür der Zustimmung des Familiengerichtsbedarf.

Ausländische Transsexuelle konnten nach der ursprünglichen Fassung das TSG nicht in Anspruch nehmen (Ausnahme: anerkannte Asylberechtigte. Die anderen Ausnahmen des § 1 Abs. l Nr. 1 TSG a.F. spielten in der Praxis keine Rolle.). Diese Beschränkung erklärte das BVerfG wegen Verstoßes gegen den Gleichheitssatz (Art. 3 Abs. 1 GG) und das Grundrecht auf Schutz der Persönlichkeit (Art. 2 Abs. 1 i.V.m. Art 1 Abs. 1 GG) für verfassungswidrig (Beschluss vom 18.7.2006, Az 1 BVL 1/04 und 12/04). Ausländische Transsexuelle, die sich rechtmäßig und nicht nur vorübergehend in Deutschland aufhalten, müssten das TSG in Anspruch nehmen können, sofern das Recht ihres Heimatstaates keine vergleichbaren Regelungen kennt. Entsprechend der Aufforderung des BVerfG regelte der Gesetzgeber die Antragsbefugnis nach dem TSG im Rahmen des Gesetzes zur Änderung des Passgesetzes und weiterer Vorschriften vom 20.7.2007 (BGBI. I, S. 1566 ff) wie folgt neu: Nach Art. 3 a Abs. 1 Nr. 3 d TSG n.F. können ausländische Transsexuelle das TSG in Anspruch nehmen, wenn sie ein unbefristetes Aufenthaltsrecht besitzen oder über eine verlängerbare Aufenthaltserlaubnis verfügen und sich dauerhaft rechtmäßig in Deutschland aufhalten, sofern das Heimatrecht keine dem TSG vergleichbare Regelung kennt.

4.2. Voraussetzungen zur Feststellung der neuen Geschlechtszugehörigkeit

Die von § 8 TSG a.F. zusätzlich zu den von § 1 geforderten Voraussetzungen (Ehelosigkeit; Durchführung einer geschlechtsanpassenden Operation und Fortpflanzungsunfähigkeit) wurden vom BVerfG für verfassungswidrig erklärt.

a) Durch Beschluss vom 27.5.2008 (Az 1 BVL 10/05) entschied das BverfG, dass der Scheidungszwang gemäß § 8 Abs. 1 Nr. 2 TSG a.F. gegen das Allgemeine Persönlichkeitsrecht der betroffenen Transsexuellen und gegen das Grundrecht auf den Schutz der geschlossenen Ehe verstößt und deshalb mit Art. 2 Abs. 1 GG i.V.m. Art. 1 Abs. 1 GG und Art. 6 Abs. 1 GG unvereinbar ist. Gleichzeitig bestimmte das BVerfG im Wege einer einstweiligen Anordnung, dass § 8 Abs. 1 Nr. 2 TSG bis zu einer verfassungskonformen Neuregelung, für die dem Gesetzgeber eine Frist gesetzt wurde, nicht mehr angewandt werden darf. Das BVerfG eröffnete dem Gesetzgeber ausdrücklich die Möglichkeit, die rechtliche Anerkennung der neuen Geschlechtszugehörigkeit bei Fortführung der Ehe zu eröffnen und dafür § 8 Abs. 1 Nr. 2 TSG endgültig zu streichen. Diese Entscheidung erging mit 8:0 Richterstimmen!

Der Gesetzgeber hat sich für diese Möglichkeit entschieden (Gesetz vom 17.7.2009, BGB1. I, S. 1978) und § 8 Abs. 1 Nr. 2 TSG endgültig aufgehoben. Damit ist erstmals die rechtliche Zulässigkeit gleichgeschlechtlicher Ehen anerkannt, wenn auch nur in diesen transsexuellen Sonderfällen. Schon aus Gerechtigkeitsgesichtspunkten sollte die Ehe allgemein für gleichgeschlechtliche Paare geöffnet werden. Dafür bedarf es keiner Verfassungsänderung und auch nicht der Zustimmung des Bundesrates. Die Entwicklung in Europa geht eindeutig in diese Richtung (Dänemark, Schweden, Norwegen, Island, Belgien, die Niederlande, Spanien, Portugal, England und Frankreich haben die Ehe für alle bereits eingeführt!).

b) Durch Beschluss vom 11.1.2011 (Az 1 BvR 3295/07) hat das BVerfG auch die Voraussetzungen des § 8 Abs. 1 Nr. 3 und 4 TSG (Durchführung einer geschlechtsverändernden Operation und dauernde Fortpflanzungsunfähigkeit) als verfassungswidrig beanstandet. Gleichzeitig bestimmte das BVerfG im Wege der einstweiligen Anordnung, für die dem Gesetzgeber keine Frist gesetzt wurde, dass diese Vorschriften bis zu einer gesetzlichen Neuregelung nicht anwendbar sind. Es ist nicht zulässig, Verfahren nach § 8 TSG bis zu einer gesetzlichen Neuregelung auszusetzen. (Beschluss des BVerfG vom 27.10.2011, Az 1 BvR 2027/11, Aufhebung eines entgegenstehenden Beschlusses des OLG Stuttgart). Damit ist als Ergebnis festzuhalten, dass derzeit Vornamens- und Personenstandsänderung unter den gleichen Voraussetzungen möglich sind. Die ursprünglich auch für § 8 TSG geltende Altersgrenze von 25 Jahren wurde bereits durch Beschluss des BVerfG vom 16.3.1982 (AZ 1 BvR 938/81)aufgehoben. Für ausländische

Transsexuelle gelten dieselben Ausführungen wie zu § 1 TSG. Die Frage der Vergleichbarkeit der Regelungen des Heimatstaates ist für beide Lösungen gesondert zu prüfen. Es gibt Staaten wie Italien und die Türkei, die nur eine große Lösung nach Durchführung geschlechtsumwandelnder Operationen kennen. In diesen Fällen können die Betreffenden die Vornamensänderung nach dem TSG in Deutschland beantragen, während sie für die Feststellung der neuen Geschlechtszugehörigkeit den Weg ihres Heimatrechtes gehen müssen. Ohne Durchführung der für das Heimatrecht notwendigen Operationen müssen sie m.E. auch die Personenstandsänderung nach § 8 TSG in Deutschland beantragen können. In anderen Staaten wie Thailand ist eine Vornamensänderung möglich, nicht jedoch die Anerkennung der neuen Geschlechtszugehörigkeit. In diesen Fällen müssen die Betreffenden die Vornamensänderung bei den zuständigen Behörden oder Gerichten des Heimatlandes beantragen und die Feststellung der neuen Geschlechtszugehörigkeit in Deutschland nach § 8 TSG.

4.3. Gerichtliches Verfahren und Gutachter

Die Auswahl der Gutachter liegt im Ermessen des Gerichts. Das Gericht kann von der/dem Betreffenden beigebrachte Gutachten akzeptieren, ist dazu jedoch nicht verpflichtet; es kann auch eigene Gutachter beauftragen. Von der Selbstbeschaffung der Gutachten ist daher abzuraten; die/der Betreffende sollte lediglich im Antrag an das Gericht Gutachter vorschlagen und im übrigen die Reaktion des Gerichts abwarten.

Da die Gutachten teuer werden können, sollten die Betreffenden bei geringem Einkommen Verfahrenskostenhilfe beantragen, am besten gleich in einem Zuge mit der Vornamensänderung. Nach Abschluss des Verfahrens ist dies nicht mehr möglich; dann kann man nur noch Zahlungsaufschub oder Ratenzahlung erbitten.

Die Gutachter müssen aufgrund ihrer Ausbildung und beruflichen Erfahrung mit den Problemen des Transsexualismus ausreichend vertraut sein (§ 4 Abs. 3 TSG). Fehlende Sachkunde ist ein "Angriffsmittel", mit dem Transsexuelle gegen ungeeignete Gutachter vorgehen können. In Zweifelsfällen sollte der Gutachter aufgefordert werden, seine besondere Erfahrung mit dem Phänomen des Transsexualismus in Ausbildung und praktischer beruflicher Tätigkeit dem Gericht näher darzulegen.

Zudem können Transsexuelle einen Gutachter wie in jedem anderen Prozess wegen Besorgnis der Befangenheit ablehnen. Befangenheit liegt z.B. dann vor, wenn ein Gutachter Transsexualität oder den Weg der juristischen und medizinischen Angleichung an das gewünschte Geschlecht generell ablehnt, oder wenn er speziell gegen die/den Betroffene/n voreingenommen ist. Über das Befangenheitsgesuch entscheidet das AG. Gegen eine Ablehnung des Gesuchs können Transsexuelle innerhalb von 14 Tagen sofortige Beschwerde zum LG einlegen.

Schließlich müssen die Gutachter unabhängig voneinander tätig werden (§ 4 Abs. 3 Satz 2 TSG). Ein Verstoß dagegen, wenn z.B. die Gutachter den Fall untereinander besprechen oder ein Gutachter Kenntnis vom Gutachten des anderen hat, kann ebenfalls gerügt werden.

Ansonsten ist es für die Betroffenen sehr schwierig, gegen ablehnend ausgefallene Gutachten vorzugehen. Es ist nur in klaren und eindeutigen Fällen möglich, dem Gericht die Mangelhaftigkeit eines Gutachtens nachzuweisen. Ein solcher Fall liegt vor, wenn der Gutachter sich in Widerspruch zur medizinischen Fachliteratur über Transsexualität setzt; wenn er z.B. aus einem fehlenden Operationswunsch oder einer auf das neue Geschlecht bezogenen gleichgeschlechtlichen Orientierung (Mann-zu-Frau-Transsexuelle wünschen sich Liebesbeziehungen zu Frauen, Frau-zu-Mann-Transsexuelle zu Männern) den Schluss zieht, ein echter Transsexualismus liege nicht vor.

Sehr viel häufiger kommt es jedoch vor, dass Gutachter vermeintliche oder vielleicht auch tatsächlich bestehende Persönlichkeitsmängel und Auffälligkeiten geltend machen und deshalb zu einem für die Betroffenen negativen Ergebnis kommen. Dagegen ist in der Regel nicht erfolgreich vorzugehen.

Wenn das erste Gutachten negativ ausfällt, muss das Gericht trotzdem ein zweites Gutachten einholen und darf den Antrag nicht sofort ablehnen. Das Erstgutachten kann ja Unrecht haben. Bei zwei divergierenden Gutachten (eins negativ, eins positiv) ist eine Ablehnung erst recht nicht zulässig.

Der Widerspruch muss notfalls durch Einholung eines dritten Gutachtens entschieden werden. Jedenfalls ist es nicht Voraussetzung für die Vornamensänderung, dass beide Gutachten in ihren Ergebnissen übereinstimmen und alle Voraussetzungen des § 1 TSG vollinhaltlich bestätigen (Beschluss des Oberlandesgerichtes – OLG – Schleswig vom 16.1.2003, Az 2 W 190/02). Das Gericht ist in seiner Beweiswürdigung frei und kann unter Berücksichtigung des persönlichen Eindrucks von dem/der Antragsteller/in im Anhörungstermin auch in einem solchen Fall die Vornamensänderung beschließen. Dies kommt vor allem dann in Frage, wenn eines der Gutachten nicht gänzlich negativ ist, sondern nur bestimmte Einschränkungen enthält.

Gegen eine Ablehnung der Vornamensänderung durch das AG können die Betroffenen Beschwerde zum LG einlegen; diese ist nach §§ 58 Abs. 1, 63 Abs. l FamFG binnen eines Monats ab Zustellung des ablehnenden Beschlusses einzulegen.

Sie können aber auch nach einiger Zeit einen *neuen Antrag* auf Vornamensänderung zum AG stellen. Was im Einzelfall zweckmäßiger ist, hängt von den Gründen der Ablehnung ab.

4.4. Die Rechtswirkungen von Entscheidungen nach dem TSG

Mit Rechtskraft der Vornamensänderung haben die Betreffenden sowohl gegenüber Behörden als auch privaten Institutionen und Personen Anspruch darauf, schriftlich und mündlich entsprechend der in den *neuen* Vornamen zum Ausdruck kommenden Geschlechtszugehörigkeit angesprochen und angeschrieben zu werden (Beschluss des BVerfG vom 15.8.1996, Az 2 BvR 1833/95; diese Entscheidung erging aufgrund einer von mir erhobenen Verfassungsbeschwerde). Schwierigkeiten bei der Umsetzung dieses Prinzips (geschlechtsspezifische Anrede entgegen der personenstandsrechtlichen Geschlechtszugehörigkeit) mit Computern oder einer EDV-Anlage sind keine Rechtfertigung dafür, dies zu missachten. Dies gilt auch bei Massenversendungen wie z.B. Wahlbenachrichtigungen. Notfalls muss ein individueller Druckauftrag mit der richtigen Anrede erteilt werden. Eine plumpe handschriftliche Korrektur (womöglich so, dass die falsche Anrede noch erkennbar ist) genügt nicht.

Arbeitszeugnisse müssen auf die neuen Vornamen und die entsprechende geschlechtsspezifische Anrede neu ausgestellt werden (Urteil des Landesarbeitsgerichtes Hamm vom 17.12.1998, Az 4 Sa 1337/98). Im Bereich des öffentlichen Rechts (Schul- und Prüfungszeugnisse, Urkunden über Diplome, akademische Grade usw.) ist der Anspruch auf Neuausstellung nur im Land Berlin gesetzlich geregelt (§ 7 Abs. 2 Satz 5 der Ausführungsvorschriften über Noten und Zeugnisse vom 25.7.1988). Es gibt jedoch in einer Reihe weiterer Bundesländer entsprechende ministerielle Erlasse, die die Ausstellung von Zweitschriften vorsehen. Mir liegen solche Unterlagen zu den Bundesländern Baden-Württemberg, Bayern, Bremen, Hessen, Niedersachsen, Nordrhein-Westfalen, Rheinland-Pfalz und Schleswig-Holstein vor. Auch in anderen Bundesländern dürfte der Anspruch auf Neuausstellung als Zweitschrift ohne Problem durchsetzbar sein, wenn durch Beifügung von Unterlagen auf diese einheitliche Verwaltungspraxis hingewiesen wird.

Nur in Nordrhein-Westfalen gibt es nach einer Kommentierung zur Allgemeinen Schulordnung die Vorgabe, dass das neue Zeugnis mit dem alten (und nicht dem neuen) Datum neu auszustellen ist (siehe Pöttgen/Jehkul/Esser, Kommentar zur AllgSchO NRW, l0. Auflage 1985, zu § 26,S. 117). Das neue Zeugnis darf keine Angabe zum Grund für die Neuausstellung enthalten. Wurde ein Schulabschluss an einer Mädchenschule erworben, hat der neue Mann Anspruch darauf, dass ein neuer Zeugnisvordruck und ein neuer Stempel gefertigt werden, die den Zusatz "Mädchen" nicht enthalten. Einen entsprechenden Vergleich konnte ich vor dem Bayerischen Verwaltungsgerichtshof schließen (AZ 7 BV 13.269). Im Falle einer neuen Frau, die einen Schulabschluss an einer Jungenschule erworben hat, muss natürlich Entsprechendes gelten.

Im Falle der Ableistung des Zivildienstes muss das Zeugnis auch inhaltlich in der Weise geändert werden, dass es ein reguläres Arbeitszeugnis ist und insbesondere jegliche Hinweise auf den Zivildienst entfallen. Bei den von mir vertretenen Betroffenen hat das Bundesamt für den Zivildienst die jeweilige Dienststelle zur Ausstellung eines solchen inhaltlich geänderten Zeugnisses angewiesen.

Transsexuelle sind nicht verpflichtet, einem zukünftigem Arbeitgeber eine eventuell vom äußeren Erscheinungsbild abweichende Geschlechtszugehörigkeit zu offenbaren, und zwar auch dann nicht, wenn das Geschlecht für die angestrebte Tätigkeit wesentlich ist (Urteil des Bundesarbeitsgerichtes vom 21.2.1991, Az 2 AZR 449/90; entschieden zum Fall einer biologisch männlichen Arzthelferin in einer Praxis mit vorwiegend türkischen Patientinnen). Für Transsexuelle, die nur die Vornamensänderung erreicht hatten, weil sie verheiratet waren oder die erforderlichen operativen Eingriffe nicht durchführen ließen, hat es in der Vergangenheit wegen der Diskrepanz zur rechtlichen Geschlechtszugehörigkeit erhebliche Schwierigkeiten gegeben. Diese sind nunmehr durch einen Antrag nach § 8 TSG leicht auszuräumen, nachdem dafür keine zusatzliehen Voraussetzungen mehr zu erfüllen sind. Die maßgeblichen Punkte seien dennoch kurz angesprochen.

a) Bereits mit der Vornamensänderung besteht Anspruch auf die entsprechende geschlechtsspezifische Anrede, mündlich und schriftlich (Beschluss des BVerfG vom 15.8.1996, Az 2 BVR 1833/95). Schwierigkeiten mit Computern oder einer EDV-Anlage waren keine Rechtfertigung dafür, dies zu missachten. Behörden waren verpflichtet, ein Schreiben mit der korrekten Anrede individuell fertigen zu lassen. Dies gilt auch bei Massenversendungen wie z.B. Wahlbenachrichtigungen. Dazu sei ergänzend bemerkt, dass Frau/Mann auch nur mit dem Ausweis ohne Wahlbenachrichtigung im vorgesehenen Stimmbezirk zur Wahl gehen oder die Möglichkeit der Briefwahl nutzen kann.

b) Bescheide des Finanzamts über die Zusammenveranlagung von Eheleuten mussten an Frau und Frau ...oder Herrn. .. und Herrn. . . gerichtet werden, wenn es sich bei einem Partner/einer Partnerin um eine/n Transsexuelle/n mit Vornamensänderung handelt, so wie dies jetzt für Lebenspartner/innen allgemein erforderlich ist, nachdem das BVerfG die Gleichbehandlung von Eheleuten und Lebenspartnern bei der Einkommensteuer verlangt hat (Beschluss vom 7.5.2013, Az 909/06, 1981/06 und 288/07).

c) Bereits mit der Vornamensänderung haben Transsexuelle Anspruch auf die den Vornamen entsprechende neue Rentenversicherungsnummer. Die erste Ziffer nach dem Buchstaben, der für den Familiennamen steht, ist geschlechtsspezifisch (0-4 für männlich und 5-9 für weiblich). Dazu hat sich der Verband Deutscher Rentenversicherungsträger gegenüber dem damaligen Arbeitsminister Dr. Blüm verpflichtet.

d) Der Personalausweis und der Führerschein enthalten keine Angabe des Geschlechts. Die roten europäischen Reisepässe enthalten den Geschlechtsvermerk (M für männlich, F ür weiblich). Nach einer Novellierung des Passgesetzes (Gesetz zur Änderung des Passgesetzes und weiterer Vorschriften vom 20.7.2007, BGB1. I, S. 1566) erhalten auch Transsexuelle, die nur die Vornamensänderung erreicht haben, einen Pass mit einem den Vornamen entsprechenden Geschlechtsvermerk (§ 4 Abs. 1 S. 4 PassG n.F.).

e) Als Personenstandsurkunde können Transsexuelle, die nur die Vornamensänderung erreicht haben, eine Geburtsurkunde ohne Geschlechtsvermerk beantragen, § 59 Abs. 2 PStG 2007.

Ein spezifisches Problem besteht im Rahmen einer Eheschließung oder Eingehung einer eingetragenen Lebenspartnerschaft. Nach Ziffer 12.4.1 Nr. 2 der Allgemeinen Verwaltungsvorsehrift zum PStG vom 29.3.2010 (GMB1. 2010, S. 498) muss dafür ein beglaubigter Ausdruck aus dem Geburtenregister oder eine beglaubigte Abschrift aus dem Geburtenbuch vorgelegt werden. Und in diesen Unterlagen ist jeder TSG-Beschluss (übrigens auch jede Berichtigung des Geburtseintrages wegen Intersexualität) ersichtlich, im Gegensatz zur Geburtsurkunde, die nur die aktuellen Daten und damit keinen Hinweis auf TSG-Beschlüsse enthält, § 56 Abs. 2 PStG 2007. Ich habe mit dem Leiter des Münchner Standesamtes eine Vorgehensweise vereinbart, dass die transsexuelle Person telefonisch mit dem Standesamt Kontakt aufnimmt und ihre Transsexualität mitteilt, eventuelle Fragen ebenfalls telefonisch zwischen dem Standesamt der Eheschließung bzw. Lebenspartnerschaft und dem Geburtsstandesamt geklärt werden, und dass dann bei der Anmeldung der Eheschließung bzw. der eingetragenen Lebenspartnerschaft nur eine Geburtsurkunde vorzulegen ist, die ja keinen Hinweis auf TSG-Beschlüsse enthält und damit unverfänglich ist. Der Leiter des Münchner Standesamtes hat mir diese Vereinbarung per e-mail bestätigt, so dass einem anderen Standesamt diese Unterlage vorgelegt werden kann.

Es gibt Situationen, in denen es unabhängig von der rechtlichen Zuordnung nur auf den körperlichen Zustand ankommt: solange Transsexuelle nicht geschlechtsumwandelnd operiert sind, kann es bei der Auswahl des Gefängnisses, im Krankenhaus und bei der Toilettenbenutzung am Arbeitsplatz Schwierigkeiten geben. Der Leiter einer JVA schrieb der Staatsanwaltschaft, Vollstreckungsbehörde, er lehne die Aufnahme des Häftlings, eines Frau-zum-Mann-Transsexuellen ohne Durchführung des kompletten Umwandlungsprogramms einschließlich Penisplastik, ab, da er in seiner Männeranstalt für dessen Sicherheit nicht garantieren könne.

4.5. Gerichtliches Verfahren nach § 8 TSG

Wenn ein Verfahren nach § 1 TSG (Vornamensänderung) bereits durchgeführt wurde, besteht eigentlich Anspruch auf sofortige Beschlussfassung nach § 8 TSG, da die Voraussetzungen nach § 8 die gleichen sind wie für § 1. Es gibt jedoch Gerichte, die eine erneute Begutachtung anordnen. Dies ist nicht sachgerecht, aber letztlich nicht zu verhindern, vor allem dann nicht, wenn der Beschluss nach § 1 und die entsprechenden Gutachten längere Zeit zurückliegen. Für einen Antrag auf Vorabentscheidung nach § 9 TSG besteht jetzt keine Veranlassung mehr (und damit auch kein Rechtsschutzbedürfnis), da es keine Hindernisse mehr gibt, die einem Antrag nach § 8 TSG entgegenstehen, wenn die Begutachtung nach § 1 TSG positiv ausgefallen ist. Der Antrag kann dann gleich auf § 8 TSG erweitert werden. Wenn in der Vergangenheit ein Beschluss nach § 9 TSG ergangen ist, ist die Bindungswirkung nach § 9 Abs. 2 Satz 2 TSG zu beachten. Dann ist das Gericht im Rahmen eines Verfahrens nach § 8 TSG definitiv an einer neuen Begutachtung gehindert, egal welche Zeitraume inzwischen vergangen sind. Ab Rechtskraft der Personenstandsänderung richten sich die vom Geschlecht abhängigen Rechte und Pflichten nach dem neuen Geschlecht (§ 10 Abs. 1 TSG).

4.6. Aufhebung der Vornamensänderung und der Feststellung der neuen Geschlechtszugehörigkeit

Sowohl die Vornamensänderung als auch die Feststellung der neuen Geschlechtszugehörigkeit können auf Antrag der Betreffenden rückgängig gemacht werden, wenn sie sich wieder dem ursprünglichen Geschlecht zugehörig empfinden (§§ 6, 9 Abs. 3 Satz 1 TSG).

Es gelten dieselben Vorschriften wie für die Vornamensänderung nach § 1 TSG; insbesondere müssen zwei Gutachten eingeholt werden. Für die Aufhebung der Personenstandsänderung sind keine operativen Maßnahmen zur Wiederherstellung des ursprünglichen Zustandes erforderlich; solche wären medizinisch auch gar nicht sinnvoll möglich.

Derartige Reuefälle sind zum Glück extrem selten! Nach einer Untersuchung der Freien Universität Berlin gab es im Zehn-Jahres-Zeitraum von 1981-1990 fünf Anträge auf Rückgängigmachung der Vornamensänderung und einen Antrag auf Aufhebung der Feststellung der neuen Geschlechtszugehörigkeit.

4.7. Unwirksamkeit der Vornamensänderung

Während bereits verheiratete Transsexuelle unter Aufrechterhaltung ihrer Ehe die Vornamensänderung erreichen können, sah § 7 Abs. 1 Nr. 3 TSG die Unwirksamkeit der Vornamensänderung vor, wenn die Eheschließung dieser zeitlich nachfolgt.

Das Lebenspartnerschaftsgesetz – LPartG – bot hier auch keine Lösung, da dieses Rechtsinstitut nur zwei Personen gleichen Geschlechts offen steht. Zum Beispiel bleibt eine Mann-zur-Frau-Transsexuelle trotz Vornamensänderung personenstandsrechtlich männlichen Geschlechts und kann daher mit einer Frau keine eingetragene Lebenspartnerschaft eingehen. Eine Eheschließung war zwar rechtlich möglich, führte aber zum Verlust der Vornamensänderung.

Diese Gesamtsituation ist nach dem Beschluss des BVerfG vom 6.12.2005 (Az 1 BvL 3/03) wegen Verstoßes gegen Art. 2 Abs. 1 in Verbindung mit Art. 1 Abs. 1 GG verfassungswidrig. Solange homosexuell orientierten Transsexuellen (d.h. lesbischen

5. Zur Kostenübernahmepflicht der Krankenkassen

5.1. Gesetzliche Krankenkassen

Seit dem Grundsatzurteil des Bundessozialgerichts (BSG) vom 6.8.1987 (Az 3 RK 15/86) ist geklärt, dass die Krankenkassen bei Vorliegen der entsprechenden Voraussetzungen, die gutachtlich belegt sein müssen, für *geschlechtsanpassende Maßnahmen* bei Transsexualität *leistungspflichtig* sind. Das BSG verlangt außer der Diagnose einer irreversiblen Transsexualität, dass die Betroffenen unter einem hohen Leidensdruck stehen, der mittels psychotherapeutischer oder psychiatrischer Behandlung nicht behoben werden kann, sondern hormonelle und chirurgische geschlechtsanpassende Maßnahmen erforderlich macht. Das BSG äußert sich nicht dazu, ob und wenn ja wie lange eine Psychotherapie mit dem Ziel, dass die Betroffenen sich wieder mit dem bisherigen Geschlecht identifizieren oder zumindest ohne chirurgische Eingriffe in der neuen Geschlechtsrolle leben können, vor der Operation erfolglos versucht worden sein muss. Die notwendige Dauer der Psychotherapie ist auch keine rechtliche, sondern eine im Einzelfall zu beurteilende medizinisch-psychologische Frage.

Ist jedoch keinerlei psychotherapeutische Behandlung durchgeführt worden, besteht nach der Rechtsprechung des BSG keine Kostenübernahmeverpflichtung der Krankenkasse.

5.1.1. Richtlinien zur Indikationsstellung für geschlechtsanpassende Maßnahmen

Entsprechend internationalen Gepflogenheiten hatte sich auch in Deutschland ein Behandlungsschema mit folgenden Schritten herausgebildet:

Zunächst *Psychotherapie* zur Sicherung der Diagnose Transsexualität und als Hilfe bei der Bewältigung der entstehenden Probleme, ein *Alltagstest* zur Erprobung und Bestätigung der neuen Geschlechtsrolle, dann erst *Behandlung mit gegengeschlechtlichen Hormonen* und nach sechsmonatiger Hormonbehandlung *operative Maßnahmen.*

Obwohl sich dieses Vorgehen in der Praxis eingespielt hat und Missstände soweit für mich ersichtlich nicht aufgetreten sind, hielten die Deutsche Gesellschaft für Sexualforschung und zwei weitere Fachgesellschaften unter Mitarbeit einer Reihe von Ärzten, die in die Behandlung Transsexueller involviert sind, die Festlegung von "Standards der Behandlung und Begutachtung von Transsexuellen" für erforderlich (Zeitschrift für Sexualforschung 1997, S. 147-156).

Es gibt Bestrebungen zur Überarbeitungen dieser Standards; diese haben jedoch noch nicht zu Ergebnissen geführt.

Die Standards sehen Mindestfristen für die Dauer der Psychotherapie sowie des Alltagstestes vor (jeweils 12 Monate vor der Hormonbehandlung und 18 Monate vor einer geschlechtsanpassenden Operation) und stellen minutiöse umfangreiche Anforderungen, welche Punkte in den Gutachten inhaltlich abgehandelt werden müssen.

Dadurch wird das Verfahren zur Kostenübernahme mit der Krankenkasse unnötig bürokratisch aufgebläht und verzögert. Ein unwilliger MDK-Gutachter könnte sicherlich in den meisten Gutachten ein "Haar in der Suppe" finden und monieren, dass dieser oder jener Punkt aus dem Katalog der Standards nicht oder nicht genügend angesprochen worden sei.

Außerdem behandeln die Kassen und der MDK diese Standards wie ein Gesetz, obwohl es nur medizinische Empfehlungen sind. Die Autoren betonen zwar, dass es sich um Mindestanforderungen handele, sehen jedoch die Möglichkeit von Ausnahmen vor; diese müssen in der Patientenakte schriftlich begründet werden.

Soweit die in den Standards geforderten Fristen nicht erfüllt sind, empfehle ich den Betroffenen, mit ihren behandelnden Ärzten oder Psychologen abzuklären, ob sie bereit sind, eine ausführliche Begründung zu schreiben, warum in diesem speziellen Fall die Indikation *früher* gestellt werden kann.

Den Spitzenverbänden der Medizinischen Dienste (MDS) waren selbst diese Standards nicht einschränkend genug. In dem Abschlussbericht der Projektgruppe P 29 b mit dem Arbeitstitel "Behandlungsmaßnahmen bei Transsexualität" fordern die MDS, dass der behandelnde Psychotherapeut weder an der Indikationsstellung für die Hormonbehandlung und die Operation noch an der

Begutachtung der Betroffenen nach dem TSG beteiligt sein dürfe. Es seien zwei unabhängige schriftliche psychiatrische Gutachten erforderlich. Die MDS verlangen eine Richtlinienpsychotherapie mit wöchentlichen Sitzungen, während die Standards aussagen, die Frequenz und Dauer der Psychotherapie sollten die Patienten/Patientinnen mit ihren Therapeuten/Therapeutinnen gemeinsam bestimmen.

Die Standards der Behandlung und Begutachtung von Transsexuellen sind immerhin von Fachleuten mit langjähriger Erfahrung erstellt worden. Für den MDS-Abschlussbericht trifft dies nicht zu. Das Institut für Sexualwissenschaft der Johann-Wolfgang-Goethe-Universität Frankfurt am Main äußert sich in einer gutachtlichen Stellungnahme dazu wie folgt:

"Der in keiner wissenschaftlichen Zeitschrift publizierte, ausschließlich MDK/MDS-intern verteilte Abschlussbericht wurde ohne die Mitwirkung von psychiatrischen bzw. psychologischen Transsexualitätssachverständigen erstellt (die externen Sachverständigen, auf die verwiesen wird, sind ausschließlich somatisch tätige Ärzte). Entsprechend inkompetent ist der Text."

"Die Forderung nach einer wöchentlich stattfindenden psychotherapeutischen Begleitung (Richtlinien-Psychotherapie) ist wirklichkeitsfremd."

"Die Forderung nach zwei unabhängigen psychiatrischen Stellungnahmen ist unter anderem deshalb unsinnig, weil Psychiater ohne sexualmedizinische/sexualwissenschaftliche Zusatzqualifikation bzw. längere Erfahrung in der Behandlung von transsexuellen Patienten keine ausreichende Kompetenz besitzen, um Transsexuelle diagnostisch beurteilen und Indikationen zu somatischen Behandlungen stellen zu können."

Zusammenfassend ist festzuhalten, dass die Forderungen dieses MDS-Abschlussberichtes sexualmedizinisch unberechtigt sind. Im Falle der Ablehnung der Kostenübernahme durch die Krankenkasse sollte allerdings stets im Einzelfall geprüft werden, ob die Erfüllung der von der Kasse gerügten fehlenden Punkte möglich und sinnvoller ist als eine streitige Auseinandersetzung mit der Kasse. Ein Widerspruchsverfahren dauert in der Regel ein halbes Jahr, und ein sozialgerichtliches Verfahren auf jeden Fall ein bis zwei Jahre.

5.1.2. Die Pflicht der Krankenkasse zur Einholung für erforderlich gehaltener Gutachten

Aufgrund der Standards und des MDS-Papiers tritt jetzt häufiger als früher die Problematik auf, dass die Krankenkassen von den Betreffenden verlangen, sich die für die Kostenübernahme für notwendig gehaltenen Gutachten auf *eigene Kosten* selbst zu beschaffen. Das ist eindeutig *rechtswidrig.* Die Behörde (eine gesetzliche Krankenkasse ist eine Behörde) ist nach § 20 Sozialgesetzbuch (SGB) Teil X verpflichtet, den Sachverhalt von Amts wegen auf eigene Kosten zu ermitteln. Sie muss sich aller Beweismittel bedienen, die sie für die Entscheidung benötigt, und dazu gehört auch, schriftliche Äußerungen von Sachverständigen (Gutachtern) einzuholen, § 21 Abs. 1 Satz 2 Nr. 2 SGB X.

Die Betroffenen sind lediglich verpflichtet, Name und Anschrift der behandelnden Ärzte oder Psychologen mitzuteilen und, soweit sie schon Gutachten in Besitz haben (z.B. aus TSG-Verfahren), diese der Krankenkasse in Kopie zur Verfügung zu stellen, § 60 Abs. 1 Nr. 1 und 3 SGB Teil I. Weiter geht ihre Mitwirkungspflicht nicht.

Soweit die Betreffenden einer solchen Aufforderung der Kasse nachgekommen sind und die verlangten Gutachten selbst in Auftrag gegeben haben, ist die Kasse verpflichtet, die ihnen dafür entstandenen Kosten zu erstatten.

Wenn die Krankenkasse eine Vorstellung der Betroffenen beim MDK oder einem Gutachter an einem anderen als dem Wohnort anordnet, muss sie auch die Fahrtkosten dorthin in Höhe der Benutzung öffentlicher Verkehrsmittel erstatten, § 65 a Abs. 1 Satz 1 SGB Teil I. Die Regelungen über Fahrtkosten zu medizinisch notwendigen Behandlungen (Erstattungspflicht der Krankenkasse nur, soweit die insgesamt gesetzlich angeordneten Zuzahlungen, z.B. auch für Medikamente, die Belastungsgrenze übersteigen) gelten hier nicht.

5.1.3. Der Familienstand "verheiratet" ist kein Ablehnungsgrund!

Die Krankenkasse darf die Kostenübernahme *nicht* mit der Begründung ablehnen, dass die/der Betreffende verheiratet ist. Soweit dies geltend gemacht wird, berufen sich die Kassen auf eine Niederschrift einer Besprechung der Leistungsreferenten der Landesverbände der Ortskrankenkassen oder eine Stellungnahme der Spitzenverbände der Krankenkassen gegenüber dem damaligen Bundesarbeitsminister, jeweils aus dem Jahr 1984. In diesen (mir vorliegenden) Texten ist davon die Rede, dass u.a. die Voraussetzungen des § 8 TSG für die rechtliche Zuordnung zum anderen Geschlecht gegeben sein müssten. Der Gesamtzusammenhang ergibt aber, dass damit nur die *medizinisch-psychologischen* Erfordernisse gemeint sind, *nicht* jedoch die *statusmäßigen* Voraussetzungen für die Inanspruchnahme des TSG.

Die Forderung "nicht verheiratet" wird weder in der Niederschrift der Besprechung der Leistungsreferenten noch in dem Brief der Krankenkassen an den Arbeitsminister erhoben. Sie wurde von den Verfassern der Handbücher, Kommentare oder Arbeitsanweisungen für die Krankenkassen fälschlicherweise hineininterpretiert.

Abgesehen davon bedürfte es dafür zumindest einer ausdrücklichen *gesetzlichen Grundlage.* Auch dann ist sehr fraglich, ob diese Verweigerung einer medizinisch notwendigen Behandlung (!) mit der Begründung "verheiratet" verfassungsrechtlich zulässig wäre. Denn nach ständiger Rechtsprechung des BVerfG dürfen Eheleute gegenüber Alleinstehenden oder nichtehelichen Lebensgemeinschaften nicht benachteiligt werden.

In den mir vorliegenden zehn Fällen übernahmen die Krankenkassen nach längerer Auseinandersetzung und ohne Sozialgerichtsverfahren die Behandlungskosten.

Die Krankenkasse muss auch bei versicherten *ausländischen Transsexuellen* die Kosten für die geschlechtsanpassende Behandlung übernehmen; die fehlende deutsche Staatsangehörigkeit ist kein berechtigter Grund für eine Ablehnung.

5.1.4. Zum Umfang der Leistungspflicht der gesetzlichen Krankenversicherung

Die Transsexuellen müssen in jedem Fall *vor* Beginn der beabsichtigten Behandlung einen Antrag auf Kostenübernahme bei der Kasse stellen. Fehlt es an dieser Voraussetzung, besteht schon aus formalen Gründen kein Anspruch.

Eine *Ausnahme* gilt für die *Hormonbehandlung.* Wenn ein Kassenarzt bereit ist, Hormone auf Kassenrezept zu verordnen, ist dies für die Krankenkasse verbindlich; eine vorherige Beantragung oder gar Genehmigung ist dann nicht erforderlich.

Eine Krankenhausbehandlung muss in einem *Vertragskrankenhaus* der gesetzlichen Krankenkassen durchgeführt werden. Für eine Behandlung in einer *Privatklinik* ist eine gesetzliche Krankenkasse *nicht leistungspflichtig*, es sei denn, diese kann in einem Vertragskrankenhaus überhaupt nicht oder nicht in zumutbarer Weise durchgeführt werden. (Auch in diesem Ausnahmefall muss die Kostenübernahme für die Behandlung in der Privatklinik vorher beantragt werden.)

Das Problem unzumutbarer Behandlung stellt sich für weiterführende geschlechtsanpassende Operationen bei Frau-zu-Mann-Transsexuellen (Penisplastik). Nach den mir vorliegenden Berichten und Erfahrungen Betroffener sind die Ergebnisse in den Vertragskliniken in den meisten Fällen kosmetisch und funktionell absolut unzureichend und deshalb viele Nachoperationen notwendig. Teilweise bleiben sogar Gesundheitsschäden zurück.

Der erfahrendste Operateur für Penisplastiken ist leider in einer Privatklinik tätig. Dessen Ergebnisse sind gut, in der Regel gibt es keine Komplikationen und deshalb auch keine Nachoperationen, und die Betroffenen sind alsbald wieder arbeitsfähig. Es gibt deshalb viele Einzelfallentscheidungen gesetzlicher Krankenkassen, die die Behandlungskosten in dieser Privatklinik übernommen haben (mir liegen über 40 Bescheide in Kopie vor).

Dies macht auch aus Sicht der Krankenkassen Sinn. Wenn die Kosten der vielen Nachoperationen und die deshalb für lange Zeiträume erforderlichen Krankengeldzahlungen an die Betroffenen berücksichtigt werden, sind die Gesamtaufwendungen für die Kasse im Zweifel eher höher, jedenfalls nicht geringer als in der betreffenden Privatklinik.

Soweit die Krankenkassen die Kostenübernahme für die Privatklinik jedoch ablehnten und die Betroffenen klagten, entschieden die Sozialgerichte bis hin zum Bundessozialgerichts, dass die Behandlung in einem Vertragskrankenhaus zumutbar ist, und wiesen entsprechende Klagen ab.

Eine weitere Ausnahme liegt dann vor, wenn die Krankenkasse die Kostenübernahme rechtswidrig abgelehnt hat.

In einem Fall wurde die Kostenübernahme für eine geschlechtsanpassende Operation aufgrund des MDK-Votums abgelehnt. Es bestand (gutachtlich festgestellte) akute Selbstmordgefahr. Die betroffene Mann-zu-Frau-Transsexuelle wurde in keinem Vertragskrankenhaus zur Operation aufgenommen, da die Zusage der Krankenkasse fehlte. Sie ließ sich deshalb in einer Privatklinik operieren. In diesem speziellen Fall wurde die Krankenkasse zur Erstattung der *vollen* Behandlungskosten der Privatklinik verurteilt (Urteil des Sozialgerichts Frankfurt/M. vom 13.1.1997, Az S – 25/Kr – 1000/94). Ohne eine solche Dringlichkeit der Operation ist die gesetzliche Krankenkasse nur zur Erstattung der in einem Vertragskrankenhaus anfallenden Kosten verpflichtet.

Wenn die genannten Ausnahmefälle nicht vorliegen, muss eine gesetzliche Krankenkasse überhaupt keine Behandlungskosten einer Privatklinik erstatten.

Eine weitere Problematik besteht bei der Kostenübernahme für die *Epilationsbehandlung* bei Mann-zu-Frau-Transsexuellen. Die medizinische Notwendigkeit wird zwar nicht bestritten. Die Kasse stellt sich jedoch in vielen Fällen auf den Standpunkt, dass als einzig zulässige Behandlung die von einem Vertragsarzt (Hautarzt) durchzuführende Elektroepilation anerkannt wird. Für die Behandlung bei einer Kosmetikerin bestehe keine Leistungspflicht.

Diese Haltung geht an der Realität vorbei, da die wenigsten Hautarztpraxen diese Behandlung anbieten. Die Dermatologische Klinik der Technischen Universität München teilte mir auf Anfrage mit, dass Hautärzte üblicherweise überhaupt keine Nadelepilation durchführten, da sie eine typische Kosmetikerinnenleistung darstelle. Diese werde dementsprechend in der Facharztausbildung nicht gelehrt. Das entspricht auch den Erfahrungen vieler Betroffener.

Wenn sich im Ausnahmefall doch eine Hautarztpraxis findet, ist allenfalls ein Termin pro Woche für eine Viertel- oder halbe Stunde möglich. 200-300 Stunden Nadelepilation müssen mindestens angesetzt werden. Eine Hochrechnung ergibt selbst in einem günstigen Fall (eine halbe Stunde pro Woche, insgesamt 200 Stunden) acht Jahre Behandlungsdauer!

Nach meiner Auffassung ist die Krankenkasse nach den Grundsätzen, die das BSG für Fälle des Systemversagens aufgestellt hat, verpflichtet, die Nadelepilation in einem Kosmetikinstitut zu bezahlen, da die Behandlung in einer Hautarztpraxis für die Betroffenen *ungeeignet, unzumutbar* ist. Mir liegen 60 Bescheide in Kopie vor, in denen die Krankenkasse die Epilationskosten bei einer Kosmetikerin übernommen hat.

Die Rechtsprechung ist dem jedoch leider nicht gefolgt. Zwar entschieden die Sozialgerichte Düsseldorf (Urteil vom 11.12.2007, Az S4 KR 78/07) und Mannheim (Urteil vom 8.5.2008, Az S 9 KR 2777/07), dass die Krankenkasse die Kosten der Epilationsbehandlung in einem Kosmetikstudio zu übernehmen hat.

Die 2. Instanz ist dem jedoch nicht gefolgt. Aufgrund einer Berufung der Krankenkasse hob das LSG Baden-Württemberg das Urteil des SG Mannheim auf und wies die Klage ab. Eine dagegen erhobene Nichtzulassungsbeschwerde blieb erfolglos.

Gegen das Urteil des SG Düsseldorf hatte die Krankenkasse ebenfalls Berufung eingelegt. Das LSG Nordrhein-Westfalen machte in der Verhandlung deutlich, dass es für die Kostenübernahme in einem Kosmetikinstitut keine Rechtsgrundlage sieht. Es konnte aber ein Vergleich geschlossen werden, dass sich die Kasse bereit erklärte, mit einem Hautarzt eine Vergütungsvereinbarung zu treffen, die eine Abrechnung nach Stundensätzen vorsah (nach dem EBM waren pro Tag nur 5 Minuten abrechenbar).

Für dunkle Bartbehaarung ist die *Laserepilation* die geeignete Behandlungsmethode; diese ist auch viel *billiger* als die Nadelepilation. Deshalb haben die Kassen in einer Reihe von Fällen die Kosten der Laserepilation übernommen; mir liegen 32 Bescheide in Kopie vor.

Die Laserepilation stellt (im Gegensatz zur Nadelepilation) eine neue Behandlungsmethode dar, die vom Bundesausschuss der Ärzte und Krankenkassen bisher nicht als Krankenkassenleistung anerkannt wurde. Für diesen Fall bestimmt das Gesetz, dass die Kasse diese Kosten nicht übernehmen darf. Das SG Dresden hat in einem Fall die Krankenkasse zur Kostenübernahme für die Laserepilation nach den Grundsätzen des Systemversagens verurteilt (Urteil vom 5.8.2010, Az S 16 KR 54/09). Die maßgebliche Ziffer im EBM, die eine Behandlungszeit von bis zu 5 Minuten vorsehe, gelte nur für geborene Frauen. Für Mann-zur-Frau-Transsexuelle gebe es keine nach EBM abrechenbare Epilationsbehandlung. Es bestehe daher eine Versorgungslücke und damit ein Systemversagen.

Die Krankenkasse legte dagegen keine Berufung ein, das Urteil wurde rechtskräftig.

Entsprechende Vergleiche konnten vor dem LSG Schleswig-Holstein und dem SG Hildesheim geschlossen werden. Diese Vergleiche und das Urteil des SG Dresden blieben jedoch vereinzelt; die Rechtsprechung hat einen Anspruch auf Kostenübernahme für die Laserepilation überwiegend abgelehnt.

Für weitergehende Behandlungsmaßnahmen (zum Beispiel bei Mann-zu-Frau-Transsexuellen: Brustaufbau, Operationen zur Verkleinerung des Adamsapfels oder zur Stimmbandkorrektur, zur Erzielung einer höheren Stimmlage) besteht eine Leistungspflicht der Kasse nur dann, wenn ein *objektiv regelwidriger* körperlicher Zustand (Vergleichsmaßstab ist das Zielgeschlecht, allerdings in seiner ganzen Bandbreite) *und* ein daraus resultierender *Leidensdruck* gegeben sind. Der Leidensdruck allein genügt nicht.

Das SG Dresden hat der Klägerin, einer Mann-zur-Frau-Transsexuellen, einen Anspruch auf Kostenübernahme für einen Brustaufbau zugebilligt, weil sich einerseits noch kein deutlich erkennbarer Brustumfang entwickelt hatte und andererseits eine ausreichende Hormonbehandlung wegen zusätzlicher internistischer Erkrankungen nicht durchgeführt werden konnte (Urteil vom 7.9.2011, Az S 15 KR 316/09).

Die Krankenkasse legte keine Berufung ein, das Urteil wurde rechtskräftig.

Das BSG hat nunmehr entschieden, dass grundsätzlich ein Anspruch auf Kostenübernahme für einen Brustaufbau besteht, wenn das erzielte Brustwachs-tum nicht mindestens die Größe von Cup A erreicht hat (Urteile vom 11.9.2012, Az B 1 KR 3/12 R, 9/12 R und 11/12 R). Wenn nach diesen Urteilen ein Anspruch auf Kostenübernahme für einen Brustaufbau besteht, ist der Anspruch gegen die Krankenkasse nicht auf Schaffung einer Größe von Cup A beschränkt (Urteil des BSG vom 4.3.2014, Az B 1 KR 69/12 R).

Zu kritisieren ist, dass diese Rechtsprechung nur für gewordene Frauen, nicht für geborene Frauen anwendbar sein soll. Weibliche Brüste sind für das Selbstwertgefühl geborener Frauen genauso wichtig!

Das LSG Baden-Württemberg hat einer Mann-zur-Frau-Transsexuellen die Kostenübernahme für eine gesichtsfeminisierende Operation bewilligt, da ihr Gesicht noch ein sehr männliches Aussehen hatte (Urteil vom 15.5.2013, Az L 5 KR 5363/12).

Sozialhilfeempfänger sind in einer gesetzlichen Krankenkasse versichert, sofern sie mindestens einen Monat laufende Leistungen zum Lebensunterhalt beziehen. Die für Transsexuelle früher öfter auftretenden Schwierigkeiten der Versicherung direkt über das Sozialamt bestehen daher nicht mehr.

Seit dem Jahr 2004 werden allerdings Eigenanteile und Zuzahlungen, die die Krankenkasse nicht übernimmt, auch vom Sozialamt nicht mehr erstattet, müssen also im Rahmen der Belastungsgrenze von den Betroffenen selbst getragen, also von der laufenden Sozialhilfe bestritten werden. Die Belastungsgrenze beträgt 2 % und bei chronisch Kranken 1 % des Jahreseinkommens, also bei Sozialhilfeempfängern 2 % bzw. 1 % der in einem Jahr erhaltenen Sozialhilfe-Regelsätze. Transsexuelle müssen in diesem Zusammenhang als chronisch Kranke gelten, da sie ständiger ärztlicher Behandlung bedürfen. Die Hormonbehandlung muss ja ein Leben lang fortgesetzt werden.

Beamte/Beamtinnen sind über die Beihilfestelle des Dienstherrn und die beamtenrechtliche Krankenkasse oder private Krankenkasse versichert. Diese Kostenträger sind auch für die medizinisch notwendige Transsexualitätsbehandlung leistungspflichtig.

Nach einem Vergleich vor dem VG Potsdam hatte sich die Wehrbereichs-verwaltung (die Klägerin war früher Berufsoffizier) u.a. verpflichtet, die Aufwendungen der Klägerin für eine Geschlechtsumwandlung als beihilfefähig anzuerkennen (Az 2 K 2340/06).

Der Umfang der Leistungen richtet sich nach den Beihilfevorschriften des Bundes und der Satzung der beamtenrechtlichen Krankenkasse bzw. den Versicherungsbedingungen der privaten Krankenkasse.

5.2. Zur Kostenübernahmepflicht der privaten Krankenkassen

5.2.1. Das Grundproblem der Nichtangabe der Transsexualität beim Vertragsschluss

Bevor auf die Voraussetzungen und den Umfang der Leistungspflicht einzugehen ist, ist ein für Transsexuelle spezifisches Problem mit privaten Krankenkassen anzusprechen.

Im Rahmen eines Antrages auf Abschluss einer privaten Krankenversicherung müssen die Bewerber auf einem Fragebogen umfangreiche Angaben zu Vorerkrankungen, bestehenden Erkrankungen, bereits erfolgten Behandlungen z.B. während der letzten fünf Jahre machen und ein ärztliches Zeugnis über den Gesundheitszustand vorlegen.

Falsche Angaben in den Fragebögen berechtigen die Versicherung im Falle *vorsätzlichen* Verschweigens zur *Anfechtung* des Vertrages wegen arglistiger Täuschung und im Falle *fahrlässig* unterbliebener Angaben zum *Rücktritt.* Es nützt nichts, wenn der Versicherungsvertreter den wahren Sachverhalt kannte; dann kommen Schadensersatzansprüche allenfalls gegen den Vertreter in Betracht.

Die Versicherung muss den Rücktritt innerhalb eines Monats ab Kenntnis der maßgeblichen Umstände erklären. Für die Anfechtung wegen arglistiger Täuschung hat die Versicherung ein Jahr Zeit. Werden diese Fristen überschritten, sind Anfechtung oder Rücktritt der Versicherung rechtsunwirksam.

Wenn die Krankenkasse geltend macht, die Transsexualität sei beim Abschluss der Versicherung verschwiegen worden, und den Vertrag deshalb wegen arglistiger Täuschung anficht oder zurücktritt, kommt es entscheidend darauf an, ob die Transsexualität den Betreffenden zur Zeit des Vertragsschlusses bereits *bewusst* war. War dies nicht der Fall, sind die Anfechtung oder der Rücktritt der Versicherung unberechtigt. Dazu genügt nicht das Bewusstsein, anders zu sein, zum Beispiel gerne die Kleidung des anderen Geschlechts zu tragen oder sich zu Partnern/Partnerinnen des gleichen Geschlechts hingezogen zu fühlen. Transvestitismus und Homosexualität sind keine Krankheit und brauchen deshalb nicht angegeben zu werden.

Ein Vorgehen gegen die Anfechtung oder den Rücktritt bietet nur dann Aussicht auf Erfolg, wenn zwischen Abschluss der Krankenversicherung und den ersten Schritten in Richtung Transsexualität (Kontaktaufnahme zu Selbsthilfegruppen, Ärzten und Psychologen) ein gewisser Zeitraum liegt (den ich auf mindestens ein bis eineinhalb Jahre ansetzen würde). Der Vertragsschluss darf auch nicht in den Zeitraum der letzten drei Jahre vor dem Gerichtsbeschluss zur Vornamensänderung fallen. Denn durch die Vornamensänderung ist dokumentiert, dass die/der Betreffende seit mindestens drei Jahren unter dem Zwang stand, den transsexuellen Vorstellungen entsprechend zu leben (§ 1 TSG).

In den Gesprächen mit den Gutachtern/Gutachterinnen deuten die Betroffenen oft Gefühlslagen oder Ereignisse der Vergangenheit retrospektiv im Sinne einer damals schon manifesten Transsexualität um, obwohl ihnen diese seinerzeit in keiner Weise bewusst war. Privat Versicherte sollten dies unbedingt vermeiden und auch ihre Gutachter auf diese Problematik hinweisen. Denn sonst können solche letztlich unrichtigen Aussagen im Gutachten zur Anfechtung oder zum Rücktritt durch die Krankenkasse führen.

Anfechtung oder Rücktritt bedeuten nicht nur, dass die Krankenkasse für Kosten im Zusammenhang mit der Transsexualität nicht mehr leistungspflichtig ist, sondern die Betroffenen sind in diesen Fällen überhaupt nicht mehr krankenversichert!

5.2.2. Voraussetzungen der Leistungspflicht

Nach der Grundsatzentscheidung des Bundesgerichtshofs – BGH – vom 8.3.1995 (Az IV ZR 153/94) besteht für geschlechtsanpassende operative Maßnahmen jedenfalls dann eine Leistungspflicht der privaten Krankenkasse, wenn der/die Versicherte die rechtskräftige *Feststellung der neuen Geschlechtszugehörigkeit* nach § 8 TSG erreicht hat.

Da die Feststellung der neuen Geschlechtszugehörigkeit keine vorherigen operativen Eingriffe mehr voraussetzt (hier Zitat aus dem TSG-Teil einfügen), ist dieses Erfordernis problemlos zu erfüllen. Wurde bisher nur die Vornamens-änderung erreicht, sollte ein Antrag nach § 8 TSG gestellt werden.

Ein *Antrag* vor Beginn der Behandlung ist im Gegensatz zur gesetzlichen Krankenversicherung keine Voraussetzung für den Leistungsanspruch, da in der privaten Krankenversicherung das Kostenerstattungsprinzip gilt.

Der MDK wird für private Krankenversicherungen nicht tätig. Diese beauftragen in Zweifelsfällen interne Gesellschaftsärzte mit einer Stellungnahme. Auch wenn nach der zitierten Entscheidung des BGH der TSG-Gerichtsbeschluss für den Nachweis der Leistungspflicht ausreicht, verlangen die Krankenkassen die Vorlage der Gutachten aus dem TSG-Verfahren und oft ein spezifisches Indikationsgutachten für die Operation, das ohnehin für den Operateur benötigt wird. Zur Vermeidung eines Gerichtsverfahrens ist in der Regel die Vorlage der verlangten Unterlagen zu befürworten.

5.2.3. Der Umfang der Leistungspflicht

Die von der Krankenkasse verwendeten Versicherungsbedingungen stellen auf die *medizinisch notwendige Heilbehandlung einer Krankheit* als Versicherungsfall ab. Die Frage der medizinischen Notwendigkeit ist im Ergebnis nicht anders als in der gesetzlichen Krankenversicherung zu entscheiden.

Eine Leistungspflicht besteht für die Hormonbehandlung, die begleitende psychotherapeutische Behandlung und die primären geschlechtstransformierenden Operationen. Dazu gehört bei Frau-zu-Mann-Transsexualität auch eine Penis- und Hodenplastik.

Bei weiteren Maßnahmen (wie zum Beispiel der Brustvergrößerung bei Mann-zu-Frau-Transsexuellen) ist es eine Frage des Einzelfalles, ob sie medizinisch notwendig oder dem kosmetischen Bereich zuzuordnen sind.

Besondere Schwierigkeiten bereitet auch in der privaten Krankenversicherung die *Epilationsbehandlung* bei Mann-zu-Frau-Transsexuellen.

Ganz grundsätzlich muss die Behandlung nach den Versicherungsbedingungen von einem Arzt/einer Ärztin oder einem Heilpraktiker/einer Heilpraktikerin durchgeführt werden. Bei der Inanspruchnahme eines Heilpraktikers/einer Heilpraktikerin gibt es die Schwierigkeit, dass die Gebührenordnung (GebüH) keine Ziffer für die Epilation vorsieht, im Gegensatz zur privatärztlichen Gebührenordnung (GOÄ, Ziffer 742).

Das Urteil des OLG Düsseldorf vom 14.6.1988 (Az 4 U 194/87) stellte sich auf den Standpunkt, dass die private Krankenkasse eine *Nadelepilationsbehandlung* grundsätzlich nicht zu bezahlen braucht, selbst wenn sie vom Hautarzt durchgeführt wird. Ein wesentliches Argument waren die hohen Behandlungskosten. Diese Entscheidung ist m.E. zu kritisieren, da die Epilationsbehandlung eine medizinisch notwendige Heilbehandlung der Krankheit Transsexualität darstellt.

Zur *Laserepilation* entschied das AG Frankfurt/M. mit Urteil vom 28.11.1996 (Az 32 C 3295/95-84), dass die Krankenkasse die Behandlungskosten zu erstatten hat (die Behandlung wurde von einer Ärztin durchgeführt).

Hierbei ist es unerheblich, dass der Bundesausschuss der Ärzte und Krankenkassen die Laserepilation nicht als Behandlungsmethode anerkannt hat. Dessen Entscheidungen gelten nur für die *gesetzlichen Krankenkassen.* Im Bereich der privaten Krankenkassen gibt es keine vergleichbare Institution, die verbindlich festlegt, welche Behandlungsmethoden als Kassenleistung anzuerkennen sind. Es besteht daher ein *Rechtsanspruch* auf Kostenübernahme für die Laserepilation (wenn sie von einem Arzt durchgeführt wird). Bei den von mir vertretenen Betroffenen konnte die Krankenkasse unter Hinweis auf das Urteil des AG Frankfurt/M. außergerichtlich zur Kostenerstattung bewegt werden.

5.2.4. Männliche oder weibliche Krankenkassenbeiträge?

Bekanntlich erheben die privaten Krankenkassen höhere Beiträge für Frauen. In einem von mir vertretenen Fall weigerte sich die Krankenkasse, einen Frau-zu-Mann-Transsexuellen ab Rechtskraft der Feststellung der männlichen Geschlechtszugehörigkeit in den männlichen Tarif einzustufen, da das Versicherungsrisiko durch die Geschlechtsumwandlung nicht kleiner geworden sei.

Dieser Standpunkt war eindeutig rechtswidrig. § 10 Abs. 1 TSG bestimmt, dass ab Rechtskraft der Personenstandsänderung sich die Rechte und Pflichten nach dem neuen Geschlecht richten, soweit gesetzlich nichts anderes bestimmt ist. Das ist für die private Krankenversicherung nicht der Fall.

Deshalb wurde die Krankenkasse durch Urteil des LG Köln vom 17.2.1993 (Az 25 O 326/89) dazu verpflichtet, ab Rechtskraft der Feststellung der männlichen Geschlechtszugehörigkeit den für Männer geltenden Krankenversicherungsbeitrag zu erheben. Die von der Krankenkasse dagegen eingelegte Berufung wies das OLG Köln zurück (Urteil vom 17.2.1994, Az 5 U 80/93).

Die uneinsichtige Krankenkasse legte dagegen Revision ein und erhob später sogar noch eine Verfassungsbeschwerde. Beide Rechtsbehelfe wurden nicht einmal zur Entscheidung angenommen.

Im umgekehrten Fall der Mann-zu-Frau-Transsexualität sind viele private Krankenkassen mit der Einstufung in den weiblichen Tarif schnell bei der Hand. Sie erheben weibliche Beiträge beispielsweise schon nach der Vornamensänderung. In einem Fall genügte sogar die Mitteilung der Betroffenen, zukünftig in der weiblichen Rolle leben zu wollen! Dies ist rechtswidrig; die Krankenkasse hat Anspruch auf weibliche Beiträge erst ab Rechtskraft der Feststellung der weiblichen Geschlechtszugehörigkeit. Nach einem Urteil des BGH vom 9.5.2012 (Az IV ZR 1/11) besteht selbst in diesem Fall kein Anspruch der Krankenversicherung auf Erhebung weiblicher Krankenkassenbeiträge. Es bestünde keine Einspruchsgrundlage für die Einstufung der Klägerin in einen anderen als den vertraglich vereinbarten männlichen Tarif. Nach dem Versicherungsvertragsgesetz habe der Gesetzgeber das Risiko nachträglicher Gefahrerhöhungen (hier: durch eine Geschlechtsumwandlung der Klägerin zur Frau) generell dem Krankenversicherer auferlegt. Dies schließe einen Anspruch auf Tarifänderung aus.

In den vorliegenden Fällen konnte ich ohne Gerichtsverfahren erreichen, dass die Krankenkasse dies akzeptierte.

Auch wenn Mann-zur-Frau-Transsexuelle männliche Krankenkassenbeiträge entrichten, haben sie nach erfolgter Vornamensänderung Anspruch auf die weibliche Anrede. Die Argumentation mancher Krankenkassen, im Computer seien Anrede und Beitrag gekoppelt, ist rechtlich nicht haltbar.

Nach einer EU-Richtlinie ist eine Diskriminierung aufgrund des Geschlechts im allgemeinen Zivilrecht untersagt. Dies gilt natürlich auch im Recht der privaten Krankenversicherung, allerdings nach einem Urteil des EuGH erst für Verträge, die nach dem 1.12.2012 neu abgeschlossen wurden/werden. die Bundesrepublik Deutschland geltend machen.

6. Von der Transsexualität zur Geschlechtsdysphorie – Veränderungen in Diagnostik und Therapie

Seit Veröffentlichung der ersten Auflage des Therapieleitfadens Transsexualität im Jahr 2006 unterliegen sowohl die Terminologie als auch die Diagnostik und Therapie der Transsexualität einem fortlaufenden Wandel. Menschen, die sich nicht eindeutig einem Geschlecht zuordnen oder deren Geschlechtserleben von dem Geburtsgeschlecht abweicht, können mit dem Oberbegriff Transgender beschrieben werden. Transgender wird von jenen, die sich diesem Begriff zugehörig fühlen, häufig als positive Selbstbeschreibung verwendet, die frei ist von einer Bezugnahme auf Pathologie. Leidet hingegen eine Person unter der fehlenden oder beeinträchtigten Übereinstimmung zwischen ihren Geschlechtsmerkmalen und dem Geschlechtserleben, kann von Geschlechtsdysphorie gesprochen werden (s.u.).

Der folgende Beitrag vermittelt und diskutiert den gegenwärtigen Stand der Diagnostik und beschreibt daraufhin die aktuelle Versorgungssituation in Deutschland. Vor dem Hintergrund, dass eine ausgeprägte und überdauernde Geschlechtsdysphorie idealerweise in einem multiprofessionellen Setting behandelt wird, in dem die verschiedenen Fachkräfte interdisziplinär zusammenarbeiten, wird anschließend das am Universitätsklinikum Hamburg-Eppendorf (UKE) deutschlandweit einmalige Interdisziplinäre Transgender Versorgungscentrum vorgestellt. Das Ziel der Behandlung liegt in der Linderung der Geschlechtsdysphorie und der Erhöhung der Lebensqualität. Neben der diagnostischen Einschätzung und der psychotherapeutischen Behandlung sind somatische Maßnahmen zur Veränderung der geschlechtlichen Erscheinung ein wichtiger Bestandteil der Transgender-Versorgung. Zuletzt skizziert der Beitrag die notwendig gewordene, grundlegende Revision der deutschen Behandlungsstandards und schließt mit einer Übersicht über die zentralen Veränderungen, die sich seit Veröffentlichung der ersten Auflage ergeben haben.

6.1. Anti-Diskriminierung, De-Psychopathologisierung und medizinische Versorgung

Die 10. Version der Internationalen statistischen Klassifikation der Krankheiten und verwandter Gesundheitsprobleme (ICD-10), koordiniert und herausgegeben von der Weltgesundheitsorganisation (*World Health Organization*: WHO) befindet sich gegenwärtig in einem umfangreichen Revisionsprozess, der neben dem allgemeinen Anspruch auf globale Anwendbarkeit weitere Ziele verfolgt, die für den Bereich Transsexualität relevant sind (u.a. Anti-Diskriminierung und De-Stigmatisierung) (☞ auch Kap. 3). Hintergrund ist die wiederholt und zahlreich formulierte Kritik von Betroffenenverbänden (u.a. *Global Action for Trans Equality*: GATE) und Ärzten bzw. Psychotherapeuten [1, 2] an den Kriterien der ICD-10-Diagnose Transsexualismus (F64.0). Sie bietet Personen Zugang zu den Versorgungsleistungen des Gesundheitssystems, deren Geschlechtserleben nicht mit den geschlechtsspezifischen Körpermerkmalen übereinstimmt und die ihren Körper mit Hilfe somatischer Behandlungen ihrem Identitätserleben angleichen möchten. Als diagnostische Voraussetzungen gelten der seit mindestens zwei Jahren bestehende Wunsch, als Angehörige/r des anderen Geschlechts zu leben und anerkannt zu werden, meist einhergehend mit Unbehagen oder dem Gefühl der Nichtzugehörigkeit zum eigenen anatomischen Geschlecht. Zusätzlich besteht der Wunsch nach chirurgischer und hormoneller Behandlung, um den eigenen Körper entsprechend zu modifizieren. Im Vordergrund der Kritik stehen der eingeschränkte klinische Nutzen, da sich viele Transgender-Menschen mit ihren Erzählungen den diagnostischen Kriterien angepasst haben sowie die unflexibel und exklusiv zweigeschlechtlich formulierten Kriterien ("das andere Geschlecht"), die an der Erlebensrealität zumindest einer Gruppe von Transgender-Menschen vorbei gehen (u.a. [3]). Zudem enthalten die Kriterien eine Verschränkung von Diagnose und Behandlung, indem das Vorliegen der Diagnose die dazugehörige Behandlung (sowohl die Behandlung mit gegengeschlechtlichen Sexualhormonen als auch geschlechts- bzw. brust- und genitalangleichende Operationen vorgeben will und damit differenzierte Indikationsstellungen, die z.B. ausschließlich eine gegengeschlechtliche Hormonbehandlung ohne chirurgische Eingriffe vorgesehen, nicht berücksichtigt (u.a. [4]). Bis zum Vorliegen der 11. ICD-Version, deren Veröffentlichung für 2017 geplant ist, gilt die ICD-10 für das deutsche Gesundheitssystem als verbindlich [5]. Dennoch soll kurz der gegenwärtige Vorschlag zur diagnostischen Revision des Transsexualismus für die ICD-11 dargestellt werden.

6.2. ICD-11

Mit der Revision der Diagnose Transsexualismus ist eine Arbeitsgruppe beschäftigt, die einen Vorschlag erarbeitet und veröffentlicht hat [6]. Dem Vorschlag folgend soll die Diagnose *Gender Incongruence* (dt. Geschlechtsinkongruenz) lauten und aufgrund der bis dato ungeklärten Genese einem separaten Kapitel außerhalb des Bereichs psychischer Störungen zugeordnet werden. Vorgeschlagen ist, dass die Inkongruenz, d.h. die Deckungsungleichheit zwischen Gender (u.a. Geschlechtsidentität, Geschlechtsrolle) und zugewiesenem Geschlecht (i.d.R. bei Geburt anhand der primären Geschlechtsmerkmale) als solche den Störungswert ausmacht. Im Gegensatz zu der für die 5. Ausgabe des *Diagnostic and Statistical Manual of Mental Disorders* (DSM-5) der *American Psychiatric Association* (APA) revidierten Diagnose (*Gender Dysphoria*, siehe unten) soll es nicht zwingend erforderlich sein, dass Transgender-Menschen unter der beschriebenen Inkongruenz einen Leidensdruck entwickeln. Die vorgeschlagenen diagnostischen Kriterien sollen im Rahmen so genannter *field trials* (von der WHO koordinierte, in ausgewählten Ländern durchgeführte empirische Überprüfungen und theoretische Analysen der jeweils vorgeschlagenen diagnostischen Kriterien) getestet werden. Die Diskussionen sind demnach im Gange und kontrovers. Insgesamt verfolgt die beteiligte Arbeitsgruppe mit ihrem gegenwärtigen Vorschlag das Ziel, den Risiken der Stigmatisierung durch die betreffenden Diagnosen im Kontext von Geschlecht und Sexualität entgegenzuwirken und die Psychopathologisierung von Transgender-Menschen zu überwinden. Mit dem Vorschlag ist die Vorstellung verknüpft, dass die Einführung der revidierten Diagnose dazu beitragen kann, ein Versorgungsparadigma für erwachsene Transgender zu etablieren, das (1.) *Best Practice* Modelle reflektiert und damit auf dem höchstmöglichen methodischen Niveau evidenzbasiert ist, (2.) sich eng an den Bedürfnissen und Erfahrungen dieser vulnerablen Gruppe orientiert und sich insgesamt der Einhaltung der Menschenrechte verpflichtet sowie (3.) die Bereitstellung und den Zugang zu Leistungen qualitativ hochwertiger Gesundheitsversorgung gewährleistet ([6], Übers. TN).

6.3. DSM-5

(☞ auch Kap. 3.)

Der Revisionsprozess des *Diagnostic and Statistical Manual of Mental Disorders* (DSM) hingegen ist mittlerweile abgeschlossen. Im Mai 2013 veröffentlichte die APA die fünfte Version ihres Klassifikationssystems [7], das im Gegensatz zur ICD ausschließlich psychische und Verhaltensstörungen berücksichtigt (zu den weiteren, nicht unerheblichen Unterschieden zwischen ICD und DSM siehe Tab. 6.1). Während die vierte Version des DSM noch von einer gestörten Geschlechtsidentität als diagnostische Grundlage ausging, die sich sowohl durch ein "starkes und andauerndes Zugehörigkeitsgefühl zum anderen Geschlecht" (Kriterium A) als auch durch ein "andauerndes Unbehagen im Geburtsgeschlecht" (Kriterium B; DSM-IV-TR 302. 85) auszeichnen sollte, zentralisiert die DSM-5-Diagnose mit dem Konzept der Geschlechtsdysphorie (engl.: *Gender Dysphoria*) den Leidensdruck zwischen Gender (Geschlechtsidentität, Geschlechtsrolle, etc.) und zugewiesenem Geschlecht. Auf einem gemeinsam ebenfalls im Mai 2013 veröffentlichten *fact sheet* erklärte die APA, es sei "*important to note that gender nonconformity is not in itself a mental disorder. The critical element of gender dysphoria is the presence of clinically significant distress associated with the condition*". Es werden gleichermaßen sowohl Geschlechtsidentitäten (*experienced gender;* [7, S. 452]) als auch Geschlechtsrollen (*expressed gender;* [7, S. 452]) als unauffällig aufgefasst wie das zugewiesene Geschlecht (*assigned gender;* [7, S. 452]). Auch die Inkongruenz zwischen Geschlechtsidentität bzw. Geschlechtsrolle auf der einen und dem zugewiesenen Geschlecht auf der anderen Seite wird als

ICD	DSM
Herausgegeben von der globalen Gesundheitsorganisation der Vereinten Nationen (*World Health Organization*, WHO)	Herausgegeben von einer nationalen, psychiatrischen Fachgesellschaft (*American Psychiatric Association*, APA)
Kostenfreier Zugang – *Open Access*	Bucherlös geht direkt an die Fachgesellschaft
Zielgruppe • Länder der Vereinten Nationen • Akteure im Gesundheitssystem	Zielgruppe *Mental Health Professionals* (Psychiatrie, Psychotherapie, Beratung)
Perspektive • Global, multilingual, multiprofessionell	Perspektive • Angloamerikanisch
Verabschiedet durch die • Weltgesundheitsversammlung	Verabschiedet durch den • Vorstand der APA
Berücksichtigt die Gesamtheit aller Gesundheitsprobleme	Berücksichtigt psychische und Verhaltensstörungen

Tab. 6.1: Unterschiede zwischen ICD und DSM.

unabhängig von Psychopathologie aufgefasst. Erst wenn sich auf Basis der Inkongruenz ein Leidensdruck entwickelt *(clinically significant distress or impairment in social, occupational, or other important areas of functioning*; [7, S. 453]), wird im DSM-5 ein Störungswert zugeschrieben. Zudem impliziert der Begriff *Dysphoria* im Gegensatz zu den Begriffen Störung (Geschlechtsidentitätsstörung; DSM-IV 302.85) und Inkongruenz (*gender incongruence*, Vorschlag ICD-11, s.o. sowie ursprünglicher Vorschlag zur DSM-5-Revision; vgl. [12]) nicht unmittelbar, was normativ ungestört bzw. kongruent ist. Darüber hinaus schreiben die diagnostischen Kriterien jenen Geschlechtsidentitäten bzw. Geschlechtsrollen, die nicht eindeutig männlich oder weiblich zuzuordnen sind, zum ersten Mal in der Geschichte der diagnostischen Einordnung von Transgender-Phänomenen nicht ein *per se* inhärentes Maß an Psychopathologie zu. Auch werden Geschlechtsidentitäten und Geschlechtsrollen, die außerhalb und/oder unabhängig von der Norm der Zweigeschlechtlichkeit verortet werden können, erstmals ausdrücklich benannt (*alternative gender different from one's assigned gender;* [7, S. 452]), ebenfalls ohne den non-binären Identitäten ein *per se* inhärentes Maß an Psychopathologie zuzuschreiben.

Zuletzt wird eine Variation der körperlichen Geschlechtsentwicklung, die auch mit den Begriffen Intersexualität oder Intergeschlechtlichkeit beschrieben wird, im Gegensatz zum DSM-IV nicht mehr als Ausschlusskriterium für Geschlechtsdysphorie erfasst. Obgleich es sich bei Intergeschlechtlichkeit und Transgender zunächst um zwei unterschiedliche Bereiche handelt [8, 9] und für die Streichung der Intersexualität als Ausschlusskriterium vielmehr entscheidend war, dass Symptome der Geschlechtsdysphorie unabhängig von der körperlichen Geschlechtsentwicklung auftreten können, unterstreicht die Möglichkeit der Inklusion einer Geschlechtsdysphorie, die im Zusammenhang mit Intergeschlechtlichkeit auftritt, umso mehr die Öffnung für non-binäre bzw. nicht-hegemoniale Identitäten. Nicht zuletzt die sexualwissenschaftliche Auseinandersetzung mit Identitätsbildungen bei Variationen der Geschlechtsentwicklung brachte "psychosexuelle Zwischenräume" zutage, die sich queer zur Binarität von Geschlecht verorten [10, 11].

Während das diagnostische Konzept der Geschlechtsdysphorie im DSM-5 aufgrund der inhärenten Differenzierung und Flexibilisierung, u.a. gegenüber alternativen, non-binären und queeren, d.h. wechselhaften Identitäten als Schritt in die richtige Richtung aufgefasst werden kann, soll zweierlei Kritik nicht außer Acht gelassen werden:

Erstens geht es um die Sorge, dass die Zentralisierung des Leidensdruckes dazu beiträgt, dass das Leiden von Transgender-Menschen iatrogen erzeugt werden muss, um eine bestimmte medizinische Leistung zu erhalten. So müssten Transgender-Menschen leiden, um den diagnostischen Kriterien des DSM-5 zu entsprechen. Aus der klinischen Praxis sowie unter Berücksichtigung sexualwissenschaftlicher Literatur ist jedoch bekannt, dass manche Transgender-Menschen insbesondere dann kaum einen Leidensdruck verspüren, wenn ihnen der Weg zur veränderten körperlichen Erscheinung sicher und verlässlich möglich ist [12, 13]. Der Leidensdruck entsteht in solchen Situationen häufig erst dann, wenn die verlässliche Möglichkeit zur Hormonbehandlung oder zu vereinzelten chirurgischen Maßnahmen infolge der strikten Voraussetzungen, die nach dem Willen der medizinischen Dienste der Krankenversicherungen für die Kostenübernahme der angestrebten Behandlungen erfüllt sein müssen [14], verwehrt wird. Dies kann insbesondere dann der Fall sein, wenn Transgender-Menschen zu ihren z.T. nonbinären, pluralistischen Identitätsentwürfen stehen (u.a. sowohl-als-auch, weder-noch, *liquid gender* vgl. [2, 15] oder ihre Geschlechtsidentität als Hülle verstehen, in der sie weibliche und männliche Anteile in unterschiedlichen Mischungsverhältnissen aufbewahren [9]. Wenngleich die DSM-5-Arbeitsgruppe vorgeschlagen hatte, den aktuell erfassbaren Leidensdruck um den antizipierten Leidensdruck zu ergänzen (um auch Transgender-Menschen Zugang zu somatischen Behandlungen zu ermöglichen, die solange unter ihrer Geschlechtlichkeit nicht leiden, wie sie eine zuverlässige Perspektive haben, ihren Körper geschlechtsbezogen zu verändern [13, S. 906]), fiel diese Differenzierung der pauschalen Etablierung des klinisch-relevanten Leidens als je notwendiges Kriterium aller DSM-5-Diagnosen zum Opfer.

Zweitens erscheint die diagnostische Revision von Geschlechtsidentitätsstörung (DSM-IV-TR: 302.85) zu Geschlechtsdysphorie (DSM-5: 302.85) als halbherzig, insbesondere vor dem Hintergrund bereits veröffentlichter Stellungnahmen zur Ent(psycho-)pathologisierung und Antidiskriminierung von Transgender-Menschen durch anerkannte US-amerikanische Institutionen [16-19]).

Am deutlichsten lässt sich die Problematik in Analogie zur Homosexualität verdeutlichen. So wurde die eigenständige Diagnose Homosexualität im Jahr 1973 als diagnostische Kodierung aus dem DSM-II [20] gestrichen (zur Übersicht siehe auch [21]). Richard Green [22] beschrieb diesen Moment als die größte Heilung in der Geschichte der Psychiatrie: "*On that fateful day in 1973, in America alone, several million mentally ill persons were cured*". Doch bereits 1980 wurde im Zuge des DSM-III [23] die Diagnose so genannter Ich-dystoner Homosexualität (engl. *Ego-dystonic Homosexuality*) eingeführt. Ausgeführt wurde im Text des DSM-III, dass die Diagnose nur zur Anwendung kommen durfte, wenn die so zu Betroffenen gemachten "*unwanted homosexual feelings*" [23, S. 282] hatten und eben nicht, wenn das klinisch relevante Leiden durch homophobe Reaktionen in der Gesellschaft bedingt ist. Später beinhaltete sowohl das DSM-IV [24] als auch dessen textrevidierte Version (DSM-IV-TR [26]) die Diagnose der Nicht näher bezeichnete(n) sexuelle(n) Störung (engl. *Sexual Disorders Not Otherwise Specified*). Als Subkriterium enthielt jene Diagnose das andauernde und ausgeprägte Leiden an der sexuellen Orientierung (*persistent and marked distress about sexual orientation;* [24, S. 582]). Lev [26] geht von einer diskriminierenden Anwendung der Diagnose aus, da sie vermutet, dass in der Regel homosexuelle Menschen entsprechend diagnostiziert wurden, bei denen Probleme aufgrund ihrer Homosexualität vermutet wurden (und eben nicht heterosexuelle Menschen, bei denen Probleme aufgrund ihrer Heterosexualität vermutet wurden). Insgesamt hat es somit 40 Jahre gedauert (1973-2013), bis im DSM keine Diagnose Bezug auf die sexuelle Orientierung nimmt. Das gleiche Muster, Betonung der De-Pathologisierung eines Phänomens bei gleichzeitiger Psychopathologisierung des Leidens auf Basis des Phänomens, findet sich nun im Verhältnis von *Gender Incongruence* bzw. *Gender Variance* und *Gender Dysphoria* wieder.

Unterstützt wird die Orientierung an der Geschlechtsdysphorie (und nicht an der Geschlechtsidentität) von der *World Professional Association for Transgender Health* (WPATH), der international federführenden Fachgesellschaft, die sich im Anschluss an einen gesellschaftsinternen Konsensusprozess weltweit für die De-Psychopathologisierung von Transgender-Menschen einsetzt. Im Zuge dessen verfolgen auch die *Standards of Care* der WPATH in ihrer siebten, 2011 herausgegeben Version ([27]; in deutscher Sprache siehe [28]) das Ziel, Transgender-Menschen unabhängig von der Eindeutigkeit ihrer Geschlechtsidentität (im Sinne der Binarität von Geschlecht bzw. von männlich oder weiblich) Zugang zu Behandlungen zu verschaffen, mit denem die geschlechtsbezogenen Körpermerkmale verändert werden können (u.a. Hormonbehandlung und chirurgische Eingriffe). Berücksichtigt werden muss, dass die Kostenübernahme für die genannten Maßnahmen in den USA anders geregelt ist als in Deutschland. So gehören zu der hier ausdrücklich inkludierten Gruppe erwachsener Transgender sowohl Menschen, die sich eindeutig gegengeschlechtlich und damit eine "dauerhaft transponierte Geschlechtsidentität" [29, S. 58] erleben, als auch die Gruppe, die sich weder dezidiert männlich noch weiblich erleben [30]. Stattdessen werden andere Begriffe wie trans-, bi- oder agender sowie genderqueer genutzt, die über ein binäres Verständnis von Geschlecht hinausgehende Erfahrungen verdeutlichen.

6.4. Versorgungssituation in Deutschland

Damit die Kosten für somatische Behandlungen zur Veränderung der geschlechtlichen Erscheinung auch dann von den Krankenkassen getragen werden, "wenn ihre Zweckmäßigkeit nicht allgemein anerkannt ist", hat das Bundessozialgericht (BSG) im Jahr 1987 beschlossen, dass der "Nachweis der Zweckmäßigkeit einer ärztlichen Behandlung im Einzelfall erbracht" werden muss (BSG 3 RK 15/86). Seit diesem Urteil soll die medizinische Notwendigkeit der im Einzelfall angestrebten Behandlungen durch klinische Expertise festgestellt und dokumentiert werden. Die Krankenkassen selbst treffen jedoch ihre Entscheidungen zur Kostenübernahme der beantragten Leistungen wiederum in Abhängigkeit von sozialmedizinischen Begründungen, die von den medizinischen Diensten der Krankenversicherungen (MDK) auf Basis der Begutachtungsanleitung des Medizinischen Dienstes des Spitzenverbandes Bund der Krankenkassen [14] erbracht werden. Die Begutachtungsanleitung formuliert Voraussetzungen, die Transgender-Menschen erfüllen müssen, wenn sie die Kosten für die angestrebten somatischen Behandlungen erstattet bekommen wollen. So fordert die Begutachtungsanleitung u.a. die Durchführung einer kontinuierlichen psychotherapeutischen Behandlung sowie einer therapeutisch begleiteten Alltagserprobung, beides von mindestens 12 Monaten Dauer, bevor der MDK den Krankenkassen empfiehlt, die Kosten für die Hormonersatztherapie und/oder die Epilation der Gesichtsbehaarung (wichtig für die Alltagserprobung als Frau) oder die Mastektomie (je nach Brustgröße wichtig für die Alltagserprobung als Mann) zu übernehmen. Zusätzlich wird gefordert, dass im Zuge der psychotherapeutischen Behandlung ausgewählte Psychotherapieziele erreicht werden, ohne dass geklärt wird, ob es Ziele sind, die im Interesse der jeweiligen Transgender-Person liegen. Zu den Psychotherapiezielen gehören nach den Vorgaben der Begutachtungsrichtlinie [14] die innere Stimmigkeit und Konstanz des so genannten Identitätsgeschlechtes in der individuellen Ausgestaltung, die Lebbarkeit der gewünschten Geschlechtsrolle und die realistische Einschätzung der Möglichkeiten und Grenzen der hormonellen bzw. chirurgischen Behandlung.

Insgesamt reguliert eine Vielzahl formaler Anforderungen die Kostenübernahme der notwendigen Behandlungsmaßnahmen, ohne dass die Notwendigkeit der jeweiligen Voraussetzung im Sinne ihrer Wirksamkeit (u.a. Reduktion der Geschlechtsdysphorie) empirisch fundiert ist [31]. Vielmehr häufen sich die Belege von systematischer Diskriminierung und Destabilisierung von Transgender-Menschen sowohl im Gesundheitssystem als auch durch die Begutachtungsrichtlinie [32, 33].

6.5. Multimodale Therapie der Geschlechtsdysphorie

Wenngleich die Art, Frequenz und Dauer der psychotherapeutischen Behandlung weder international noch in Deutschland einheitlich gehandhabt wird und der Zwangscharakter der psychotherapeutischen Auseinandersetzung im Vorfeld von somatischen Behandlungen im Rahmen der Transgender-Versorgung zurecht kritisiert wird, gilt die Kombination psychotherapeutischer, endokrinologischer und chirurgischer Maßnahmen für die nachhaltige Therapie der persistierenden Geschlechtsdysphorie als evidenzbasiert [34]. Im Rahmen eines tragfähigen Gesamtbehandlungsplans soll unabhängig von der Richtung der Transgender-Entwicklung die individuelle Geschlechtsdysphorie dauerhaft reduziert, das ggfs. auch nonbinäre Identitätserleben gestärkt und die allgemeine Gesundheit sowie die Lebensqualität verbessert werden. Liegen über die Geschlechtsdysphorie hinaus weitere psychische und/oder körperliche Probleme vor, soll deren Behandlung über einen entsprechenden Plan gewährleistet werden. Eine besonders sorgfältige Abklärung wird bei schweren kognitiven Beeinträchtigungen sowie ausgeprägt heteronormativen und homophoben kulturellen Hintergründen empfohlen, die in Einzelfällen in einem Zusammenhang mit der Symptomatik stehen können. Ergänzend gilt es die Bewältigung möglicher Diskriminierungs- und Stigmatisierungserfahrungen systematisch zu berücksichtigen und sich insgesamt daran zu orientieren, die Lebensqualität der betreffenden Menschen nachhaltig zu verbessern.

Die Aufgabe spezialisierter Psychotherapeuten ist es somit, die Diagnose des Transsexualismus (ICD-10 bzw. der zukünftigen ICD-11-Diagnose) oder der Geschlechtsdysphorie (DSM-5) zu stellen. Empfohlen wird hierfür eine Prozess- oder Verlaufsdiagnostik, innerhalb der, neben der individuellen Geschlechtsdysphorie einhergehend mit ihren jeweils zugrunde liegenden Faktoren, auch mögliche psychosoziale Probleme im Zusammenhang mit der Transgender-Situation erfasst (und bei Bedarf psychotherapeutisch behandelt) werden. Sowohl die Diagnose des Transsexualismus (ICD-10) als auch die Diagnose der Geschlechtsdysphorie (DSM-5) können nicht bei akut psychotischer und akut schwerwiegender dissoziativer Symptomatik gestellt werden. Bei Vorliegen einer entsprechenden Symptomatik wird empfohlen, zunächst eine spezifische Behandlung einzuleiten. Wird in der Eingangsdiagnostik ein schwerwiegender Substanzmissbrauch offenbar, sollte primär eine spezifische Suchtbehandlung initiiert werden.

Im Rahmen eines psychotherapeutischen Settings wird empfohlen, die häufig von den Behandlungssuchenden selbst gestellte Diagnose (z.B. "Ich bin transident") näher zu betrachten und sich gemeinsam der Beantwortung zweier zentraler Fragen anzunähern:

- Welche Bereiche meines Körpers, meines Erlebens und/oder Verhaltens stellen für mich am ehesten Bedingungen meines Leidens dar?
- Welche Behandlungsmaßnahmen aus den Bereichen Psychotherapie, Endokrinologie, Chirurgie, Dermatologie und Logopädie können geeignet sein können, um mein individuelles Erleben von Geschlechtsdysphorie signifikant und nachhaltig zu reduzieren?

Die Prozessdiagnostik bietet dabei den Rahmen, die verschiedenen somatischen Behandlungsmöglichkeiten vorzubereiten, zu indizieren und bei Bedarf im therapeutischen Verlauf anzupassen. Dabei wird empfohlen, die Notwendigkeit der einzelnen Maßnahmen im Zuge einer partizipativen Entscheidungsfindung (PEF; engl.: *shared decision making*; [35]) einzuschätzen. Die Nutzung von PEF kann vor allem dazu beitragen, dass Transgender-Menschen ausführlich über Möglichkeiten und Risiken der angestrebten Behandlungen informiert sind (im Sinne der informierten Zustimmung; siehe hierzu auch [36]), dass ihre Erwartungen an den Verlauf und das Ergebnis der Therapie angemessen sind, dass sie sich aktiv am therapeutischen Prozess beteiligen, dass sich das Ausmaß von Entscheidungskonflikten reduziert und dass sich die Kommunikation in der therapeutischen Beziehung verbessert [35]. Vor dem Hintergrund des häufig lebens- und einschneidend körperverändernden Charakters der somatischen Behandlungen scheint die Berücksichtigung der PEF in der Transgender-Versorgung empfehlenswert, empirisch evaluiert ist sie in diesem Kontext bislang allerdings nicht.

Obgleich es seitens der Krankenkassen verschieden formalisierte Vorrausetzungen für die Kostenübernahme der somatischen Behandlung gibt (s.o.), kann die zeitliche Abfolge der Maßnahmen je nach individueller Situation variieren. Für die Indikationsstellung entscheidend sind die in der Verlaufsdiagnostik erarbeiteten individuellen Faktoren, die zur Entstehung der Geschlechtsdysphorie beitragen und auf deren Grundlage die jeweiligen Behandlungsmaßnahmen differentiell indiziert sind. So leiden manche Transgender vorwiegend unter der fehlenden Anerkennung ihrer Identität und den damit verknüpften Diskriminierungen, andere eher unter der Abscheu der eigenen Geschlechtsmerkmale. Zur Vorbereitung auf die Indikationsstellung somatischer Behandlungen ist es daher von Bedeutung, Überlegungen anzustellen, welche körpercharakteristischen Veränderungen mit welcher Behandlungsmaßnahme in der Lage sind, zu einer signifikanten und dauerhaften Reduktion der Geschlechtsdysphorie beizutragen.

Die Gesamtdauer der Transgender-Behandlung streckt sich häufig über mehrere Jahre und begleitet die verschiedenen Phasen im Verlauf der multimodalen Therapie. Die psychotherapeutische Behandlung sollte im Zuge dessen vor, während und nach den somatischen Behandlungen angeboten werden. Sie sollte ebenso differenziert indiziert sein, wie die einzelnen somatischen Behandlungen zur Veränderung der geschlechtsbezogenen Körpermerkmale. Neben dem psychotherapeutischen Setting sollte – je nach Ausgangslage – auch die psychotherapeutische Methode differenziert indiziert werden. So ist eine Richtlinienpsychotherapie nicht *per se* für alle passend. Vielmehr sollte im Rahmen der Eingangsdiagnostik das psychische Befinden standardisiert erfasst werden (z.B. mit Hilfe der Strukturierten Klinischen Interviews für DSM-IV bzw. deren an das DSM-5 angepasste Nachfolger: SKID-I und SKID-II). Basierend auf der Diagnostik kann die Psychotherapie infolgedessen genutzt werden, um die identifizierten Symptome zu behandeln. Solange die Behandlung gewünscht wird, kann eine Psychotherapie für Transgender-Menschen eine wertvolle Unterstützung darstellen. Über die identifizierten Symptom- bzw. Problembereiche hinaus kann im Verlauf einer Psychotherapie auch Hilfestellung zur Bewältigung lebenspraktischer Probleme geboten, Identitätskonflikte geklärt oder individuelle Wege im Transgender-Spektrum gefunden werden. Dabei gilt es, die Dynamiken der psychosozialen und psychosexuellen Entwicklung zu berücksichtigen, die spezifisch mit der körperlichen Geschlechtsentwicklung, dem Gender und der Identität im Allgemeinen verknüpft sind. Die spezifischen Probleme, zu denen eine Transgender-Entwicklung zuweilen beiträgt (u.a. Unverständnis im Umfeld), können dazu führen, dass Entwicklungsaufgaben nicht altersadäquat bewältigt werden [37]. Die individuelle und psychotherapeutisch unterstützte Auseinandersetzung mit den Entwicklungsaufgaben kann hier ebenso hilfreich sein, wie mit der eigenen Sexualität als Ressource, auch wenn sexuelles Erleben und Verhalten in Folge der Geschlechtsdysphorie häufig eingeschränkt sind [38, 39]. Insgesamt ist es relevant, die für die einzelnen Phasen im Verlauf einer Transgender-Entwicklung typischen Probleme zu berücksichtigen. Hierzu gehören das Leben vor, während und nach der Transition, die Herausforderungen im Rahmen der Alltagserfahrungen, die Konsequenzen einer Hormonersatztherapie, die Vorbereitungen auf chirurgische Maßnahmen, das Leben nach Veränderung der geschlechtlichen Erscheinung etc. [40].

Bei der Psychotherapie wird in Deutschland unterschieden zwischen Richtlinien- bzw. Antragspsychotherapie im niedergelassenen Bereich, Behandlungen in psychiatrischen und psychosomatischen Institutsambulanzen, spezialisierten sexualtherapeutischen bzw. -medizinischen Angeboten sowie die (Notfall-)Versorgung durch psychiatrische (Poli-)Kliniken. Die Möglichkeiten einer adäquaten Versorgung von Transgender-Menschen mit tiefgreifenden strukturellen bzw. Traumafolgestörungen können für niedergelassene Psychotherapeuten begrenzt sein. Hier kann die Behandlung in spezialisierten Ambulanzen wie der Spezialambulanz für Sexuelle Gesundheit und Transgender-Versorgung am Institut für Sexualforschung des Universitätsklinikums Hamburg-Eppendorf (UKE) zielführender sein.

6.6. Interdisziplinäres Transgender Versorgungscentrum Hamburg

Eine qualitativ hochwertige interdisziplinäre Versorgung der transitions- und gesundheitsbezogenen Bedürfnisse von Transgender-Menschen benötigt hohen Koordinationsbedarf. Die Koordination ist umso schwieriger, je dezentraler die an der Versorgung beteiligten Einrichtungen organisiert sind. Im Anschluss an vielversprechende Erfahrungen im Europäischen Ausland (u.a. in den Niederlanden und Belgien) wird international die Etablierung multiprofessioneller, interdisziplinär arbeitender Transgender-Teams empfohlen. Um den effektiven Austausch zwischen Wissenschaft, Lehre und Versorgung zu gewährleisten, ist zudem die universitäre Verankerung sinnvoll. Das Interdisziplinäre Transgender Versorgungscentrum Hamburg (*Interdisciplinary Transgender Health Care Center Hamburg*, ITHCCH) ist in Deutschland die erste Einrichtung, in der die interdisziplinäre Behandlung der Geschlechtsdysphorie ebenso wie die allgemeine Gesundheitsversorgung von Transgender-Menschen "aus einer Hand" und mit "kurzen Wegen" angeboten wird. Durch die Koordination verschiedener Fächer sind seit der Gründung des ITHCCH im Oktober 2013 erstmals die Voraussetzungen geschaffen, eine ganzheitliche Gesundheitsversorgung für Transgender-Menschen am UKE anzubieten. Über die Spezialambulanz für Sexuelle Gesundheit und Transgender-Versorgung finden Transgender-Menschen Zugang zum ITHCCH. Neben der Diagnostik werden die sexualmedizinische und psychotherapeutische Begleitung und Behandlung sowie die Indikationsstellungen für die weiterführenden somatischen Behandlungen von Mitarbeitern der Spezialambulanz übernommen sowie die interdisziplinäre Versorgung der transitions- und gesundheitsbezogenen Bedürfnisse von Transgender-Menschen koordiniert. Neben dem Institut für Sexualforschung und Forensische Psychiatrie sind folgende Kliniken beteiligt: die Klinik und Poliklinik für Gynäkologie mit dem Brustzentrum (vgl. Witzel, in diesem Band) und der Hormonsprechstunde, die Klinik und Poliklinik für Urologie, das Institut für Humangenetik, das Institut für Osteologie, die Klinik und Poliklinik für Dermatologie und Venerologie mit der Lasersprechstunde, die Klinik und Poliklinik für Hör-, Stimm- und Sprachheilkunde bzw. die Deutsche Stimmklinik, sowie die Klinik für Hals-, Nasen- und Ohrenheilkunde und für Mund-, Kiefer- und Gesichtschirurgie. Mit dem Zusammenschluss der verschiedenen Disziplinen sollen die Zugangswege zu den verschiedenen Behandlungen erleichtert, die Behandlungsqualität insgesamt verbessert und die Behandlungszufriedenheit erhöht werden.

6.7. Standards of Care und AWMF-S3-Leitlinie

International strukturieren so genannte *Standards of Care* (SoC) seit über 30 Jahren die Diagnostik und Therapie im Kontext von Transgender. Die erste Version der SoC aus dem Jahr 1979 wurde vor allem veröffentlicht, um Ärzte und Psychotherapeuten vor rechtlichen, ethischen oder moralischen Bedenken und v.a. vor Haftbarkeit zu schützen. Außerdem sollte gewährleistet werden, dass die entsprechenden Behandlungsmaßnahmen international vergleichbar sind. Im Vordergrund stand es, diejenigen, für die die transitionsbezogenen Behandlungsmaßnahmen als geeignet angesehen wurden von denjenigen zu unterscheiden, die eine entsprechende Behandlung zwar wünschten, die aber als ungeeignet angesehen wurden und daher die Behandlungsmaßnahmen nicht erhalten durften [3, 28]. Insgesamt haben die Original- und die Folgeversionen (1979, 1980, 1981, 1990, 1998 und 2001; vgl. [41]) vorwiegend der Auswahl geeigneter Kandidatinnen und Kandidaten für die entsprechenden somatischen Behandlungen und damit der Rückversicherung für die Behandelnden selbst gedient [42]. Die 7. Version der SoC hingegen verfolgt in erster Linie das Ziel, Transgender-Menschen den Zugang zum Gesundheitssystem zu erleichtern und die Versorgung der assoziierten Gesundheitsbedürfnisse professionell, differenziert und individualisiert zu gestalten: weg von systematischer Auswahl und Begutachtung hin zur anspruchsvollen Transgenderversorgung, die bei individueller Geschlechtsdysphorie und (Trans)-Identität nachhaltiges Wohlbefinden ermöglicht. Zudem wird empfohlen, den in den ersten Versionen der SoC üblichen, eher linearen Behandlungsverlauf (Zunächst Diagnostik, Psychotherapie und Alltagserfahrungen, dann die Hormonbehandlung, später chirurgische Eingriffe) individuell entlang den der Geschlechtsdysphorie zugrunde liegenden Faktoren zu modifizieren. Individuelle Transgender-Entwicklungen erfordern individualisierte und flexible Lösungswege.

Auch bei den deutschen "Standards zur Behandlung und Begutachtung von Transsexuellen" [43] ging es zentral um die Fragen, für wen und zu welchem Zeitpunkt welche Behandlungen indiziert sind bzw. welche somatischen Maßnahmen zur Veränderung der geschlechtlichen Erscheinung geeignet sind, um die Geschlechtsdysphorie deutlich und nachhaltig zu lindern. Während die internationalen SoC seit 1997 bislang dreimal überarbeitet wurden, liegen die deutschen Standards bis heute in ihrer Originalversion vor. Mittlerweile gelten sie jedoch aus inhaltlichen (u.a. Fokus auf Transsexualismus, nicht auf Geschlechtsdysphorie) und methodischen Gründen (z.B. fehlende Erfassung der Interessen von Transgender-Menschen, Verzicht auf systematische Literaturrecherche) als überarbeitungsbedürftig. Daher hat die Deutsche Gesellschaft für Sexualforschung (DGfS) die Entwicklung einer evidenzbasierte Leitlinie mit dem Ziel initiiert, die Qualität der Transgenderversorgung zu optimieren.

Die Leitlinie (http://dgfs.info/category/leitlinienentwicklung/) soll unmittelbar zur Verbesserung der Transgender-Versorgung in Deutschland beitragen. Um die medizinische Notwendigkeit der zur Verfügung stehenden somatischen Behandlungen zur Veränderung der geschlechtsbezogener

Körpermerkmale empirisch zu fundieren, sollen evidenzbasierte Empfehlungen erarbeitet werden. Ziel ist die Praxis der Transgender-Versorgung insgesamt zu verbessern und die Position der um Behandlung nachsuchenden Transgender-Menschen zu stärken. Das genannte Ziel begründet daher die Forderung nach einer methodisch-hochwertigen S3-Leitlinie nach den Standards der Arbeitsgemeinschaft der Wissenschaftlichen Medizinischen Fachgesellschaften (AWMF). Dabei umfasst die der Leitlinienentwicklung zugrunde liegende Methodik drei wesentliche Elemente (vgl. [44]):

- eine systematische Evidenzbasierung durch systematische Recherche, Auswahl und Bewertung der Literatur
- ein repräsentatives Leitliniengremium, das die angemessene Beteiligung von Transgender-Menschen gewährleistet und
- eine strukturierte Konsensfindung unter Verwendung einer formalen Konsensustechnik (z.B. Nominaler Gruppenprozess).

Um die zukünftige Praxis der Transgender-Versorgung tatsächlich zu verbessern (das Ziel der Leitlinie), ist die Akzeptanz der Leitlinie sowohl auf Seiten der Ärzte und Psychotherapeuten als auch bei Transgender-Menschen, die eine therapeutische Veränderung geschlechtsbezogener Körpermerkmale anstreben, unerlässlich. Von anderen Leitlinienverfahren ist das Problem mangelnder Akzeptanz jedoch hinlänglich bekannt (u.a. [45, 46]). Die sorgfältige Evidenz- und Konsensbasierung als notwendige Grundlagen einer S3-Leitlinie sollen damit sowohl der hochwertigen methodischen Qualität dienen wie zu einer möglichst breiten Akzeptanz der Leitlinie innerhalb der verschiedenen Interessengruppen beitragen. Insgesamt verfolgt die Entwicklung einer AWMF-S3-Leitlinie zur Diagnostik, Beratung und Therapie der Geschlechtsdysphorie das Ziel dazu beizutragen, dass sich für Transgender-Menschen ein Zuwachs an medizinischer Entscheidungssicherheit und Schutz vor willkürlicher Behandlung etabliert, dass mit Bezug auf individuelle und situative Bedürfnisse die Flexibilität im Rahmen der Transgenderversorgung zunimmt und sich insgesamt ein Klima des Vertrauens zwischen behandlungssuchenden Transgender-Menschen und Akteuren der Gesundheitsversorgung entwickelt [47].

6.8. Zentrale Aspekte des Paradigmenwechsels

Insgesamt benötigen Transgender-Menschen im Zuge ihrer Transition häufig die Unterstützung durch psychotherapeutische und andere medizinische Expertise. Eine psychotherapeutische Begleitung der Transition kann inhaltlich empfohlen werden, wenn sie in der Lage ist, sich an den Bedürfnissen der um Behandlung nachsuchenden Transgender-Menschen ebenso zu orientieren, wie an den spezifischen Problemen, individuellen Anliegen und Grenzsetzungen. Spezialisierte Psychotherapeuten und Psychiater stellen zudem die Indikationen für somatische Behandlungen. Das Wissen um die Anforderungen an eine qualitativ hochwertige Transgender-Versorgung sollte daher auf Seite der Ärzte und Psychotherapeuten gewährleistet sein. Seit dem Erscheinen der 1. Auflage des Therapieleitfadens haben sich die Diagnostik und Therapie der Transsexualität weitreichend verändert und einen Paradigmenwechsel in der Transgender-Versorgung bewirkt (siehe auch [48]). Die folgende Tabelle bietet daher abschließend einen Überblick (☞ Tab. 6.2).

	Position aus der 1. Auflage des Therapieleitfadens	Veränderungen seit der 1. Auflage des Therapieleitfadens
1.	Transsexualität ist eine psychiatrische Erkrankung.	Menschen, die sich nicht eindeutig einem Geschlecht zuordnen oder deren Geschlechtserleben von dem bei Geburt zugewiesenem Geschlecht abweicht, können als Transgender beschrieben werden. Der Begriff Transgender ist frei von einer Bezugnahme auf Pathologie. Hingegen wird gemäß DSM-5 das Leiden unter der mangelnden Übereinstimmung zwischen Gender und zugewiesenem Geschlecht im Sinne der Geschlechtsdysphorie als krankheitswertige Störung aufgefasst.
2.	Ein Mensch ist entweder transsexuell oder nicht.	Im Rahmen der Transgender-Versorgung wird sowohl die Existenz von mehr als zwei eindeutigen körperlichen Erscheinungsformen (männlich/weiblich) akzeptiert als auch mehr als zwei Gender angenommen. Nicht alle Menschen erleben sich als Mann oder Frau.
3.	"Echte Transsexuelle" sind homosexuell orientiert (in Bezug auf ihr so genanntes körperliches Geschlecht).	Die sexuelle Orientierung stellt kein differentialdiagnostisches Kriterium dar.
4.	"Echte Transsexuelle" wollen sowohl eine Behandlung mit Sexualhormonen als auch genital- und brustchirurgische Maßnahmen.	Im Rahmen der Transgender-Versorgung werden psychotherapeutische und somatische Behandlungen differenziert mit dem Ziel indiziert, die Geschlechtsdysphorie nachhaltig zu lindern. Die Art und das Ausmaß der angestrebten Behandlungen lassen keinen Rückschluss auf das Vorliegen einer Geschlechtsdysphorie zu.
5.	Die Aufgabe der Psychotherapie ist es, jene Menschen, die Behandlung aufsuchen, von ihrem Wunsch nach somatischen Behandlungen zu befreien.	Die Aufgabe der multimodalen Therapie der Geschlechtsdysphorie ist, den Leidensdruck zu lindern und Transgender-Menschen eine Zunahme an Lebensqualität zu ermöglichen.

Tab. 6.2: Veränderungen seit der 1. Auflage.

Literatur

1. Becker S (2004). Transsexualität - Geschlechtsidentitätsstörung. In G. Kockott & E.-M. Fahrner (Eds.), Sexualstörungen (pp. 153-201). Stuttgart: Thieme.

2. Nieder TO, Richter-Appelt H (2013). Transgender: Transsexualität, Geschlechtsinkongruenz und Geschlechtsdysphorie. In P. Briken & M. Berner (Eds.), Praxisbuch Sexuelle Störungen (pp. 203-222). Stuttgart: Thieme.

3. Nieder TO, Richter-Appelt H (2011) Tertium non datur - either/or reactions to transsexualism amongst health care professionals: the situation past and present, and its relevance to the future. Psychology & Sexuality, 2(3):224-243.

4. Becker S (2009) Transsexuelle Entwicklungen: Verlaufsdiagnostik, Psychotherapie und Indikation zu somatischen Behandlungen Psychotherapie im Dialog, 10(1):12-18.

5. Dilling H, Mombour W, Schmidt MH (2005). Internationale Klassifikation psychischer Störungen, Kapitel V (F) (Vol. 5). Bern: Hans Huber.

6. Drescher J, Cohen-Kettenis P, Winter S (2012) Minding the body: Situating gender identity diagnoses in the ICD-11. International Review of Psychiatry 24(6):568-577.

7. APA (2013). Diagnostic and statistical manual of mental disorders (5th ed.). Washington, DC: Author.

8. Richter-Appelt H (2013) Intersexualität nicht Transsexualität. Bundesgesundheitsblatt - Gesundheitsforschung - Gesundheitsschutz 56(2):240-249.

9. Schweizer K, Nieder TO (2013) Variationen der somatosexuellen und psychosexuellen Entwicklung - Intersexphänomene, Geschlechtsdysphorie und transsexuelle

Entwicklungen. In K. Tabbert, A.-V. Stirn, S. Wehrum & R. Stark (Eds.), Körper, Sexualität und Neurobiologie (pp. 87-104). Stuttgart: Kohlhammer.

10. Quindeau I (2012) Geschlechtsentwicklung und psychosexuelle Zwischenräume aus der Perspektive neuerer psychoanalytischer Theoriebildung. In K. Schweizer & H. Richter-Appelt (Eds.), Intersexualität kontrovers: Grundlagen, Erfahrungen, Positionen (pp. 119-130). Gießen: Psychosozial-Verlag.

11. Schweizer K (2012) Identitätsbildung und Varianten der Geschlechtsidentität. In K. Schweizer & H. Richter-Appelt (Eds.), Intersexualität kontrovers: Grundlagen, Erfahrungen, Positionen (pp. 459-484). Gießen: Psychosozial-Verlag.

12. Meyer-Bahlburg HFL (2010) From mental disorder to iatrogenic hypogonadism: Dilemmas in conceptualizing gender identity variants as psychiatric conditions. Archives of Sexual Behavior 39(2):461-476.

13. Zucker K, Cohen-Kettenis P, Drescher J, Meyer-Bahlburg HL, Pfäfflin F, Womack W (2013) Memo Outlining Evidence for Change for Gender Identity Disorder in the DSM-5. Arch Sex Behav 42(5):901-914.

14. MDS (2009) Grundlagen der Begutachtung, Begutachtungsanleitung, Geschlechtsangleichende Maßnahmen bei Transsexualität. Essen: Medizinischer Dienst des Spitzenverbandes Bund der Krankenkassen: MDS.

15. Sigusch V (2013) Liquid Gender. Z Sexualforsch 26(02):185-187.

16. American Medical Association (2008) Resolution 122, removing barriers to care for transgender patients. In A. M. Association (Ed.). Chicago, IL: Author. Retrieved on Dec 3, 2013, from http://www.ama-assn.org/ama1/pub/upload/mm/16/a08_hod_resolutions.pdf.

17. American Psychiatric Association (2012) Position statement of access to care for transgender and gender variant individuals. Retrieved on Dec 3, 2013 from ps2012_transgendercare.

18. American Psychological Association Task Force on Gender Identity and Gender Variance (2009) Report of the task force on gender identity and gender variance. Washington, DC: Author. Retrieved on Dec 3, 2013 from http://www.apa.org/pi/lgbt/resources/policy/gender-identity-report.pdf.

19. World Professional Association for Transgender Health (2010) Statement urging the de-psychopathologisation of gender variance. Retrieved on Dec 3, 2013 from http://www.wpath.org/uploaded_files/140/files/de-psychopathologisation%205-26-10 %20on%20 letterhead.pdf.

20. APA (1968) Diagnostic and statistical manual of mental disorders (2nd ed.). Washington, DC: Author.

21. Bayer R (1981) Homosexuality and American psychiatry: The politics of diagnosis. New York: Basic Books.

22. Green R (2004) In Memoriam: Judd Marmor, M.D. Arch Sex Behav 33(4):327-328.

23. APA (1980) Diagnostic and statistical manual of mental disorders (3rd ed.). Washington, DC: Author.

24. APA (1994) Diagnostic and statistical manual of mental disorders (4th ed.). Washington, DC: Author.

25. APA (2000) Diagnostic and statistical manual of mental disorders (4th ed., revised). Washington, DC: Author.

26. Lev AI (2013) Gender Dysphoria: Two Steps Forward, One Step Back. Clinical Social Work Journal, 41(3):288-296.

27. WPATH (2011) Standards of Care for the Health of Transsexual, Transgender, and Gender Nonconforming People, 7th Version. Minneapolis: WPATH.

28. Richter-Appelt H, Nieder TO (2014a) Die Entwicklung der Versorgungsempfehlungen im Kontext von Transsexualität seit 1979. In H Richter-Appelt & TO Nieder (Eds.), Transgender-Gesundheitsversorgung. Eine kommentierte Herausgabe der Standards of Care der World Professional Association for Transgender Health. Gießen: Psychosozial-Verlag.

29. Eicher W (1996) Transformationsoperation. In U. Clement & W. Senf (Eds.), Transsexualität: Behandlung und Begutachtung. Stuttgart: Schattauer.

30. Richter-Appelt H, Nieder TO (Eds.) (2014b). Transgender-Gesundheitsversorgung. Eine kommentierte Herausgabe der Standards of Care der World Professional Association for Transgender Health. Gießen: Psychosozial-Verlag.

31. Nieder TO, Cerwenka S, Richter-Appelt H (2014) Nationale und internationale Ansätze der Diagnostik und Versorgung von Menschen mit Transsexualität oder Geschlechtsdysphorie. In H Richter-Appelt & TO Nieder (Eds.), Transgender-Gesundheitsversorgung. Eine kommentierte Herausgabe der Standards of Care der World Professional Association for Transgender Health. Gießen: Psychosozial-Verlag.

32. Fuchs W, Ghattas DC, Reinert D, Widmann C (2012) Studie zur Lebenssituation von Transsexuellen in Nordrhein-Westfalen. Ministerium für Gesundheit, Emanzipation, Pflege und Alter des Landes Nordrhein-Westfalen. Köln.

33. Hamm JA, Sauer AT (2014) Perspektivenwechsel: Vorschläge für eine menschenrechts- und bedürfnisorientierte Trans-Gesundheitsversorgung. Zeitschrift für Sexualforschung 27(01):4-30.

34. Murad MH, Elamin MB, Garcia MZ, Mullan RJ, Murad A, Erwin PJ, Montori VM (2010) Hormonal therapy and sex reassignment: A systematic review and meta-

analysis of quality of life and psychosocial outcomes. Clin Endocrinol (72):214-231.

35. Loh A, Simon D, Kriston L, Härter M (2007) Shared Decision Making in Medicine. Dtsch Arztebl International 104(21):1483-1488.

36. Radix A, Eisfeld J (2014) Informierte Zustimmung in der Trans-Gesundheitsversorgung. Zeitschrift für Sexualforschung 27(01):31-43.

37. Preuss WF, Nieder TO, Briken P (2012) Schwerpunkte der Psychotherapie bei transsexuellen Entwicklungen. Der Neurologe und Psychiater 13(10):58-65.

38. Cerwenka S, Nieder TO, Briken P, Cohen-Kettenis PT, Cuypere GD, Haraldsen IRH, Richter-Appelt H (2013) Intimate Partnerships and Sexual Health in Gender-Dysphoric Individuals Before the Start of Medical Treatment. International Journal of Sexual Health 26(1): 52-65.

39. Cerwenka S, Nieder TO, Cohen-Kettenis P, De Cuypere G, Haraldsen IRH, Kreukels BPC, Richter-Appelt H (2013) Sexual Behavior of Gender-Dysphoric Individuals Before Gender-Confirming Interventions: A European Multicenter Study. J Sex Marital Ther 40(5):457-471.

40. Güldenring A (2009) Phasenspezifische Konfliktthemen eines transsexuellen Entwicklungsweges. Psychotherapie im Dialog 10:25-31.

41. Coleman E (2009) Toward Version 7 of the World Professional Association for Transgender Health‘s Standards of Care: Psychological Assessment and Approaches to Treatment. International Journal of Transgenderism 11(2):69-73.

42. Meyerowitz J (2002) How Sex Changed - A History of Transsexuality in the United States. Cambridge: Harvard University Press.

43. Becker S, Bosinski HAG, Clement U, Eicher W, Goerlich TM, Hartmann U, Wille R (1997) Standards der Behandlung und Begutachtung von Transsexuellen der Deutschen Gesellschaft für Sexualforschung, der Akademie für Sexualmedizin und der Gesellschaft für Sexualwissenschaft. Zeitschrift für Sexualforschung 10: 147-156.

44. AWMF (2012) AWMF-Regelwerk "Leitlinien". Verfügbar: http://www.awmf.org/leitlinien/awmf-regelwerk.html (Zugriff am 01.11.13).

45. Grimshaw JM, Thomas RE, MacLennan G, Fraser C, Ramsay CR, Vale L, Donaldson C (2004) Effectiveness and efficiency of guideline dissemination and implementation strategies. Health Technol Assess 8(6):1-72.

46. Nast A, Erdmann R, Pathirana D, Rzany B (2008) Translating psoriasis treatment guidelines into clinical practice - the need for educational interventions and strategies for broad dissemination. J Eval Clin Pract 14(5):803-806.

47. Nieder TO, Strauß B (2014) Leitlinie zur Diagnostik, Beratung und Behandlung bei Geschlechtsdysphorie. Stand der aktuellen Entwicklungen. Zeitschrift für Sexualforschung 27(01):59-76.

48. Nieder TO, Briken P, Richter-Appelt H (2014) Transgender, Transsexualität und Geschlechtsdysphorie: Aktuelle Entwicklungen in Diagnostik und Therapie. [Transgender, Transsexualism and Gender Dysphoria: Current Developments in Diagnostics and Health Care]. Psychotherapie Psychosomatik Medizinische Psychologie 64(06):232-245.

7. Geschlechtsidentitätsstörungen (Genderdysphorie) und deren Behandlung im Kindes- und Jugendalter

7.1. Kinder und Jugendliche mit GD/GIS – Eine interdisziplinäre Herausforderung

Erwachsene Patienten, die an einer anhaltenden und profunden Geschlechtsdysphorie (GD, DSM-V: 302.85) im Sinne einer Transsexualität (ICD-10: F64.0) leiden, berichten mehrheitlich aus Ihrer Kindheit und Jugendzeit von Verhaltens- und Erlebnisweisen, die es gerechtfertigt erscheinen lassen, bei den Betroffenen retrospektiv die Diagnose einer Geschlechtsidentitätsstörung (GIS) im Kindesalter (ICD-10: F64.2) zu stellen. Das heißt, dass sie bereits in jungen Jahren ihr Geburtsgeschlecht ablehnten und sich dem anderen Geschlecht zugehörig fühlten, was seinen Ausdruck fand unter anderem

- in verbalen Äußerungen eines deutlichen Unbehagens über das Geburts-/Erziehungsgeschlecht und des anhaltenden Wunsches, dem anderen Geschlecht anzugehören,
- in einem Auftreten und Verhalten, welches – gemessen an den in der Gesellschaft üblichen stereotypen Zuschreibungen – als atypisch für ihr biologisches Geschlecht gilt,
- in der, vielfach durchgängigen, Bevorzugung von Kleidung und sonstigen äußerlichen Attributen (z.B. Haarlänge, ggf. Schminke u.ä.) des gewünschten Geschlechts,
- in der Präferenz von gegengeschlechtlichen Spielkameraden und Spielzeugen bzw. Spielhandlungen, welche als eher typisch für das jeweils andere Geschlecht gelten, und
- in einer (mehr oder weniger stark ausgeprägten) expliziten Ablehnung der primären und sekundären Geschlechtsmerkmale ihres biologischen Geschlechts.

Oft lassen sich die von den Patienten gemachten Angaben durch fremdanamnestische Auskünfte, beispielsweise durch Bericht der Eltern bestätigen, mithin auch anhand von mitgebrachten Photographien validieren, die den Entwicklungsverlauf der Betroffenen – deren körperliche und psychosozioemotionale respektive psychosexuelle Reifung – widerspiegeln, sofern hier eine repräsentative Auswahl getroffen wurde. Tatsächlich können sich GD/GIS bereits ab dem frühen Kleinkindalter manifestieren [1]. Unterschiedlich ist das Ausmaß, in dem die Betroffenen unter der Inkongruenz zwischen biologischem Geschlecht und Identifikationsgeschlecht (der angestrebten Geschlechtsrolle) litten.

Kinder- und Jugendpsychiater und -psychotherapeuten ebenso wie Kinderärzte und Sexualmediziner wissen indes sehr wohl, dass keineswegs alle Kinder mit Rollen-non-konformen Verhalten zwangsläufig transsexuell werden. Selbst für diejenigen Kinder, bei denen sämtliche diagnostische Kriterien der GD im Kindesalter (DSM-V: 302.6) erfüllt sind, trifft dies nicht zu. Wenn aber nicht von einer Persistenz der Symptomatik ausgegangen werden kann und diese, wie mehrfach gezeigt werden konnte, nur bei einer kleinen Minderheit zu beobachten ist, so ist die GD/GIS bei *Kindern* von jener im *Jugendalter* und von der GD/GIS *erwachsener Patienten* gedanklich getrennt zu halten und als eigenständige diagnostisch-nosologische Entität zu betrachten. Sowohl das DSM-V als auch die ICD-10 tragen dem Rechnung.

Eine wichtige Aufgabe – vielleicht die größte Herausforderung auf dem Feld der GD überhaupt – besteht darin, verlässliche Prädiktoren zu finden, anhand derer vorauszusagen ist, ob das betreffende Kind bzw. der/die Adoleszente eine transsexuelle Entwicklung nehmen wird oder nicht. Dem sicheren Nachweis der Irreversibilität der Geschlechtsidentitäts*transposition* (im Sinne einer profunden und überdauernden Transsexualität) kommt deshalb eine überragende Bedeutung zu, weil dies die Voraussetzung für die Einleitung der von den Betroffenen (sowie teils auch von deren Eltern) gewünschten somato-medizinischen – d.h. hormonellen Behandlung – und juristischen Maßnahmen zur Vornamen- und Personenstandsänderung darstellt. Aus diesen, den weiteren Ausführungen vorangestellten Überlegungen ergeben sich einige folgenreiche Schlüsse, die es in der

Behandlung von Kindern und Jugendlichen mit GD/GIS unbedingt zu berücksichtigen gilt.

Ziel dieses Beitrags ist es, die besonderen Schwierigkeiten aufzuzeigen, mit denen sich Kinder- und Jugendpsychiater und -psychotherapeuten sowie pädiatrische Endokrinologen oder Gynäkologen konfrontiert sehen, die Kinder und Jugendliche mit GD/GIS behandeln. Der Fokus liegt dabei auf der kritischen Reflexion der Frage, zu welchem Zeitpunkt bei Adoleszenten mit GD/GIS bzw. Verdacht auf transsexuelle Entwicklung eine (diagnostische Festlegung und die damit in der Regel verbundene) therapeutische Weichenstellung erfolgen sollte. Nach einem ausführlichen Überblick über die vorliegenden, zur Beantwortung dieser Frage hoch relevanten Katamnese-Studien und nach Darstellung der unterschiedlichen Verläufe und möglichen Differenzialdiagnosen während der Adoleszenz, soll die Debatte über unterschiedliche Behandlungsstrategien, insbesondere die Kontroverse um die frühzeitige Hormonbehandlung erörtert werden. Dies schließt auch Überlegungen zu medizinethischen Prinzipien ärztlich-therapeutischen Handelns unter Berücksichtigung entwicklungspsychiatrischer Aspekte mit ein. Vorab sollen jedoch die altersspezifischen Besonderheiten der Klassifikation, Symptomatik und Diagnostik sowie die Prävalenzentwicklung erläutert werden.

7.1.1. Klassifikation (ICD-10, DSM-V): Separate Diagnosekriterien für GD/GIS im Kindesalter

Im Klassifikationssystem der WHO, *ICD-10*, werden die *Störungen der Geschlechtsidentität im Kindesalter (F64.2)* gesondert neben *Transsexualismus (F64.0)* und *Transvestitismus unter Beibehaltung beider Geschlechtsrollen (F64.1)* sowie den *sonstigen (F64.8)* bzw. *nicht näher bezeichneten GIS (F64.9)* im Kapitel *Persönlichkeits- und Verhaltensstörungen* aufgeführt [2]. Ausdrücklich wird darauf hingewiesen, dass ein bloßes Abweichen von den kulturellen Geschlechterstereotypien (also burschikoses Verhalten bei Mädchen oder mädchenhaftes Verhalten bei Jungen) für die Diagnose *GIS im Kindesalter* nicht ausreicht. Es wird ferner ein Beginn der Symptomatik deutlich vor der Pubertät gefordert, und die Diagnose kann nur bis zum Einsetzen der Pubertät vergeben werden. GD/GIS bei Personen, welche die Pubertät erreicht haben, sind nach der ICD-10 unter *Psychische und Verhaltensstörungen in Verbindung mit der sexuellen Entwicklung und Orientierung* (F66.-) zu klassifizieren.

Nach Abschluss der Pubertät ist die ICD-10-Diagnose *Transsexualismus (F64.0)* erst dann gerechtfertigt, wenn der Wunsch, als Angehörige/r des anderen Geschlechts zu leben, und der Wunsch nach geschlechtsangleichenden Maßnahmen mindestens zwei Jahre durchgehend bestehen. Sind die diagnostischen Kriterien nur teilweise erfüllt oder liegen intersexuelle Fehlbildungen vor, können die Diagnosen *Sonstige Störung der Geschlechtsidentität (F64.8)* oder *Nicht näher bezeichnete Störung der Geschlechtsidentität (F64.9)* zutreffen. Eine Subgruppe von jugendlichen Patienten äußert den Wunsch, als Person des Gegengeschlechts leben zu wollen, wünscht jedoch keine operative Geschlechtsangleichung; für diese Jugendlichen wird derzeit üblicherweise der Begriff *"Transgender"* verwendet.

Bereits die vierte Fassung des DSM, *DSM-IV* [APA 1994], lieferte im Vergleich zur ICD-10 präzisere, weil differenziert prüfbare Kriterien für die Diagnose "Geschlechtsidentitätsstörung". Der Begriff "Transsexualität" wurde aufgegeben, da er zu sehr auf das Vorhandensein des Wunsches nach operativer Geschlechtsumwandlung fixiert war. Unglücklicherweise wurden die Diagnose-Kriterien für *Geschlechtsidentitätsstörung bei Kindern* (DSM-IV-TR: 302.6) und *Geschlechtsidentitätsstörung bei Jugendlichen und Erwachsenen* (DSM-IV-TR: 302.85) gemeinsam aufgeführt, so dass der Eindruck entstehen könnte, das eine sei der automatische Vorläufer des anderen. Das im Mai 2013 erschienene *DSM-V* [3] weist nun einige bedeutsame Änderungen zur Vorgänger-Version auf:

- In Erwägung, dass die Geschlechtsidentität der betreffenden Personen *per se* nicht gestört sei, nur eben nicht zu ihrem körperlichen und Zuweisungsgeschlecht passe, wird nun der Begriff "Geschlechtsdysphorie" *(Gender dysphoria)* verwendet. Es wird somit auch hinterfragt, ob eine psychiatrische Störung i.e.S. vorliegt.
- Die Diagnose für das Kindesalter (DSM-V: 302.6) ist entkoppelt von jener des Jugend- und Erwachsenenalters (DSM-V: 302.85). Beide werden in einem eigenen Kapitel und nicht mehr gemeinsam mit sexuellen Funktionsstörungen und Paraphilien abgehandelt.

- Intersexualität (*Disorders of Sex Development*, DSD) ist im DSM-V kein Ausschlusskriterium mehr für die Diagnose *Gender dysphoria*.
- Darüber hinaus werden auch Geschlechtsidentitäten, die sich der binären Kategorisierung als männlich oder weiblich widersetzen, unter dieser Rubrik eingeordnet, sofern das Wunsch- bzw. Identitätsgeschlecht vom biologischen Geschlecht abweicht und ein klinisch signifikanter Leidensdruck vorliegt.

Gemeinsam ist den aktuellen ICD- und DSM-Klassifikationen, dass sie für das Kindesalter den Begriff "transsexuell" strikt vermeiden – die Diagnose "Transsexualität bei Kindern/im Kindesalter" gibt es nicht! – und dass sie die Kriterien für (präpuberale) Kinder von jenen für Jugendliche unterscheiden. Ferner betonen sowohl die ICD-10 als auch das DSM-V den Unterschied zwischen einerseits (lediglich) *geschlechtsatypischem bzw. Rollennonkonformem Verhalten*, das für sich genommen keinen Störungswert hat, und andererseits der mit Leidensdruck einhergehenden Ablehnung der zugewiesenen Geschlechtszugehörigkeit mit *Wunsch nach Zugehörigkeit zum anderen Geschlecht*. Weil der in der ICD-10 (im Gegensatz zum DSM-V) noch verwendete Terminus "Transsexualität" für erwachsene Patienten reserviert ist, wird empfohlen, bei Adoleszenten die Umschreibung *"wahrscheinliche transsexuelle Entwicklung"* oder "*Transsexualität in statu nascendi*", alternativ *"GD/GIS des Jugendalters"* zu verwenden.

7.1.2. Leitsymptomatik und Diagnostik: Altersspezifische Besonderheiten

Kennzeichnend und diagnostisch wegweisend ist *alters- und geschlechtsübergreifend* die ausgeprägte Inkongruenz zwischen der subjektiv erlebten und der zugewiesenen Geschlechtszugehörigkeit, die mindestens sechs Monate andauert und die in klinisch bedeutsamem Ausmaß Leiden oder Beeinträchtigung in sozialen, schulischen/beruflichen oder anderen wichtigen Funktionsbereichen verursacht. In Abhängigkeit vom Entwicklungsalter lassen sich jedoch Unterschiede bezüglich der Symptompräsentation beobachten, die sowohl die Art als auch die Ausprägung betreffen. Dies ist auch diagnostisch von Relevanz.

- Bei ***Kindern*** äußert sich die GD in der Bevorzugung von Kleidung und sonstigen äußerlichen Attributen (z.B. Haarlänge, Schmuck) des gewünschten Geschlechts, in der Präferenz von gegengeschlechtlichen Spielkameraden und Spielzeugen bzw. Spielhandlungen, die als typisch für das andere Geschlecht gelten, sowie in einer expliziten, mehr oder weniger stark ausgeprägten Ablehnung der primären und sekundären Geschlechtsmerkmale des biologischen Geschlechts. Jüngere Kinder behaupten bisweilen, die Genitalien des anderen Geschlechts zu besitzen bzw. im weiteren Entwicklungsverlauf noch zu erlangen. Mädchen äußernd den Wunsch, dass Brustbildung und Menstruation nicht eintreten, Jungen wünschen sich ein Verschwinden der männlichen Genitalien. Bei Mädchen ist zudem häufig die Abneigung zu beobachten, im Sitzen zu urinieren.
- ***Jugendliche*** mit GIS/GD äußern die Überzeugung, im "falschen Körper" zu sein, dem anderen Geschlecht anzugehören und die typischen Empfindungen, Gefühle und charakteristischen Erlebnisweisen des anderen Geschlechts zu haben. Sie sind in der Regel sehr damit beschäftigt, äußerlich wie eine Person des Gegengeschlechts zu wirken. Dies ist oft verbunden mit dem starken Verlangen bzw. Insistieren darauf, dass somato-medizinische Maßnahmen (hormonelle/chirurgische Behandlung) zur phänotypischen Angleichung an das Erscheinungsbild des Identitätsgeschlechts eingeleitet werden. Bei biologisch weiblichen Patienten ist das Abbinden der Brüste oder der Versuch, diese durch Tragen besonders weiter Kleidung zu verbergen, typisch. Die Betroffenen sind häufig depressiv verstimmt, verzweifelt und hegen nicht selten Hass gegen ihren Körper, der sich bisweilen in selbstverletzendem, mitunter auch suizidalem Verhalten äußert.

Zur Diagnosestellung sollten die Kriterien des DSM-V für *Geschlechtsdysphorie bei Kindern* (302.6) und für *Geschlechtsdysphorie bei Jugendlichen und Erwachsenen* (302.85) herangezogen werden (Kasten 1 und 2). Die Sicherung der Diagnose sollte ausnahmslos durch einen in der Arbeit mit Kindern und Adoleszenten mit GD/GIS erfahrenen Facharzt für Kinder- und Jugendpsychiatrie und Psychotherapie erfolgen, im günstigsten Fall im Rahmen einer interdisziplinären Spezialsprechstunde; bei Jugendlichen ist eine zusätzliche, spezielle sexualmedizinische Expertise erforderlich. Im Verlauf sollte immer auch eine gründliche körperliche Untersuchung durch einen pädiatrischen Endokrinologen erfolgen; dieser kann dann ggf. über die Notwendigkeit weiterer diagnostischer Maßnahmen zum Ausschluss intersexueller Störungen (Störungen der somatosexuellen Differenzierung) entscheiden.

Kasten 1:
DSM-V 302.6:
Geschlechtsdysphorie bei Kindern

A. Ausgeprägte Inkongruenz zwischen dem erlebten/ausgedrückten und dem zugewiesenen Geschlecht (*"gender"*), die mindestens 6 Monate andauert und sich durch mindestens 6 der folgenden Kriterien manifestiert (eines davon muss Kriterium A1 sein):

(1.) Starker Wunsch, dem anderen Geschlecht anzugehören oder ein Bestehen darauf, dass er oder sie dem anderen Geschlecht (oder einem alternativen Geschlecht, das von dem zugewiesenen abweicht) angehört.

(2.) Bei als *Jungen* erzogenen Kindern eine ausgeprägte Bevorzugung für das Tragen gegengeschlechtlicher Kleidung oder die Nachahmung weiblicher Aufmachung; bei als *Mädchen* erzogenen Kindern ausgeprägte Bevorzugung des Tragens ausschließlich jungentypischer Bekleidung und ein starker Widerstand gegen das Tragen typischer Mädchenbekleidung.

(3.) Ausgeprägte Bevorzugung gegengeschlechtlicher Charaktere in Rollen- oder Fantasiespielen.

(4.) Ausgeprägte Bevorzugung von Spielzeug, Spielen oder Aktivitäten, die für das andere Geschlecht typisch sind.

(5.) Ausgeprägte Bevorzugung von Spielgefährten des anderen Geschlechts.

(6.) Bei als *Jungen* erzogenen Kindern ausgeprägte Ablehnung von Spielzeug, Spielen oder Aktivitäten, die für Jungen typisch sind und eine ausgeprägte Vermeidung von Rauf- und Tobespielen; bei als *Mädchen* erzogenen Kindern starke Ablehnung von Spielzeug, Spielen oder Aktivitäten, die für Mädchen typisch sind.

(7.) Starke Abneigung gegen die eigenen körperlichen Geschlechtsmerkmale.

(8.) Starker Wunsch, diejenigen primären und/oder sekundären Geschlechtsmerkmale zu haben, die dem gefühlten Geschlecht (*"one's experienced gender"*) entsprechen.

B. Der Zustand geht einher mit klinisch bedeutsamem Leiden oder Beeinträchtigung in sozialen, schulischen oder anderen wichtigen Funktionsbereichen.

Spezifiziere, ob:
Mit Störung der sexuellen Entwicklung (DSD): z.B. angeborene adrenogenitale Störung wie 255.2 [E25.0] – Adrenogenitales Syndrom oder 259.50 [E34.50] – Androgen-Insensivitäts-Syndrom.

Kodierungshinweis: Kodiere sowohl die Störung der sexuellen Entwicklung (DSD) als auch die Geschlechtsdysphorie.

Kasten 2:
DSM-V 302.85:
Geschlechtsdysphorie bei Jugendlichen und Erwachsenen

A. Ausgeprägte Inkongruenz zwischen der erfahrenen/erlebten Geschlechtszugehörigkeit (*"gender"*) und der zugewiesenen Geschlechtszugehörigkeit, die mindestens 6 Monate andauert und sich durch zwei oder mehr der folgenden Kriterien manifestiert (eines davon muss Kriterium A1 sein):

(1.) Eine ausgeprägte Inkongruenz zwischen der erfahrenen/erlebten Geschlechtszugehörigkeit (*"gender"*) und den primären und/oder sekundären Geschlechtsmerkmalen (oder, bei jungen Adoleszenten, den erwarteten sekundären Geschlechtsmerkmalen).

(2.) Ein starker Wunsch, die primären und/oder sekundären Geschlechtsmerkmalen loszuwerden (oder, bei jungen Adoleszenten, die Entwicklung der erwarteten sekundären Geschlechtsmerkmalen zu verhindern).

(3.) Ein starkes Verlangen, die primären und/oder sekundären Geschlechtsmerkmale des anderen Geschlechts zu haben.

(4.) Der starke Wunsch, dem anderen Geschlecht (oder einem alternativen Geschlechts, welches vom zugewiesenen abweicht) anzugehören.

(5.) Der starke Wunsch, wie ein Angehöriger des anderen Geschlecht (oder eines alternativen Geschlechts, welches vom zugewiesenen abweicht) behandelt zu werden.

(6.) Die starke (feste) Überzeugung, dass man die typischen Gefühle und Reaktionen des anderen Geschlechts (oder eines alternativen Geschlechts, welches vom zugewiesenen abweicht) habe.

B. Das Störungsbild verursacht in klinisch bedeutsamer Weise Leiden oder Beeinträchtigung in sozialen, beruflichen oder anderen wichtigen Funktionsbereichen.

Spezifiziere, ob:
Mit Störung der sexuellen Entwicklung (DSD): z.B. angeborene adrenogenitale Störung wie 255.2 [E25.0] – Adrenogenitales Syndrom oder 259.50 [E34.50] – Androgen-Insensivitäts-Syndrom.

Kodierungshinweis: Kodiere sowohl die Störung der sexuellen Entwicklung (DSD) als auch die Geschlechtsdysphorie.

Das diagnostische Vorgehen orientiert sich an den deutschen AWMF-Leitlinien [4] sowie den internationalen Leitlinien [5]. Hilfreich ist die Verwendung spezifischer GD/GIS-Fragebögen und -Interviews, die von der Amsterdamer Arbeitsgruppe entwickelt und inzwischen ins Deutsche übersetzt wurden, selbst wenn eine Validierung der deutschsprachigen Version noch aussteht (*Utrecht Gender Dysphoria Scale, UGDS* [6]; *Gender Identity Interview for Children, GIIC* [7]). Alternativ können die in Toronto entwickelten standardisierten Fragebögen bzw. Interviews eingesetzt werden [8, 9]. Als projektives Verfahren kommt der sog. Mensch-Zeichen-Test (ohne Vorgabe des Geschlechts) zur Anwendung: Kinder zeichnen i.d.R. eine Person, deren Geschlecht kongruent zur eigenen Geschlechtsidentität ist.

- Bei *Kindern* ebenso wie bei *Jugendlichen* ist die bisherige psychosexuelle und Entwicklung der Geschlechtsidentität systematisch zu erfragen. Dazu gehört eine ausführliche Exploration beider Elternteile [10], inklusive Klärung von deren Erwartungshaltungen und Reaktionen sowie Aufdeckung eventueller "transsexuellogener" Einflussfaktoren bzw. der Funktionalität, welche der GD/GIS des Kindes möglicherweise im Familiensystem zukommt [11]. Auf Seiten des Kindes bzw. des Jugendlichen sollte der Fokus auch auf andere Entwicklungsaufgaben jenseits der Geschlechtsidentitätsproblematik gerichtet werden [12]. Von besonderem Interesse sind mögliche unbewusste (oder bewusste) intrapsychische und interpersonelle Konflikte [13]. Wichtig ist auch der genaue Kontext, in dem das Unbehagen mit dem eigenen Geschlecht erstmalig geäußert wurde.
- Bei *Jugendlichen* ist die gründliche Exploration bisheriger sexueller Erfahrungen (auch möglicher sexueller Übergriffe), des Körpererlebens vor und während der Pubertät, der Selbstwahrnehmung – insbesondere des Erlebens der eigenen geschlechtlichen Attraktivität – sowie die eindeutige Klärung der sexuellen Präferenzstruktur wichtig; letzteres erfordert i.d.R. auch Gespräche mit den Betroffenen über deren sexuelle (Tag-) Träume und (Masturbations-) Phantasien [vergl. 14]. Diese vertiefende, spezifisch-sexualmedizinische Anamnese ist unter differenzialdiagostischen Gesichtspunkten von besonderer Relevanz – siehe dazu auch Kap. 7.2.3.

Wichtig für die Behandlungsplanung ist *in sämtlichen Altersstufen* die Berücksichtigung möglicher komorbider Störungen, in Abhängigkeit vom Alter vorrangig depressive Syndrome und/oder (Trennungs-)Angststörungen, Defizite in der sozialen Kompetenz. Insbesondere bei biologisch weiblichen Betroffenen entwickeln sich im Jugendalter des Öfteren Störungen des Sozialverhaltens sowie – geschlechtsübergreifend – selbstverletzendes Verhalten und Suizidalität. Letzteres liefert eine zusätzliche Begründung dafür, dass die Fallführung in der Behandlung von Minderjährigen mit GD/GIS ausnahmslos immer in den Händen eines Facharztes für Kinder- und Jugendpsychiatrie und Psychotherapie liegen sollte!

7.1.3. Häufigkeit: Prävalenzanstieg oder angebotsinduzierte Nachfragesteigerung?

Fürs Kindesalter wird eine *Prävalenz* von Geschlechtsidentitätsstörungen i.e.S. von unter

1 % genannt [15, 16]. Repräsentative Daten zur Häufigkeit von GD/GIS im Kindes- und Jugendalter im deutschsprachigen Raum lieferten Bosinski et al. [17], die eine vergleichbare Prävalenzrate fanden; allerdings sind diese Daten bereits fast 20 Jahre alt, neuere, systematische Erhebungen wurden in Deutschland nicht durchgeführt. Unter nationalen und internationalen Experten besteht Konsens, dass es in den letzten zwei Jahrzenten zu einer signifikanten Zunahme der Inanspruchnahme von Beratungs- und Behandlungsangeboten gekommen ist. Aus Toronto/Canada wurden dazu auch Zahlen vorgelegt, die eine Zunahme der Neuvorstellungen sowohl von Patienten im Kindes- als auch im Jugendalter dokumentieren [18]. Auch die Amsterdamer Gruppe um Cohen-Kettenis [19] und die vier wichtigsten Behandlungszentren mit GIS-Spezialsprechstunden in Deutschland in den Abteilungen für Kinder- und Jugendpsychiatrie und Psychotherapie der Universitätskliniken in Frankfurt, Hamburg, Berlin und München bestätigen diesen Trend [20].

Als mögliche Ursachen für den Anstieg der Neuvorstellungsrate werden verschiedene Faktoren diskutiert, die vermutlich zusammenwirken:

- eine bessere Aufklärung und ein *größeres Problembewusstsein* in der Bevölkerung für Geschlechtsrollen- bzw. Geschlechtsidentitätskonflikte – auch vor dem Hintergrund der wachsenden Bereitschaft eines größer werdenden Kollektivs, vermeintliche Selbstverständlichkeiten und stereotypisierende Rollenzuschreibungen zu hinterfragen;
- die zunehmende *mediale Verbreitung von Informationen zu GD/GIS*, im Speziellen zu GIS im Kindes- und Jugendalter, einschließlich der Berichterstattung über immer jüngere Patienten, die in z.T. wenig seriösen TV-Sendungen oder Internet-Foren euphorisiert über ihre Behandlung berichten und als Vorbilder fungieren; es kann vermutet werden, dass dies einen Anstieg der Selbstdiagnosen nach sich zieht;
- das *Angebot neuer Behandlungsmethoden*, insbesondere die vielfach beworbene Möglichkeit einer frühzeitigen Einleitung einer pubertätsblockierenden und/oder konträrgeschlechtlichen Hormonbehandlung (sog. "angebotsinduzierte Nachfragesteigerung");
- der sich zunehmend in vielen Bereichen der Medizin durchsetzende *"Machbarkeitsgedanke"*, also die Annahme, dass eine "Geschlechtsumwandlung" mittels heutiger medizinischer Möglichkeiten problemlos durchgeführt werden kann und die Haltung, dass medizinisch Machbares prinzipiell umgesetzt werden sollte – verbunden mit der Überzeugung, dass die Wahl des Geschlechts als eine Art *"Grundrecht"* anzusehen sei.

Bezüglich der *Geschlechterverteilung* ist anzumerken, dass im Kindesalter Jungen im Vergleich zu Mädchen als häufiger von einer klinisch relevanten GIS betroffen gelten, wobei die Ursache dafür im Wesentlichen in der größeren Akzeptanz seitens des sozialen Umfelds gegenüber geschlechtsrollenatypischen Verhalten bei Mädchen (sog. "Tomboy"-Verhalten) liegen dürfte [17]. Interessanterweise sind die Vorstellungsraten von Mädchen im Kindesalter deutlich geringer und machen nur ca. 20 % aus, obwohl in CBCL-Screening-Fragebögen geschlechtsatypisches Verhaltes bei Mädchen insgesamt häufiger berichtet wurde als bei den altersgleichen Jungen – was für die vorgeschlagene Erklärung spricht. Bei jugendlichen GD/GIS-Patienten ist das Geschlechterverhältnis des Inanspruchnahme-Gesamtklientels dann ziemlich ausgeglichen [21].

7.2. Über "Desisters" und "Persisters" – Was wird aus den Kindern mit GD/GIS?

Die zentrale Frage, welchen Entwicklungsverlauf Kinder mit GD/GIS im Zuge ihrer weiteren sozioemotionalen und somato-psycho-sexuellen Reifung nehmen und was aus ihnen wird, wenn sie die Pubertät erreicht haben, ist von größter Relevanz für die Debatte um unterschiedliche Behandlungsstrategien [10, 22-24]. Deshalb soll darauf im Folgenden ausführlicher eingegangen werden.

7.2.1. Katamnese-Studien zu GD/GIS im Kindesalter: Auf der Suche nach Prädiktoren

Eine Reihe katamnestischer Untersuchungen liefern Hinweise, wonach geschlechtsatypische Verhaltensweisen im Kindesalter häufig zu einer gleichgeschlechtlichen *sexuellen Orientierung* im Erwachsenenalter führen [25], jedoch nur in 2,5 bis 15 % der Fälle zu einer überdauernden Geschlechts*identitätsstörung* [26-30]. Auch bei Vorliegen eines deutlichen Unbehagens im eigenen Geschlecht mit Aversion gegenüber den Genitalien (GIS im engeren Sinne) ist dies nur bei einer Minderheit von maximal 20 % der betroffenen Kinder Erstmanifestation einer irreversiblen transsexuellen Entwicklung [16].

Der *Follow-up*-Zeitraum betrug bei den meisten dieser Katamnesen ein bis zu drei Jahrzehnte, die Anzahl der nachuntersuchten Kinder lag zwischen 10 [27] und 139 [30]. Lediglich in einer niederländischen *follow-up*-Studie mit 77 Kindern erreichte der Anteil der untersuchten biologischen Mädchen mit Vollbild einer GD/GIS im Kindesalter, die nach durchschnittlich 10 Jahren weiterhin die Kriterien einer (dann adoleszenten oder adulten) GD/GIS erfüllten, insgesamt 50 % (9 von 18); der Anteil unter den biologischen Jungen betrug auch in dieser Katamnese-Studie, die sich durch enge Einschlusskriterien auszeichnete, lediglich 20,3 %, nämlich 12 von 59 [31].

Dieselbe Arbeitsgruppe um Steensma & Cohen-Kettenis [32-34] untersuchten insgesamt 246 Kindern mit GD/GIS unter Verwendung der *Utrecht Gender Dysphoria Scale* (12 Items, Range 1-5) und der beiden *CBCL*-Items 5 und 110. Von den 246 Kindern erwiesen sich 39 (15,8 %) als *"Persisters"* und 207 (84,2 %) *"Desisters"*. Nach Auswertung der Ergebnisse gelangen auch sie zu der Schlussfolgerung, dass *keine* eindeutige Assoziation zwischen GD/GIS im Kindesalter und GD/GIS im Erwachsenenalter besteht, wohl aber mit einer späteren homosexuellen Orientierung. Subtile Unterschiede zwischen *"Persisters"* (7 Jungen, 7 Mädchen; Altersdurchschnitt 16 Jahre) und *"Desisters"* (5 Mädchen, 6 Jungen; Altersdurchschnitt 15,7 Jahre) ergaben sich erst nach der Ergebnis-Auswertung eines bei insgesamt 25 Individuen (allesamt älter als 14 Jahre) durchgeführten biographischen Interviews. Nach den Analysen der Amsterdamer Arbeitsgruppe waren dies die folgenden:

- *"Persisters"* erfüllten in stärkerem Maße sämtliche diagnostische Kriterien der GD/GIS, als dies bei *"Desisters"* der Fall war – allerdings waren auch bei der letztgenannten Gruppe die GD/GIS-Diagnosekriterien in über 50 % der Fälle in vollem Umfang erfüllt;
- verglichen mit den *"Desisters"* zeigte sich das offene Ausleben geschlechtsatypischen (Rollen-) Verhaltens bei den *"Persisters"* frühzeitiger, deutlicher und anhaltender;
- zudem stand während der Kindheit der *"Persisters"* die *Inkommensurabilität* zwischen biologischem (Körper-)Geschlecht und Identitätsgeschlecht im Vordergrund, bei den *"Desisters"* eher die *Inkongruenz* zwischen der gegengeschlechtlichen Identifizierung und den sozialen Rollenanforderungen.

Außerdem sind Kinder aus bildungsfernen und sozial benachteiligten Bevölkerungsgruppen in der Gruppe der *"Persisters"* relativ gesehen häufiger vertreten. Dies wird so interpretiert, dass die Akzeptanz einer – differenzialdiagnostisch meist am ehesten in Betracht zu ziehenden – homosexuellen Orientierung als "alternative (Auf-)Lösung" des bestehenden Identitätskonflikts in bildungsfernen Familien erfahrungsgemäß geringer ist, was mit einer höheren Rate an *"Persisters"* in dieser Bevölkerungsschicht einhergehen könnte [30].

7.2.2. Gibt es hinsichtlich der Persistenzrate Unterschiede zwischen den Geschlechtern?

Nach übereinstimmender Datenlage lässt sich festhalten, dass der Anteil der *"Persisters"*, bei denen die GD/GIS fortbesteht, gegenüber dem Anteil der *"Desisters"*, bei denen im Verlauf eine Identifizierung mit dem Geburtsgeschlecht gelingt und dann häufig ein homosexuelles Coming-out (bei Jungen in 80-85 % der Fälle) erfolgt, zurückbleibt. Passend dazu gehören geschlechtsatypische Verhaltensweisen im Kindesalter zu den regelmäßigen Angaben in den (retrospektiven) Berichten erwachsener schwuler Männer und lesbischer Frauen. Das Vorliegen einer GD/GIS im Kindesalter ist somit zweifelsohne ein stärkerer Prädiktor für die spätere Manifestation einer homosexuellen Orientierung als für eine spätere Transsexualität [10, 22, 33]. Allerdings scheint es hier Unterschiede zwischen den Geschlechtern zu geben: Bei biologischen Jungen beträgt der Anteil der *"Persisters"* in der Zusammenschau der Katamnese-Daten ca. 15, maximal 20 %, bei biologischen Mädchen hingegen bis zu 50 % [31, 33].

Weil "Wildfang"-Verhalten von Mädchen in der Kindheit meist weniger auf Ablehnung stößt eher als effeminiertes Verhalten von Jungen, werden Mädchen in diesem Alter seltener einem Arzt vorgestellt. Geschieht dies dennoch, so ist davon auszugehen, dass das Ausmaß der GD/GIS des Kindes und der individuelle Leidensdruck des betroffenen Mädchens (oder der Eltern) besonders groß sind. Wenn dann die körperliche Reifung (Menarche, Brustentwicklung) eintritt, die sich im Vergleich zu den Jungen frühzeitiger einstellt, führt dies häufig bereits in der Frühadoleszenz zu einer krisenhaften Zuspitzung. Dennoch lässt sich die Frage, welche Faktoren mit einem Überdauern der GD/GIS bis ins Jugend- und Erwachsenenalter assoziiert sind, nach bisherigen Kenntnisstand für *beide* Geschlechter *nicht* mit erforderlicher Sicherheit beantworten. Prognosen über das Fortbestehen oder die Auflösung der GD/GIS im Entwicklungsverlauf bleiben somit statistische Wahrscheinlichkeitsaussagen.

7.2.3. Möglicher Verlauf kindlicher GD/GIS und Differenzialdiagnosen in der Adoleszenz

Als die entscheidende Entwicklungsphase, in welcher (unter nativen Bedingungen) die Entscheidung bezüglich des Überdauerns oder Überwindens der GD/GIS fällt, wird von Steensma et al. [10, 22, 32] das Alter zwischen 10 und 13 Jahren, also die frühe Adoleszenz angegeben. Die Gründe dafür liegen in den sich massiv wandelnden Erwartungen und Rollenanforderungen seitens der sozialen Umwelt wie auch in den dramatischen Veränderungen infolge der Pubertät und der notwendigen Verarbeitung der damit im Zusammenhang stehenden, völlig neuen Erfahrungen; letztere beziehen sich auf die Wahrnehmung der körperlichen Veränderungen ebenso wie das (in dieser Qualität) erstmalige Erleben erotischer Attraktion, Verliebtheit und sexueller Erregung. Mit der fortschreitenden Integration dieser neuartigen Erfahrungen erfolgt die endgültige Konsolidierung der geschlechtlichen Identität und zugleich die der sexuellen Präferenzstruktur.

Abb. 7.1 zeigt die möglichen Verläufe, die eine GD/GIS im Zuge der weiteren sozioemotionalen, somato- und psychosexuellen Reifeentwicklung des Kindes nehmen kann; zugleich gibt sie einen Überblick über die wichtigsten Differenzialdiagnosen von GD/GIS während der Adoleszenz. Hinsichtlich der Relevanz der genannten Ausschluss- und Differenzialdiagnosen ist zu sagen, dass im Kindesalter die vorübergehende Geschlechtsidentitätsunsicherheit mit geschlechtsatypischem Rollenverhalten zahlenmäßig am wichtigsten ist, während im Jugendalter vorrangig die unterschiedlichen Formen der reifungsbedingten, psychosexuellen Entwicklungskonflikte, insbesondere eine abgewehrte homosexuelle Orientierung, aber auch übergeordnete Persönlichkeitsentwicklungsstörungen differenzialdiagnostisch in Betracht zu ziehen sind [siehe dazu 13].

- Frühzeitig ausgeschlossen werden können *Störungen der somatosexuellen Differenzierung* ("Intersexuelle Störungen"); dies geschieht mittels körperlicher Untersuchung, ggf. durch eine zusätzliche hormonelle und genetische Diagnostik. Das Vorliegen einer somatosexuellen Entwicklungsstörung schließt nicht grundsätzlich aus, dass eine hormonelle und/oder chirurgische Anpassung an das psychische Geschlecht indiziert ist, sofern belastende Diskrepanzen zum äußeren Erscheinungsbild bestehen. Es wurde bereits erwähnt, dass mögliche Abweichungen der somatosexuellen Entwicklung (DSD) im DSM-V – anders als in der ICD-10 – *kein* Ausschlusskriterium für die Diagnose GD/GIS mehr darstellen. Nur am Rande sei in diesem Zusammenhang darauf hingewiesen, welche Brisanz der Entscheidung über eine frühzeitige Weichenstellung zu Recht beigemessen wird (vergleiche diesbezügliche Empfehlungen des Deutschen Ethikrats).
- *Vorübergehende Geschlechtsidentitätsunsicherheit im Kindesalter:* Bei beiden Geschlechtern sind – im Vorschulalter deutlich häufiger als später – bisweilen Wünsche des Kindes, dem anderen Geschlecht anzugehören, und *Geschlechtsrollen-nonkonformes Verhalten*, insbesondere *Cross-dressing*, zu beobachten. Meist verschwinden diese Wünsche und Verhaltensweisen spontan. Sie sind in der Regel deutlich weniger intensiv ausgeprägt als bei Störungen der Geschlechtsidentität i.e.S., führen aber dennoch häufiger zur Vorstellung des Kindes und nicht selten zur "Fehldiagnose" einer GIS.
- Störungen der Geschlechtsidentität bei Individuen kurz vor oder während der Pubertät: *Sexuelle Reifungskrise* (F66.0): Die betroffene Person leidet unter einer Unsicherheit hinsichtlich ihrer Geschlechtsidentität oder ihrer sexuellen Orien-

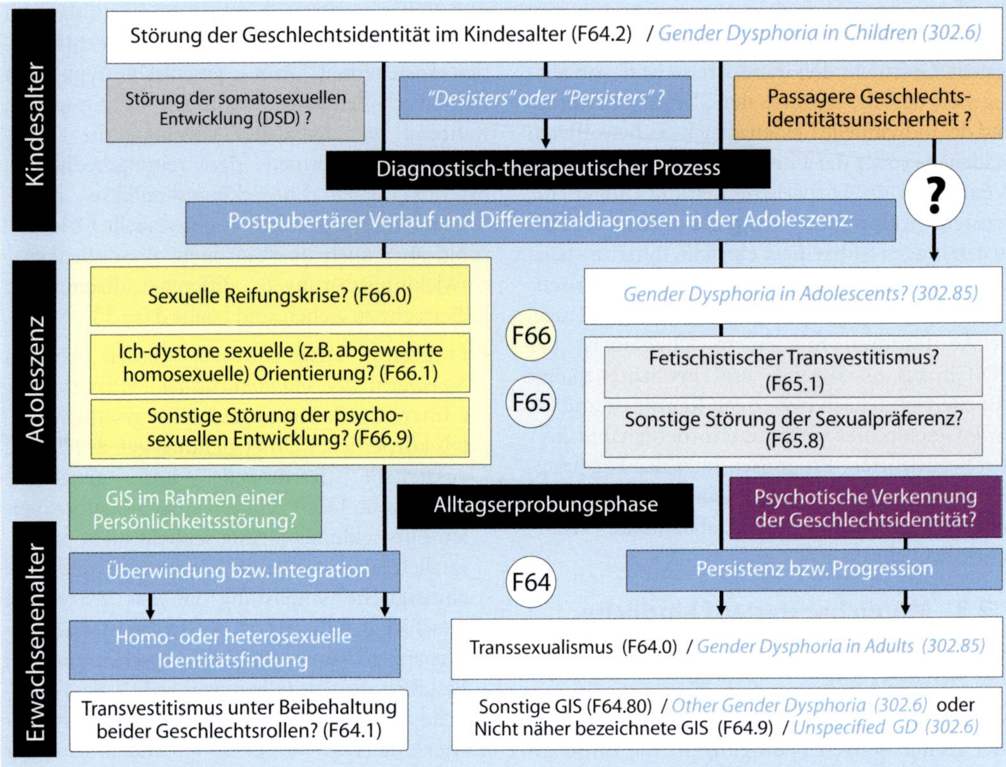

Abb. 7.1: Möglicher Verlauf von GD/GIS im Kindesalter und Differenzialdiagnosen in der Adoleszenz. Viele Differenzialdiagnosen lassen sich erst im Laufe eines längeren diagnostisch-therapeutischen Prozesses, nach Aufschlüsselung der sexuellen Präferenzstruktur ausschließen oder bestätigen. Grundsätzlich klärt sich die Frage, ob eine transsexuelle Entwicklung vorliegt, über die Verlaufsbeobachtung. Das bedeutet, dass Therapie und Verlaufs- bzw. Differenzialdiagnostik mitunter über mehrere Jahre Hand in Hand gehen müssen.

tierung. Nach klinischer Erfahrung sind Mädchen davon häufiger betroffen. Mehrheitlich besteht in diesen Fällen eine Diskrepanz zwischen mentaler, sozio-emotionaler und psychosexueller Entwicklung einerseits und der bereits fortgeschrittenen körperlichen Reife andererseits; nicht zuletzt wegen bisweilen äußerst unangemessener Reaktionen ihrer Umwelt entwickeln die betroffenen Mädchen einen Geschlechtsidentitätskonflikt, der eigentlich ein Altersrollenkonflikt ist. Hierzu können neben fehlenden, positiven weiblichen Rollenmodellen im besonderen Maße auch sexuelle Missbrauchserfahrungen beitragen.

- *Ich-dystone Sexualorientierung (F66.1)*: Die Geschlechtsidentität oder sexuelle Präferenz ist eindeutig, aber die betroffene Person hat den Wunsch, diese wäre anders, und möchte sich einer Behandlung unterziehen, um diese zu verändern. Wichtig ist hier vor allem die Abwehr einer homosexuellen Orientierung; diese findet sich häufiger in Familien mit muslimischen und osteuropäischen soziokulturellen Hintergrund. Im Islam gilt Homosexualität als "Sünde", Transsexualität hingegen als "Krankheit".
- *Andere psychosexuelle Entwicklungsstörungen (F66.8):* Beispielsweise die Abwehr der aufkeimenden Sexualität durch Ungeschehen-machen der sexuellen Attraktivität im eigenen biologischen Geschlecht; auch dies tritt bei beiden Geschlechtern auf.
- *Beginnende Persönlichkeitsstörungen*, insbesondere die Borderline- (F60.3) und die Histrionische Persönlichkeitsstörung (F60.4) sowie die Schizotype Störung (F21): Sind die Kriterien einer Persönlichkeitsstörung oder einer Schizo-

typen Störung erfüllt, so ist bei Formulierung der Diagnose einer Geschlechtsidentitätsstörung höchste Vorsicht geboten; der Grund dafür liegt darin, dass die gegengeschlechtliche Identifizierung Teil der Persönlichkeitsstörung sein und sich im Verlauf verändern oder auflösen kann.

- Störungen der sexuellen Präferenz: *Fetischismus (F65.0)* und *Fetischistischer Transvestitismus (F65.1)* kommen im Jugendalter als Differenzialdiagnosen in Betracht, wenn sich unter dem Einfluss der nativen Sexualhormone die sexuelle Präferenzstruktur, also die sexuelle Orientierung (welches Geschlecht?), Ausrichtung (welches Körperschema?) und Neigung (welche konkreten Vorlieben?) konsolidieren. Betroffen sind überwiegend nur biologisch männliche Personen.
- *Transvestitismus unter Beibehaltung beider Geschlechtsrollen (F64.1):* Es wird ein *Cross-dressing* betrieben, um zeitweilig die Erfahrung der Zugehörigkeit zum anderen Geschlecht zu erleben, jedoch ohne dass der Wunsch nach einer langfristigen Geschlechtsangleichung bestünde. Wird im Jugendalter eher selten beobachtet.
- *Psychosen – Schizophrenie oder wahnhafte Störungen – (F2x):* Bei Vorliegen einer akuten Psychose ist eine entsprechende multimodale Behandlung indiziert. Die Diagnose einer Schizophrenie oder wahnhaften Störung ist nicht notwendiger Weise ein Grund, eine geschlechtsangleichende Behandlung per se abzulehnen, denn eine GD/GIS kann auch hier komorbid vorliegen, mithin auch unabhängig von der Grunderkrankung bestehen. Diese Konstellation ist aber im Jugendalter extrem selten.

7.3. Zur Behandlung – Altersdifferenziertes Vorgehen und Interdisziplinarität

Mit der separaten Kodierung und der Formulierung unterschiedlicher DSM-V-Diagnosekriterien für die *Geschlechtsdysphorie bei Kindern (302.6)* und die *Geschlechtsdysphorie bei Jugendlichen und Erwachsenen (302.85)* wurde verdeutlicht, dass es sich um *eigenständige* klinisch-diagnostische Entitäten handelt und dass keineswegs ein Übergang der GD des Kindesalters in eine GD des Adoleszenten oder Adulten vorprogrammiert ist. Dieser Logik folgend sollte auch die Behandlung der Betroffenen verschiedener Altersstufen unter strenger *Berücksichtigung entwicklungspsychiatrischer Aspekte* erfolgen. Letzteres bedeutet vor allem, der großen Variabilität und Plastizität im Entwicklungsverlauf Rechnung zu tragen. Das Fallmanagement sollte deshalb grundsätzlich in den Händen eines (in der Behandlung von Kindern und Jugendlichen mit GD/GIS möglichst erfahrenen) Facharztes für Kinder- und Jugendpsychiatrie und Psychotherapie liegen, wobei sämtliche Entscheidungen über hormonelle Interventionen stets *interdisziplinär*, in Abstimmung mit dem endokrinologisch zuständigen Arzt (Pädiater, Gynäkologe) und dem behandelnden Psychotherapeuten zu treffen sind.

7.3.1. AWMF-Leitlinien orientierte Therapie von Minderjährigen mit GD/GIS

Die Forderung nach einer den Entwicklungsstand der Betroffenen berücksichtigenden, altersdifferenzierten Vorgehensweise fand auch Eingang in die kürzlich überarbeiteten, von der *Deutschen Gesellschaft für Kinder- und Jugendpsychiatrie, Psychosomatik und Psychotherapie (DGKJP)* ebenso wie von der *Deutschen Gesellschaft für Sexualmedizin, Sexualtherapie und Sexualwissenschaft (DGSMTW)* konsentierten S1-Leitlinien zur Behandlung von Kindern und Jugendlichen mit GD/GIS [4].

Grundsätzlich empfohlen wird eine ausgangsoffene, unterstützende Begleitung der Entwicklung des Kindes / des Jugendlichen; dies erfolgt im Rahmen einer Einzelpsychotherapie in einem der anerkannten Richtlinienverfahren (tiefenpsychologisch fundierte, psychoanalytische oder kognitiv-behavioral orientierte Therapie). Die Auswahl des Verfahrens muss vom Patienten (Alter, Reflexions- und Introspektionsvermögen) abhängig gemacht werden. Ziel der psychotherapeutischen Behandlung ist nicht vorrangig die Beseitigung der GD/GIS; dies ist nur in Einzelfällen möglich, wird jedoch des Öfteren im Kindesalter beobachtet. Ein früher Therapiebeginn erscheint daher sinnvoll. Die Therapie dient auch der Klärung, ob sich bei Adoleszenten eine transsexuelle Entwicklung abzeichnet. Erfahrungsgemäß nimmt die Wahrscheinlichkeit einer transsexuellen Entwicklung mit fortschreitendem Alter deutlich zu; bei

GD/GIS-Patienten im Kindesalter ist dies, wie im Abschnitt 2 dargestellt, nur bei einer Minderheit der Fall. Daraus leiten sich maßgebliche Unterschiede in der Behandlung ab.

- Bei präpubertären ***Kindern***, die psychopathologisch wenig auffällig sind und nur einen geringen Leidensdruck haben, kann die Psychotherapie zunächst niederfrequent erfolgen; der Fokus richtet sich darauf, die *psychosoziale Entwicklung zu fördern* und die sich aus dem "Anderssein" ergebenden Konflikte zu vermindern. Neben der Förderung von Coping-Strategien zur *Bewältigung von Ausgrenzungserfahrungen* und Selbstwertdefiziten zielt die Behandlung auf eine Verbesserung der Sozialkompetenz und Selbsteinschätzung des Kindes. Ein weiterer Schwerpunkt liegt auf der *Beratung der Eltern*, die häufig Unsicherheiten zeigen, ob und in welchem Umfang sie geschlechtsatypisches Rollenverhalten und Cross-dressing erlauben sollen. Sie sind über den wahrscheinlichen Verlauf von GD/GIS im Kindesalter aufzuklären. Auch die Kindergartenerzieher/innen und Lehrer/innen sollten über das Vorliegen einer GD/GIS informiert werden, um zu verhindern, dass Druck auf das Kind ausgeübt wird, sich geschlechtstypisch zu verhalten. Für den Alltag gilt, dass (bezogen aufs Geburtsgeschlecht) *geschlechtstypische Aktivitäten des Kindes verstärkt werden* sollten, ohne jedoch Rollen-non-konforme Verhaltensweisen negativ zu sanktionieren. Bisweilen erfüllt die GD/GIS-Symptomatik innerfamiliäre Funktionen, die es zu identifizieren und ggf. familientherapeutisch aufzulösen gilt. Definitiv *nicht* indiziert ist eine prophylaktisch-präpubertäre Hormonbehandlung!
- Bei postpubertären ***Jugendlichen*** mit einer hoch wahrscheinlichen transsexuellen Entwicklung folgt die Behandlung den Standards der Behandlung erwachsener transsexueller Patienten [vgl. [35]]. Wie auch bei Erwachsenen mit GD/GIS ist das Hauptziel eine längerfristige Begleitung des Patienten, um die Stabilität der transsexuellen Entwicklung mit größtmöglicher Sicherheit beurteilen zu können. Im Vordergrund stehen also auch hier zunächst die *Stärkung des Selbstbewusstseins*, ggf. die Verbesserung der Sozialkompetenz und die psychotherapeutische Unterstützung des/der Jugendlichen bei der *Auslotung* des tiefgreifenden Identitätskonflikts; dies schließt auch das Aufzeigen möglicher Alternativen zur "Umwandlungsbehandlung" ein, ohne jedoch einseitig darauf zu fokussieren. Falls der Wunsch nach geschlechtsangleichenden Maßnahmen bestehen bleibt, ist eine psychotherapeutisch begleitete *Alltagserprobungsphase von mindestens einjähriger Dauer* zu durchlaufen, während derer der Patient vollständig in der angestrebten Geschlechtsrolle leben soll; dieses Vorgehen dient der Klärung, ob somato-medizinische Maßnahmen und/oder eine Vornamens- und Personenstandsänderung indiziert sind. Bei psychopathologisch wenig auffälligen Patienten kann die Psychotherapie auch niederfrequent (zwei bis vierwöchig) durchgeführt werden (vergl. AWMF-Leitlinien, [4]).

Bei der Durchsicht der wissenschaftlichen Literatur und der vorliegenden internationalen Leitlinien zur Diagnostik und Therapie von GD/GIS bei Kindern und Jugendlichen finden sich gleichwohl divergierende Ansichten, welche zu unterschiedlichen, unter Fachleuten kontrovers diskutierten Therapiestrategien führen. Die Diskussion erstreckt sich *zum einen* auf die grundsätzliche (sozio-)therapeutisch-pädagogische, innere Haltung gegenüber Kindern mit GD/GIS; *zum anderen* bestehen divergierende Ansichten in der Frage nach dem Stellenwert und dem frühestmöglichen Zeitpunkt für die Einleitung somato-medizinischer Maßnahmen.

7.3.2. Zur Kontroverse um unterschiedliche Behandlungsstrategien bei Kindern mit GD/GIS

Gegenwärtig lassen sich im Wesentlichen drei verschiedene Positionen bzw. klinisch-therapeutische Vorgehensweisen unterscheiden [vergl. 12, 20, 23, 24, 36, 37, 46]:

- (1) Eine *multimodale Psychotherapie*, die darauf ausgerichtet ist, erstens die GD/GIS-typischen psycho-sozio-emotionalen Folgen und begleitenden Probleme zu lindern, und zweitens das Risiko einer Persistenz der GD/GIS mit konsekutiver transsexueller Entwicklung zu minimieren. Dies bedeutet jedoch nicht, vorrangig das Ziel einer "Umpolung" der Geschlechtsidentität zu verfolgen. Es geht vielmehr um eine – allenfalls moderat direktive – therapeutische Unterstützung des Kindes (bzw. Jugendlichen) bei der

Bewältigung und Überwindung seines tiefgreifenden Identitätskonfliktes; im Vordergrund stehen die Bearbeitung und Relativierung von Geschlechtsrollen-Stereotypien, Illusionen, unrealistischen Hoffnungen und Erwartungen sowie das Aufzeigen möglicher Alternativen zur "Transition". Neben der therapeutischen Arbeit mit dem Kind, welche auch die *Peer-Group*-Beziehungen besonders berücksichtigt, werden die Eltern intensiv miteinbezogen. Diese Vorgehensweise wird auch in den S1-Leitlinien der DGKJP favorisiert.

- (2) Eine *abwartende Haltung* entsprechend der Devise *"watch and wait"*: Das therapeutische Bemühen richtet sich ausschließlich auf die Behandlung der bei Kindern mit GD/GIS häufig vorliegenden komorbiden Störungen, die Förderung von Coping-Strategien zur Bewältigung von Ausgrenzungserfahrungen und Selbstwertdefiziten sowie auf eine allgemeine Verbesserung der Sozialkompetenz und Selbsteinschätzung der Betroffenen, wohingegen jedwede psychotherapeutische Interventionen, welche direkt auf die geschlechtsatypischen Verhaltensweisen und die Konsolidierung der Geschlechtsidentität Einfluss nehmen würden, gänzlich ausbleiben.
- (3) Eine das *Kind in seiner "Transidentität" bestärkende Haltung:* Diese schließt die Empfehlung mit ein, dem Kind frühzeitig ein Crossdressing und Auftreten in der Aufmachung des Wunschgeschlechts zu gewähren und es mit dem gewünschten (gegengeschlechtlichen) Vornamen anzusprechen; mithin wird sogar befürwortet, das Kind in Schule oder Kindergarten vollständig unter dem gewünschten Geschlecht zu führen. Dieser Position zugrunde liegt die (irrtümliche) Annahme einer regelhaften Persistenz von GD/GIS bis ins Erwachsenenalter und die Überzeugung von einer vorrangig oder ausschließlich neurobiologisch-genetischen Determinierung der Geschlechtsidentität.

Die zuletzt beschriebene Strategie erscheint aus zweierlei Gründen als die ungünstigste der genannten Optionen. Zum einen basiert das therapeutische Vorgehen auf Grundannahmen, die empirisch nicht belegt sind bzw. angesichts der Datenlage als unhaltbar bezeichnet werden müssen; zum anderen schafft dies für das Kind eine Situation, die es ihm beinahe unmöglich macht, im Falle einer Überwindung des Identitätskonflikts wieder in seinem Geburtsgeschlecht aufzutreten [10, 22]. Anstelle der geforderten ergebnisoffenen therapeutischen Begleitung läuft der Behandler hier Gefahr, die "normative Kraft des Faktischen" zu übersehen, und, gewollt oder ungewollt, eine spätere transsexuelle Entwicklung als die vermeintlich einzige Option für den/die Betroffene/n aktiv zu forcieren. Außerdem läuft dieser therapeutische Ansatz mehr oder weniger automatisch auf eine pubertätsblockierende Hormonbehandlung hinaus (die von den Befürwortern dieses Vorgehens als medizinisch unbedenklich und ethisch unproblematisch dargestellt wird), *"präjudiziert somit eine Persistenz der GD/GIS zur Transsexualität und damit eine – mit Risiken und Nebenwirkungen behaftete – Transformationsbehandlung"* [37].

7.3.3. Pro und Contra einer frühzeitigen Einleitung geschlechtsangleichender Maßnahmen

Insbesondere der Zeitpunkt des Beginns einer hormonellen Behandlung wird unter Fachleuten kontrovers diskutiert. Die Debatte fand auch Eingang in die Diskussionen der Leitlinien-Kommission für GD/GIS im Kindes und Jugendalter und wird in dem Konsenspapier (S1-Leitlinien) explizit erwähnt. Anknüpfend an die Ausführungen zu den Katamnese-Studien und die im Ergebnis dieser getroffene Unterscheidung zwischen *"Persisters"* und *"Desisters"* lässt sich ein *zentrales, ethisches Dilemma* formulieren: Dieses besteht darin, dass eine frühzeitige hormonelle Intervention für eine Minderheit von Patienten – die *"Persisters"*, bei denen die GD/GIS später in eine transsexuelle Identität des Erwachsenen einmünden wird – zweifelsohne segensreich ist, während eine derartige Behandlung für eine Mehrheit der Kinder mit GD/GIS der falsche Weg wäre; das Problem ist, dass bislang keine verlässlichen Prädiktoren verfügbar sind, anhand derer eine sicher Vorhersage des Fortbestehens oder Vergehens einer GD/GIS im individuellen Fall möglich wäre.

Die Vorteile und ***Pro-Argumente*** einer frühzeitigen hormonellen Behandlung (☞ Kap. 9.), die im ersten Schritt in dem Einsatz von pubertätsblockierenden GnRH-Analoga besteht, lägen für die *"Persisters"* – allerdings ausschließlich für diese Gruppe! – darin,

- dass die Entwicklung irreversibler Körpermerkmale (bei biologischen Mädchen vor allem die Brustentwicklung und Mensis, bei Jungen Bartharinduktion und Stimmbruch, bei beiden Geschlechtern die Veränderung der Körperproportionen) verhindert würde;
- dies ermöglichte bessere kosmetische Ergebnisse im Falle einer späteren, frühestens nach Vollendung des 18. Lebensjahres durchzuführenden, geschlechtsangleichenden Operation sowie ggf. eine Reduktion der plastisch-chirurgischen Eingriffe.
- Außerdem brächte ein solches Vorgehen für die Betroffenen eine rasche Reduktion des Leidensdrucks [38-41].

Für *"Desisters"* würde die frühzeitige Festlegung durch Einleitung einer GnRH-Analoga-Behandlung gravierende Nachteile mit sich bringen. Die wichtigsten ***Contra-Argumente*** gegen die frühzeitige Weichenstellung sind folgende:

- Es kann nicht ausgeschlossen werden, dass die pubertätshemmende Therapie nachhaltig zu einer Beeinträchtigung der psychosexuellen Entwicklung führt und mögliche nicht-transsexuelle Entwicklungen, insbesondere ein homosexuelles Coming-out und andere Variationen der sexuellen Identität, hierdurch erschwert werden [13].
- Eine derartige Behandlung beeinflusst das sexuelle Erleben in Fantasie und Verhalten und verhindert aufgrund der Beeinträchtigung der sexuellen Appetenz und Funktionsfähigkeit, dass die Betroffenen altersgerechte (sozio-) sexuelle Erfahrungen sammeln und diese im Rahmen des diagnostisch-therapeutischen Prozesses auswerten können.
- Unter den Bedingungen einer Pubertätssuppression ist auch die (differenzialdiagnostisch wichtige) Aufschlüsselung der sich unter dem Einfluss der nativen Sexualhormone in dieser Zeit konsolidierenden sexuellen Präferenzstruktur und endgültigen geschlechtlichen Identität nahezu unmöglich [11, 46].

Den *Standards of Care* der *World Professional Association for Transgender Health* (WPATH, 2011 [5]) folgend sollte eine *pubertätsblockierende Hormontherapie* (bei biologisch männlichen Patienten mit GnRH-Analoga oder Antiandrogenen, bei weiblichen mit GnRH-Analoga) frühestens nach Erreichen des Tanner-II-Stadiums begonnen werden [42]. Nach den deutschen S1-Leitlinien (AWMF) müssen zusätzlich die folgenden Voraussetzungen erfüllt sein (vergl. [4]):

- Es muss mit sehr hoher Wahrscheinlichkeit eine transsexuelle Entwicklung vorliegen.
- Die Geschlechtsdysphorie bei dem/der betroffenen Jugendlichen nimmt durch die pubertären Veränderungen weiter zu.
- Die Entscheidung zur Einleitung einer hormonellen Behandlung wird gemeinsam von einem interdisziplinären Team (Arzt für Kinder- und Jugendpsychiatrie und Psychotherapie, endokrinologisch zuständiger Pädiater oder ggf. Gynäkologe, Sexualmediziner/-therapeut) getroffen; zudem sollte bezüglich der Indikation Konsens bestehen mit einem hinzugezogenen weiteren, unabhängigen Experten (sog. "Zweitsicht-Verfahren").
- Grundsätzlich sollten unbedingt beide Elternteile in die Entscheidung miteinbezogen werden, was auch aus rechtlichen Gründen (bei gemeinsamer Sorge) erforderlich ist.
- Parallel zur hormonellen/pubertätsblockierenden Behandlung erfolgt eine Fortsetzung der Psychotherapie, wobei die o.g. Empfehlungen bezüglich Art, Umfang und inhaltlicher Fokussierung berücksichtigt werden sollten.
- Jugendliche Patienten, bei denen eine Hormonbehandlung in Betracht gezogen wird, dürfen keine schwerwiegenden psychosozialen Probleme aufweisen, welche mit dem diagnostischen und therapeutischen Vorgehen in negativer Weise interferieren [siehe dazu auch 32, 34].

Eine *konträrgeschlechtliche Hormontherapie* sollte in der Regel erst nach dem 16. Geburtstag begonnen werden. Bezüglich des praktischen Vorgehens im Falle der Entscheidung *für* eine frühzeitige hormonelle Intervention (Behandlung mit GnRH-Analoga, konträrgeschlechtliche Sexualsteroidsubstitution), einschließlich konkreter Dosierungsempfehlungen und der zu erwartenden kurz- oder langfristigen Nebenwirkungen, wird auf das Kap. 9. verwiesen. Hinsichtlich der genannten Altersgrenze ist kritisch anzumerken, dass grundsätzlich nicht das kalendarische, sondern vielmehr das Entwicklungsalter beurteilungsrelevant ist: Ein

Abschluss der somato- und psychosexuellen Entwicklung kann in Einzelfällen bereits mit 16 Jahren vorliegen, die meisten Jugendlichen sind aber mit 16 noch mitten in ihrer sexuellen Identitätsfindung, die zunächst diagnostisch-therapeutisch begleitet werden sollte.

Dieselben, grundsätzlichen Überlegungen sind zu berücksichtigen, wenn es um die Frage nach der Einleitung *juristischer Schritte zur Vornamens- und Personenstandsänderung* geht. Diesbezügliche Maßnahmen können prinzipiell bereits vor Erreichen der Volljährigkeit getroffen werden; erforderlich ist jedoch, dass die Sorgeberechtigten den Antrag des/der Jugendlichen beim zuständigen Amtsgericht unterstützen und das Anliegen von zwei unabhängigen Gutachtern medizinisch begründet wird – siehe hierzu auch die Ausführungen im Kap. 4. in diesem Buch. Bei den Gutachtern sollte es sich nach Auffassung der DGKJP ausnahmslos um Fachärzte für Kinder- und Jugendpsychiatrie und Psychotherapie handeln, die Erfahrungen in der Diagnostik und Behandlung von Minderjährigen mit GD/GIS aufweisen.

Geschlechtsangleichende *chirurgische Eingriffe* sollten erst nach dem 18. Geburtstag erfolgen (vergl. [42]). Eine ausreichende Persönlichkeitsreife ist erforderlich, um die langfristigen Konsequenzen eines solchen Eingriffs überblicken zu können. In Einzelfällen, wenn der Körper ohnehin schon durch eine gegengeschlechtliche Hormonbehandlung stark in Richtung des Identitätsgeschlechts verändert ist und ein großer Leidensdruck auf Seiten des Beztroffenen besteht, mögen operative Maßnahmen (zumindest die Mastektomie bei FMT) auch ab 16 Jahren sinnvoll erscheinen. In diesem Punkt besteht jedoch unter Experten kein Konsens; in den deutschen S1-Leitlinien werden Genitaloperationen zur Geschlechtsangleichung vor Vollendung des 18. Lebensjahres ausdrücklich *nicht* empfohlen.

7.4. Vorläufiges Fazit und Ausblick – Was ist zu tun (und was zu unterlassen)?

Systematische Untersuchungen, wie sich eine hormonelle Behandlung vor Pubertätsabschluss auf die weitere Entwicklung der Geschlechtsidentität auswirkt (und ob hierdurch die Wahrscheinlichkeit einer transsexuellen Entwicklung erhöht wird), liegen bislang nicht vor. Nachuntersuchungen einer größeren Anzahl jugendlicher Patienten mit GD/GIS, die seit Ende der 1990er Jahre frühzeitig hormonell behandelt wurden – zunächst mit pubertätshemmenden und anschließend mit gegengeschlechtlichen Hormonen – zeigen einen positiven Verlauf hinsichtlich psychiatrischer Komorbidität, des psychosozialen Funktionsniveaus und des physischen Erscheinungsbilds [39, 40]. Nach Auffassung der Kritiker einer frühzeitigen Hormontherapie kann jedoch selbst bei einem retrospektiv als erfolgreich bewerteten Behandlungsfall *nicht* zwangsläufig davon ausgegangen werden, dass ursprünglich eine sichere transsexuelle Determinierung vorlag und nicht auch ein anderer Verlauf mit homosexuellem Coming-out möglich gewesen wäre. Hierzu kontrollierte Studien durchzuführen stößt auf große Schwierigkeiten; gleichwohl besteht hier großer Forschungsbedarf.

7.4.1. Ausgangsoffene Begleitung oder frühzeitige Festlegung und Weichenstellung?

Eine pubertätsblockierende Behandlung versetzt den Körper in einen "Wartezustand"; diese Intervention stellt eine Beeinflussung des normalen Ablaufs der somato- und psycho-sexuellen Entwicklung dar, wodurch möglicherweise die Persistenz der GD/GIS begünstigt wird. Die von Befürwortern frühzeitiger hormoneller Interventionen vertretene Annahme, dass die Wirkung von GnRH-Analoga *"vollständig reversibel"* sei, ist mit Blick auf die etwaigen zentralnervösen Auswirkungen einer Pubertätssuppression keineswegs belegt. Giedd et al. [43] haben gezeigt, dass die Pubertät eine Phase erheblicher Umbau- und Reorganisationsprozesse des reifenden Gehirns ist. Ohne eine Unterdrückung der körpereigenen Sexualhormone könnte die Geschlechtsidentität im Zuge der fortschreitenden kognitiven, sozioemotionalen und psycho-sexuellen Reifung vielleicht wieder in Einklang mit der Anatomie gelangen und ggf. eine homosexuelle Orientierung ausgelebt werden [13]. Eine *irreversible* (transsexuelle) GD/GIS kann aufgrund der hohen Plastizität der Geschlechtsidentitätsentwicklung somit erst nach Abschluss der Pubertät sicher diagnostiziert werden [14, 37]. Es bleibt allemal unklar, was die

Pubertätsblockade in dieser Phase bewirkt [vergl. 44].

Für eine Diskussion dieser Frage erscheint folgender Sachverhalt von großer Bedeutung: Der Anteil derjenigen Patienten, die nach dem ersten *"vollständig reversiblen" Schritt einer Pubertätssuppression* (mittels GnRH-Analoga) im zweiten Schritt dann auch mit konträrgeschlechtlichen Hormonen behandelt werden, beträgt nach Angaben der behandelnden Zentren – in Übereinstimmung mit den Daten diesbezüglicher Publikationen – nahezu 100 %. Das bedeutet, dass mit der Indikationsstellung zur Pubertätsblockade, ob nun beabsichtigt oder nicht, wohlmöglich bereits auch die Entscheidung für eine *"partiell irreversible"* Intervention (die *Einnahme von Östrogen/Testosteron*) fällt. Zwar ist zu konzedieren, dass zumindest diejenigen Institutionen, die eine Pubertätssuppression in großem Umfang durchführen, über viel Erfahrung verfügen und infolgedessen sicherlich enge Einschlusskriterien für eine Zulassung zur GnRH-Analoga-Behandlung zu definieren in der Lage sind. Aber die Absolutheit, mit welcher Kinder mit GD/GIS, bei denen die Pubertät unterdrückt wurde, sich dann auch für die Einnahme gegengeschlechtlicher Hormone entscheiden, weist darauf hin, dass eine derartige Behandlung die Entwicklung der Geschlechtsidentität tatsächlich nachhaltig beeinflussen und zu einer Persistenz der GD/GIS beitragen könnte.

Sollte dies der Fall sein, so ginge mit der Entscheidung für eine GnRH-Analoga-Behandlung frühzeitig die Chance einer – prinzipiell möglichen – Aussöhnung des betroffenen Kindes mit seinem Geburtsgeschlecht unwiederbringlich verloren. Dies jedoch würde gegen den Grundsatz einer neutralen Haltung und ergebnisoffenen psychotherapeutischen Begleitung von GD/GIS-Patienten verstoßen. Ein solches Vorgehen ginge *in puncto* exogener Einflussnahme über die konsentierte Verfahrensweise bei erwachsenen GD/GIS-Patienten weit hinaus. Aus kinderpsychiatrischer Sicht ist diese Entwicklung fraglos sehr kritisch zu betrachten.

Wichtige Fragen sind also noch ungeklärt. Zusammenfassend gelangt man somit unweigerlich zu dem insgesamt unbefriedigenden, vorläufigen Fazit, dass hinsichtlich des "richtigen" Zeitpunkts für die Einleitung geschlechtsangleichender Maßnahmen, besonders der Frage einer frühzeitigen Hormonbehandlung Minderjähriger, aufgrund erheblicher Forschungslücken und des vollständigen Fehlens prospektiver, randomisiert-kontrollierter Studien gegenwärtig (Stand: Ende 2014) kaum evidenz-basierte Empfehlungen gegeben werden können.

7.4.2. Zukünftige Forschungsaufgaben und wichtige medizinethische Überlegungen

Aus Sicht des Verfassers ist es erforderlich, in der Versorgung von Kindern und Jugendlichen mit GD/GIS landesweit zu einem einheitlich-transdisziplinären Vorgehen zu gelangen. Zu diesem Zweck hat sich bereits eine überregionale Arbeitsgruppe mit Experten aus Kinder- und Jugendpsychiatrie, Kinderendokrinologie und Sexualmedizin konstituiert. Das vorrangige Ziel sollte darin bestehen, mittels prospektiver Beobachtungen des Entwicklungsverlaufs der in ihrer sexuellen Identitätsfindung psychotherapeutisch begleiteten, minderjährigen GD/GIS-Patienten/innen und durch systematische Auswertung von Kasuistiken genauere Kenntnis darüber zu erlangen, *ob* und – wenn ja – *welche* verlässlichen Kriterien es gibt, die einen frühzeitigen Einsatz pubertätsblockierender oder auch konträrgeschlechtlich-hormoneller Maßnahmen zumindest bei einer umschriebenen Subgruppe vertretbar scheinen lassen. Unter ethischen Gesichtspunkten jedoch erscheint die im Zuge des Einsatzes von GnRH-Analoga mögliche, wenn auch unbeabsichtigte Verhinderung der Entwicklung von Homosexualität zugunsten einer Transsexualität inklusive der damit verbundenen Transformationsbehandlung (lebenslange Hormonsubstitution, Operationen) grundsätzlich bedenklich.

Bei Reflexion dieses Problems und der Festlegung der Indikationskriterien sollte man sich darüber im Klaren sein, dass die Ansprüche an die Richtigkeit der zu treffenden Entscheidung ausgesprochen hoch sind und angesichts der weitreichenden Folgen ein besonderes Maß an Verantwortungsbewusstsein auf Seiten des behandelnden Arztes voraussetzen. Für die Methodik der Entscheidungsfindung und die "Interdependenz der Fehler" heißt das, dass bei der Auswahl derjenigen Individuen, bei denen frühzeitig die Weichenstellung in Richtung Geschlechtsangleichung erfolgt, eine klare Akzentuierung zugunsten der *Spezifität* erforderlich ist – gegebenenfalls auch um den Preis einer geringeren *Sensitivität*. In Hinblick auf die vorrangig auszuschließende Irrtumswahrscheinlichkeit bedeutet dies, dass die Anzahl der *"falsch positiven"*, d.h. ungerechtfertigt zu frühzeitig erfolgter Festlegungen, so gering wie möglich zu halten ist, da es unnötige Transformationsbehandlungen und eine irreversible Beeinträchtigung des Entwicklungsverlaufs des Kindes unbedingt zu vermeiden gilt.

Wenngleich das Dilemma falsch getroffener Entscheidungen in *beide* Richtungen, also auch bei *"falsch negativen"* Fällen besteht – im Falle einer tatsächlichen transsexuellen Entwicklung bringt das Vorenthalten einer hormonellen Behandlung im Jugendalter eindeutige Nachteile mit sich – ist aus medizinethischen Überlegungen dem ärztlichen Grundsatz *primum non nocere* (in seiner ursprünglichen Bedeutung für die Risikoabwägung von Interventionen) zu folgen. Denn die Pubertätssuppression mittels GnRH-Analoga stellt den ersten Schritt einer somato-medizinischen "Umwandlungsbehandlung" dar, die bei anschließendem Einsatz konträrgeschlechtlicher Hormone mit einer dauerhaften Infertilität infolge ausbleibender Reifung der Gonaden und des Reproduktionstrakts verbunden ist. Abgesehen davon, dass ein Kind bzw. Jugendlicher selbst in der Regel nicht die nötige emotionale und kognitive Reife besitzt, um in eine mit lebenslangen Konsequenzen verbundene Behandlung einzuwilligen, ist auch kritisch zu hinterfragen, ob der Entschluss zur Durchführung solcher Interventionen durch die Eltern des Kindes getroffen werden kann bzw. sollte. Es gibt durchaus Eltern, die sich dessen bewusst sind und deshalb davor zurückschrecken. Entscheidungen von derartiger Tragweite würden bei anderen Patientengruppen ausführliche Diskussionen einer eigens dazu einberufenen Ethikkommission voraussetzen [45].

Das ethische Problem im Falle einer (de facto) alleinigen elterlichen Entscheidungsbefugnis gewinnt noch zusätzlich an Brisanz, wenn man die relativ hohe Rate an psychopathologischen Auffälligkeiten auf Seiten der Eltern von Kindern mit GD/GIS bedenkt [47].

Literatur

1. Bradley SJ, Zucker KJ (1997) Gender identity disorder: a review of the past 10 years. J Am Acad Child Adolesc Psychiatry 36(7):872-80.

2. Weltgesundheitsorganisation, Internationale Klassifikation psychischer Störungen (2000) ICD-10, Kapitel V (F). In: Dilling H, Mombour W, Schmidt MH, Schulte-Markwort E (Hrsg): Diagnostische Kriterien für Forschung und Praxis. Bern, Göttingen, Toronto, Seattle: Verlag Hans Huber

3. American Psychiatric Association (APA, 2013) Diagnostic and statistical manual of mental disorders. 5th edn, DSM-V. Washington DC, American Psychiatric Press.

4. Meyenburg B, Romer G, Möller B, Korte A (2014) AWMF-Leitlinien Störungen der Geschlechtsidentität im Kindes- und Jugendalter (F64) – Deutsche Gesellschaft für Kinder- und Jugendpsychiatrie, Psychosomatik und Psychotherapie. Prax Kinderpsychol Kinderpsychatr 63:542-552

5. WPATH - The World Professional Association for Transgender Health (2011): Standards of Care for the Health of Transsexual, Transgender, and Gender Nonconforming People, 7th version. www.wpath.org

6. Cohen-Kettenis PT, van Goozen SH (1997) Sex reassignment of adolescent transsexuals: a follow-up study. J Am Acad Child Adolesc Psychiatry 36(2):263-71.

7. Wallien MS, Quilty LC, Steensma TD, Singh D, Lambert SL, Leroux A, Owen-Anderson A, Kibblewhite SJ, Bradley SJ, Cohen-Kettenis PT, Zucker KJ (2009) Cross-national replication oft he gender identity interview for children. J Pers Assess 91(6):545-552.

8. Johnson LL, Bradley SJ, Birkenfeld-Adams AS, Kuksis MA, Maing DM, Mitchell JN, Zucker KJ (2004) A parent-report gender identity questionnaire for children. Arch Sex Behav 33(2):105-116.

9. Deogracias JJ, Johnsons LL, Meyer-Bahlburg HFL, Kessler SJ, Schober JM, Zucker KJ (2007) The gender identity (Gender Dysphoria Questionnaire for Adolescents and Adults. J Sex Res 44:370-379.

10. Steensma TD, Cohen-Kettenis PT (2011b) Gender Transitioning before Puberty? Arch Sex Behav 40:649-650.

11. Korte A, Goecker D, Krude H, Lehmkuhl U, Grüters-Kieslich A, Beier KM (2008) Geschlechtsidentitätsstörungen im Kindes- und Jugendalter. Zur aktuellen Kontroverse um unterschiedliche Konzepte und Behandlungsstrategien. Dtsch Ärztebl 105:834-839.

12. Möller B, Schreier H, Li A, Romer G (2009) Gender identity disorder in children and adolescents. Curr Probl Pediatr Adolesc Health Care 39:117-143.

13. Korte A, Beier KM, Vukorepa J, Mersmann M, Albiez V (2014) Heterogenität von Geschlechtsidentitätsstörungen bei Jugendlichen: Zur differenziellen Bedeutung der psychiatrischen Komorbidität und individuellen Psychodynamik [About the heterogeneity in adolescents with gender identity disorder: Differential importance of psychiatric comorbidity and considerations of individual psychodynamics] Prax Kinderpsychol Kinderpsychiatr 63:523-541.

14. Beier KM, Bosinski HAG, Loewit K (2005) Sexualmedizin. 2. Aufl., München, Jena: Elsevier, S. 409-412.

15. Cohen-Kettenis PT, Pfäfflin F (2003) Transgenderism and intersexuality in childhood and adolescence. Developmental Clinical Psychology and Psychiatry. London: Sage.

16. Zucker KJ (2005) Gender identity disorders in children and adolescents. Annu Rev Clin Psychol 1:467-92.

17. Bosinski HAG, Arndt R, Sippell WG, Wille R(1996) Geschlechtsidentitätsstörungen bei Kindern und Jugendlichen: Nosologie und Epidemiologie. Monatsschr Kinderheilkd 144:1235-1241.

18. Wood H, Sasaki S, Bradley SJ et al. (2013) Patterns of Referral to a Gender Identity Service for Children and Adolescents (1976 - 2011): Age, Sex Ratio, and Sexual Orientation. J Sex Marital Therapy 39(1):1-6

19. Steensma TD, van der Ende J, Verhulst FC, Cohen-Kettenis PT (2012) Gender Variance in Childhood and Sexual Orientation in Adulthood: A Prospective Study. J Sex Med (epub ahead of print)

20. Meyenburg B (2013) Sexuelle und Geschlechtsidentitätsstörungen bei Kindern und bei Jugendlichen. In: Briken P, W Berner (Hrg.): Praxisbuch sexuelle Störungen. Stuttgart: Thieme.

21. Zucker KJ, Bradley SJ, Sanikhani M (1997) Sex differences in referral rates of children with gender identity disorder: some hypotheses. J Abnorm Child Psychol 25(3):217-27.

22. Steensma TD, Biemond R, de Boer F, Cohen-Kettenis PT (2011a) Desisting and persisting gender dysphoria after childhood: A qualitive follow-up study. Clin Child Psychol Psychiatry 16(4):499-516.

23. Zucker KJ (2008a) Children with gender identity disorder: Is there a best practice? Neuropsychiatrie de l´enfante et de l´adolescence 56:358-364.

24. Zucker KJ (2008b) On the "Natural History" of Gender Identity Disorder in Children. J Am Acad Child Adolesc Psychiatry 47:1361-1363.

25. Bailey JM, Zucker KJ (1995) Childhood sex-typed behavior and sexual orientation: A conceptual analysis and quantitative review. Developmental Psychology 31:43-55.

26. Green R, Roberts CW, Williams K, Goodman M, Mixon A (1987) Specific cross-gender behaviour in boyhood and later homosexual orientation. Br J Psychiatry 151:84-88.

27. Davenport CW (1986) A follow-up study of 10 feminine boys: Ach Sex Behav 15(6):511-517.

28. Zucker KJ, Bradley SJ (1995) Gender identity disorders and psychosexual problems in children and adolescents. New York, London: Guilford Press.

29. Drummond KD, Bradley SJ, Peterson-Badali M, Zucker KJ (2008) A follow-up study of girls with gender identity disorder. Developmental Psychology 44(1):34-45.

30. Singh D (2012) A follow-up study of boys with Gender Identity Disorder. Doctoral Thesis. Department of Human Development and Applied Psychology; Ontario Institute for Studies in Education.

31. Wallien MS, Cohen-Kettenis PT (2008) Psychosexual outcome of gender-dysphoric children. J Am Acad Child Adolesc Psychiatry 47(12):1413-1423.

32. Steensma TD, Cohen-Kettenis PT (2012) Dutch Approach to Gender Dysphoria in Children and Adolescents. Journal of Homosexuality 59:301-320.

33. Steensma TD, McGuire JK, Kreukels BPC, Beekman AJ, Cohen-Kettenis PT (2013) Factors Associated With Desistence and Persistence of Childhood Gender Dysphoria: A Quantitative Follow-Up Study. J Am Acad Child Adolesc Psychiatry 52(6):582-590.

34. Cohen-Kettenis PT, Delmarre-van de Waal HA, Gooren LJ (2008) The treatment of adolescent transsexuals: Changing insights. J Sex Med 5:1892-1897.

35. Becker S, Bosinski HAG, Clement U, Eicher W, Goerlich TM, Hartmann U, Kockott G, Langer D, Preuss WF, Schmidt G, Springer A, Wille R (1997) Standards der Behandlung und Begutachtung von Transsexuellen der Deutschen Gesellschaft für Sexualforschung, der Akademie für Sexualmedizin und der Gesellschaft für Sexualwissenschaft. Z Sexualforsch 10:147-156.

36. Byne W, Bradley SJ, Coleman E, Eyler AE, Green R, Menvielle EJ, Meyer-Bahburg HF, Pleak RR, Tompkins DA (2012) Report of the American task force on treatment of Gender Identity Disorder. Arch Sex Behav 41(4): 759-796

37. Bosinski HAG (2013) Geschlechtsidentitätsstörung / Geschlechtsdysphorie im Kindesalter. Forum für Kinder- und Jugendpsychiatrie, Psychosomatik und Psychotherapie 2:3-25.

38. Cohen-Kettenis PT, van Goozen SH (1998) Pubertal delay as an aid in diagnosis and treatment of a transsexual adolescent, Eur Child Adolesc Psychiatry 7(4):246-8.

39. De Vries ALC, Doreleijers TAH, Steensma TD, Cohen-Kettenis PT (2011) Psychiatric comorbidity in gender dysphoric adolescents. J Child Psychol Psychiat 52: 1195-1202.

40. De Vries ALC, Steensma TD, Doreleijers TAH, Cohen-Kettenis PT (2011) Puberty suppression in adolescents with gender identity disorder: A prospective follow-up study. J Sex Med 8:2276-2283.

41. Kreukels BPC, Cohen-Kettenis PT (2011) Puberty suppression in gender identity disorder: The Amsterdam experience. Nat Rev Endocrinol 7:466-472.

42. Hembree WC (2011) Guidelines for pubertal suspension and gender reassignment for transgender adolescents. Child Adolesc Psychiatr Clin N Am 20:725-732.

43. Giedd JN, Raznahan A, Mills KL, Lenroot RK (2012) Review: magnetic resonance imaging of male/female differences in human adolescent brain anatomy. Biology of Sex Differences 3(19):1-9.

44. Meyer-Bahlburg HF (2013) Sex Steroids and Variants of Gender Identity. Endocrinol Metab Clin N Am 42:435-452.

45. Sadjadi S (2013) The Endocrinologist´s Office-Puberty Suppression: Saving Children from a Natural Disaster? J Med Humanit 34(2):255-260.

46. Bosinski HAG (2008) Geschlechtsidentitätsstörungen im Kindesalter. In: Lauth GW, Linderkamp F, Schneider S, Brack U (Hrsg.): Verhaltenstherapie mit Kindern und Jugendlichen. Weinheim: Beltz-PVU, 2. Aufl., 432-443.

47. Zucker KJ, Bradley SJ, Ben-Dat DN, Ho C, Johnson L, Owen A (2003) Psychopathology in the parents of boys with gender identity disorder. J Am Acad Child Adolesc Psychiatry 42(1):2-4

8. Das transsexuelle Paar und das transvestitische Paar: Aspekte zur Partnerschaft – ein Beitrag aus der Praxis

Vorbemerkungen

In den nunmehr 30 Jahren, seit ich – zuerst bei Prof. Dr. G. Kockott (Klinikum rechts der Isar der TU München) und jetzt in freier Praxis – mit transsexuellen und transvestitischen Patienten arbeite, beschäftige ich mich auch mit deren Beziehungskonstellationen.

Welche Einflüsse und Auswirkungen hat eine Paarbeziehung auf transvestitische oder transsexuelle Entwicklungen? Warum trennen sich transsexuelle Paare häufiger als transvestitische Paare? Was hält eine transsexuelle Partnerschaft zusammen? Welche Interaktionsmuster und Bindungsstile sind für ein transsexuelles oder transvestitisches Paar bedeutsam? Welche Prädiktoren gibt es für eine gelungene transsexuelle/transvestitische Partnerschaft? Das sind einige der Fragen, die mich über die Jahre hinweg begleiten.

In diesem Beitrag möchte ich meine Erfahrungen vorstellen und einen ersten Zugang für die Behandlung von transvestitischen und transsexuellen Paaren öffnen.

8.1. Diagnostische Zuordnung

8.1.1. Das transsexuelle Paar

Das **transsexuelle Paar** lebt in einer Ehe/festen Partnerschaft vor, während und nach dem Outing:

Mann-zu-Frau-Transsexuelle offenbaren sich ihren Frauen während der Ehe als transsexuell. Es sind Paare, die mindestens 6 Monate bis über 30 Jahre in einer Beziehung leben. Gerade bei Langzeitpartnerschaften können die Bedürfnisse des transsexuellen Partners über den transvestitischen Weg gehen. Er glaubt, dass mit seinem transvestitischen Verhalten auch sein Wunsch nach Frau-Sein ausgeschöpft ist, und er hofft, dass dies ausreicht. Emotionale Spannungen, Depressionen, Suizidabsichten, Ängste und psychosomatische Beschwerden, die sich aus der Diskrepanz zwischen seinem Dasein als Mann und innerem Fühlen als Frau ergeben, nehmen jedoch immer mehr zu. Schließlich gibt er den Kampf mit seiner (nicht vorhandenen) männlichen Identität auf, muss ihn aufgeben. Er ist gynäphil orientiert (d.h. sexuell auf Frauen gerichtet) und geht also spät ins Outing. Das sexuelle Interesse lässt über die Zeit hinweg nach oder war nie besonders ausgeprägt. Die Stärke des sexuellen Interesses wird für die Partnerschaft nach dem Outing von Bedeutung werden.

Frau-zu-Mann-Transsexuelle offenbaren sich ihren Partnerinnen vor oder während der Beziehung als transsexuell. Die Paare leben im Vorfeld des Outings nicht so lange zusammen wie transsexuelle Paare mit einem männlichen Partner (ca. ½ bis 3 Jahre).

Partnerschaften, in denen beide transsexuell sind, d.h., entweder beide als Mann-zu-Frau-Transsexuelle oder als Mann-zu-Frau- mit einem Frau-zu-Mann-Transsexuellen zusammenleben, möchte ich nicht als transsexuelles Paar beschreiben. Das Besondere ist zwar die Transsexualität beider, hat aber erfahrungsgemäß für die Bearbeitung von Partnerschaftsproblemen nur eine geringe Bedeutung. In den Paartherapien geht es um Konflikte, die auch bei anderen – nicht transsexuellen Paaren – üblich sind.

8.1.2. Das transvestitische Paar

Bei dem **transvestitischen Paar** offenbart der heterosexuell orientierte Ehemann sein transvestitisches Begehren vor oder während der Ehe seiner Frau. Eine zweite, sehr häufige, Möglichkeit ist, dass die Ehefrau ihn über Kleidungsstücke, Photos oder Aufzeichnungen plötzlich entdeckt. Meistens halten die Partnerschaften lebenslang. Wenn die Beziehung von kurzer Dauer (ca. ein Jahr) ist, trennt sich das Paar auch noch aus anderen Gründen.

In diesem Beitrag wird unter Transvestitismus diejenige Erscheinungsform verstanden, die das Tragen von Frauenkleidung, verbunden mit Masturbation, meint. Wichtig ist, dass es sich dabei um heterosexuelle Männer, die sich ihrer Geschlechtsidentität als Mann sicher sind, handelt. Kleidung und Accessoires werden nach Vorlieben gewählt:

einzelne Wäschestücke bis zur Verkleidung mit Schminke und Perücke mit oder ohne Spiegel und in zeitlich unterschiedlichen Abständen (nach DSM IV, ICD 10). Wenn die Ehefrau einverstanden ist, trägt er die Frauenkleider nach der Arbeit zu Hause, manchmal verbunden mit gemeinsamen sexuellen Aktivitäten.

Von den klinischen Aspekten her [1] erleben die Patienten ihre transvestitische Symptomatik mehr oder weniger intensiv. Dabei wird die Persönlichkeit des Patienten nicht beeinträchtigt. Die Symptomatik wirkt eher wie ein Fremdkörper in ihrer Entlastungsfunktion als "kreative Ich-Leistung" [1, 2]. In einem Überblick verschiedener Studien zur Persönlichkeit von Transvestiten kam Brierley (1979 in [3]) zu der Schlussfolgerung, dass "diese sich im Allgemeinen in keiner charakteristischen Art und Weise von Normalen" unterscheiden.

Transvestitische Männer in Paarbeziehungen leiden unter Angstlust, Scham- und Schuldgefühlen. Im Laufe ihres Lebens, in Abhängigkeit von Reflexionsfähigkeit, Einsicht und psychischem Druck, ergeben sie sich ihrer Symptomatik und beginnen, diese zu akzeptieren. Manchmal begeben sie sich erst dann in Therapie, um etwas über die Ursachen zu erfahren und um ihre Partnerproblematik zu bearbeiten.

8.2. Literaturüberblick

Studien zur Qualität von Partnerschaften, die transsexuelle Patienten vor, während oder nach dem Geschlechtswechsel eingegangen sind, liegen nur in geringem Umfang vor.

Studer et al. [4] untersuchten die Ehen von vier Frau-zu-Mann-Transsexuellen und einem Mann-zu-Frau-Transsexuellen. Alle fünf Ehepaare lebten eine traditionelle, unauffällige Ehe, die dabei stark symbiotisch erschien. Die Autoren beschrieben die Partnerinnen als äußerlich attraktiv, außerdem zeigten sie keine psychiatrischen oder psychosomatischen Auffälligkeiten. Sie wiesen jedoch eine orale und symbiotische Bedürftigkeit auf und entstammten problematischen Verhältnissen.

Janssen [5] schildert die psychoanalytische Behandlung eines männlichen Patienten, in deren Verlauf es zum Verlust des transsexuellen Symptoms und zur Lösung der Partnerschaft kam. Er diskutiert den psychodynamischen Aspekt der Aufrechterhaltung der Symptombildung durch frühkindliche Objektbeziehungsmodalitäten in den aktuellen Objektbeziehungsmustern. Zur Trennung und Aufgabe des Symptoms kam es durch die Freisetzung der destruktiven Aggressivität, die in der Paarbeziehung und in der Symptombildung gebunden war.

Huxley et al. [6] berichten in ihrer Untersuchung von 55 Mann-zu-Frau-Transsexuellen und 17 Frau-zu-Mann-Transsexuellen, in welchem Ausmaß Partnerinnen die transsexuelle Symptomatik mittragen konnten. Das sei abhängig von der affektiven Beziehung zueinander, dem Dominanzmuster innerhalb der Beziehung und den sozialen sowie sexuellen Bedürfnissen beider Partner.

Steiner [7] beschreibt verschiedene Möglichkeiten von Partnerschaftsgestaltungen an 5 transsexuellen und einem transvestitischen Patienten.

Kockott und Fahrner [8] untersuchten 38 Mann-zu-Frau- und 31 Frau-zu-Mann-Transsexuelle. Zum Zeitpunkt der Diagnosestellung lebten zwei Drittel der Frau-zu-Mann-Transsexuellen in einer zufriedenstellenden Partnerschaft. Über die Hälfte der Mann-zu-Frau-Transsexuellen waren ebenfalls in einer – jedoch unzufrieden geführten – Partnerschaft gebunden. Zum Katamnesenzeitpunkt von 5½ Jahren lebten Frau-zu-Mann-Transsexuelle eine stabilere und befriedigendere Partnerschaft (70 Monate Dauer) als die von Mann-zu-Frau-Transsexuellen (20 Monate Dauer). Auch Hepp et al. [9] bestätigten – in einer Katamnesendauer von 67 Monaten – die deutlich bessere Beziehungssituation Frau-zu-Mann-Transsexueller.

Steiner und Bernstein [10] beschrieben ebenfalls Partnerschaften von Frau-zu-Mann-Transsexuellen als stabil und lange andauernd. Es bestand häufig die bewusste Suche nach Frauen mit Kindern. Die Ehefrauen/Partnerinnen berichten, dass ihre Verbindung für sie eine heterosexuelle Beziehung bedeute und sie den Penis nicht vermissten, eher als feindlich und fremdartig empfinden würden. Zuvor hatten sie unbefriedigende Beziehungen mit biologischen Männern. Auch Schneyder et al. [41] berichteten 2008 in einer qualitativen Untersuchung von 19 Frau-zu-Mann-Transsexuellen über positiv erlebte und stabile Beziehungen.

Gurvich [11] beschrieb Frauen von transsexuellen Partnern, die aufgrund des sozialen Tabus und Stigmas kaum Hilfe fanden, obwohl sie unter schweren Depressionen, Selbstvorwürfen und Verlust von Selbstvertrauen litten. Sie beschrieben das Outing ihres Partners als Horror und Zurückweisung.

Häufiger werden Studien über die sexuelle Zufriedenheit durchgeführt. Nach Pfäfflin und Junge [12] haben vor allem die Untersuchungen von Kröhn et al. [13], Fahrner et al. [14], Ross und Need [15], Pfäfflin und Junge [16] sowie Eicher et al. [17] ergeben, dass sich das sexuelle Erleben statistisch signifikant verbessert hat, und die meisten Mann-zu-Frau-Transsexuellen regelmäßig Orgasmen erleben. Pfäfflin und Junge berichten weiterhin, dass bei Frau-zu-Mann-Transsexuellen *"trotz der begrenzten operativen Möglichkeiten im Genitalbereich die sexuelle Befriedigung nach der Behandlung statistisch signifikant größer war als vor der Behandlung"* [18].

In meiner Praxis kristallisierte sich heraus, dass sich überwiegend Paare mit einem Mann-zu-Frau-transsexuellen Partner in Therapie begeben. Paare mit Frau-zu-Mann-transsexuellem Partner bedürfen seltener einer Therapie.

Daten über die Anzahl von heterosexuellen Männern mit transvestitischer Symptomatik in der Bevölkerung gibt es nicht. Bancroft (1985 über [19]) berichtet von 500 Mitgliedern einer Vereinigung (Beaumont-Society) in Großbritannien, die in jedem Jahr weitere 500 Transvestiten berät. Sie können klinisch nicht erfasst werden, weil sie sich selten in Behandlung begeben. Nicht-klinische Stichproben untersuchte Prince zuerst 1967 mit 400 [20], 1972 mit 504 [21] und in einer Studie von 1997 [22] mit 1032 Transvestiten. Drei Viertel der Befragten waren verheiratet und hatten Kinder. Ein Drittel der Partnerinnen gaben völlige Ablehnung an und wollten von der transvestitischen Symptomatik ihrer Ehemänner nichts wissen.

Stoller [23] fasste die Frauen von 32 Transvestiten in drei Gruppen zusammen: *"the males haters"*, *"the succorers"* und *"the symbiotics"*.

Brown [24, 25] untersuchte in einer Sechsjahresperiode 106 Frauen aus dem nicht-klinischen Bereich, die mit Crossdressern bzw. heterosexuell orientierten Transvestiten verheiratet waren. Die Dauer der Ehe betrug durchschnittlich 13 Jahre, davon wussten die Ehefrauen durchschnittlich seit 9 Jahren von der transvestitischen Symptomatik ihres Mannes. Ein Viertel der Frauen berichtete, mindestens gelegentlich sexuellen Kontakt zu ihren Crossdressing-Partnern zu haben. Zwei Variablen wurden bei den Frauen gefunden, die das Crossdressing ihrer Partner nicht akzeptieren konnten: 1. Das nach der Heirat plötzliche Entdecken der transvestitischen Symptomatik und 2. das Fehlen von sexuellen Aktivitäten. In seiner Studie von 1989 untersuchte er 7 Frauen transvestitischer Männer. Eine Frau empfand sexuelle Lust beim Crossdressing ihres Mannes, die restlichen nicht. Er bezog sich auf die Studie von Stoller [23] und diagnostizierte zwei *"males haters"*, zwei *"succorers"*, zwei Frauen mit unklaren Persönlichkeitsmerkmalen und eine symbiotische Beziehung.

Wise et al. [26, 27] untersuchten die Partnerinnen von 18 Transvestiten. Sie beschrieben diese Frauen als *"moral masochists"*, die das transvestitische Verhalten ihrer Männer tolerierten und dabei über verschiedene vorangegangene Verlusterfahrungen verfügten. Die Autoren empfehlen, da diese Frauen offenbar ihr eigenes Selbstwertgefühl zugunsten der Stabilisierung ihrer Verlustängste opfern, eine stützende Einzelpsychotherapie. Sie meinen, dass eine Partnertherapie nicht erfolgreich sein kann, weil der transvestitische Mann das Crossdressing nicht aufgeben wird. In Wises Untersuchung von 1985 wurden Frauen beschrieben, die sich nach dem Entdecken des transvestitischen Verhaltens ihres Mannes traumatisiert fühlten, was vermutlich mit ihrer hohen Depressionsneigung zusammenhing.

Bullough und Weinberg [28] berichten über verheiratete Frauen von 70 Transvestiten aus dem nicht-klinischen Bereich. Die meisten versuchten zunächst zu unterstützen und zu verstehen, andere wiederum hatten negative Gefühle, Vorbehalte und empfanden Feindschaft. Eine große Angst war, dass das Verhalten ihres Mannes anderen Menschen auffallen würde. Sie unterstützten ihre Männer nicht. Trotzdem dachten sie, dass ihre Ehe eine glückliche sei. Es scheint so, als ob sich die Frauen auf ihre transvestitischen Ehemänner eingestellt hätten und ihre positiven Aspekte wahrnehmen konnten.

Calogeras [29] schildert seine psychoanalytische Behandlung eines Transvestiten und dessen Frau: *"Sowohl für den Mann wie auch für die Frau schien die Heirat die Funktion des Heilungsversuches zu haben – im Sinne einer Funktion als Sicherheitsventil, indem sie die komplementären Pathologien des Transvestitismus zusammenhielt [...] Als ein Resultat der Analyse des Mannes kam ein Wechsel der Funktion der 'Ehe als Heilung' zustande [...] Die Ehe fungierte nun als Testgelände. Das alles trug dazu bei, das Ende seines Crossdressings herbeizuführen."*

Benedetti [30] schreibt in seinem Beitrag über Transsexualismus und Transvestitismus: *"Bei verheirateten Transvestiten wird die innere Gespaltenheit besonders im Umgang mit der Ehefrau schmerzlich bewusst. Bei mancher hochstehender Persönlichkeit habe ich den Kampf zwischen moralischem Mitgefühl und zunehmendem Angewidertsein beobachtet."*

8.3. Das transsexuelle Paar

Beziehungskonstellationen von Mann-zu-Frau-Transsexuellen vor und nach dem Geschlechtswechsel

1) Am transsexuellen Paar ist das Besondere, dass das vormalige Ehepaar auch nach dem Outing zusammenbleibt, denn es lebt jetzt als zwei Frauen, zwei Cousinen oder zwei Partnerinnen. Dazu weiter unter Paartherapie.

2) Mann-zu-Frau-Transsexuelle hatten vor dem Outing Beziehungen zu Frauen und Männern. Nach dem Outing bzw. nach der Operation gehen sie Beziehungen zu heterosexuellen Männern ein.

Die sexuelle Orientierung von Mann-zu-Frau-Transsexuellen kann sich nach der Operation verändern. Für sie, die vor der Operation eindeutig sexuell an Frauen orientiert waren, ist es manchmal erschreckend, dass nun auch Männer interessant werden. Schließlich kennen sie die Männer und wollen mit "diesem männlichen Gehabe" nichts mehr zu tun haben. Sie leben, mit losen sexuellen Kontakten zu heterosexuellen Männern, meist allein.

3) Ältere Mann-zu-Frau-Transsexuelle möchten nach der Operation keine Ehe eingehen, manchmal aber eine Partnerschaft. Sie befürchten eine zu große Abhängigkeit und Unterordnung dem Mann gegenüber. So möchten sie lieber das Leben einer alleinstehenden Dame mit gelegentlichen sexuellen Kontakten führen.

4) Bei jungen Mann-zu-Frau-Transsexuellen (meist androphil orientiert)), die den Weg ohne Umweg über die Ehe zum Geschlechtswechsel gehen (eben weil sie nicht gynäphil orientiert sind), ist die Sehnsucht nach einer heterosexuellen Partnerschaft, nach einer festen Beziehung, sehr groß.

Enttäuschungen sind tief und schmerzhaft, zumal dann, wenn sich eine glückliche Anfangsbeziehung entwickelte. Meist ziehen sich die Männer nach der Offenbarung ihrer Freundin (biologisch ein Mann zu sein) zurück und brechen die Beziehung ab. Vermutlich geraten sie selbst in eine Krise bezüglich ihrer sexuellen Orientierung; sie fürchten, homosexuell zu sein, oder sie geraten in Zweifel mit ihren männlichen Werten und Einstellungen. Ihre Geschlechtsidentität wird davon nicht betroffen, sie wissen, dass sie Männer sind.

Andere, ebenfalls heterosexuelle Männer, schwanken zwischen Ablehnung und Neugierde; sie fühlen sich an der Seite einer attraktiven Frau in ihrem Selbstwertgefühl gestärkt.

In den letzten Jahren steigt die Zahl der Männer, die die Offenbarung ihrer (transsexuellen) Freundin aushalten können. Zumal dann, wenn sie äußerlich unerkannt bleibt und attraktiv wirkt. Ihnen kommt es nicht auf die Vergangenheit an, sondern auf eine glücklich gelebte Gegenwart. Ich kenne inzwischen einige Paare, die zusammen sind, ohne dass der biologische Hintergrund noch wichtig wäre. Manche leben bestimmte Rollenklischees. Zum Beispiel ging der Wunsch einer Mann-zu-Frau-Transsexuellen in Erfüllung, "Heimchen am Herd" zu sein.

5) Mann-zu-Frau-Transsexuelle bleiben bei ihrer früheren Partnerwahl und gehen ausschließlich Beziehungen zu heterosexuellen, bisexuellen und, seltener, zu lesbischen Frauen ein. Die Zahl jener, die mit Frauen zusammen leben oder nur auf diese Art und Weise sexuellen Kontakt haben möchten, ist in den letzten zwei Jahrzehnten stark gestiegen. Ich vermute, dass sie sich früher aus Furcht vor negativen Konsequenzen bei der Gutachtenerstellung nicht recht trauten, ihre gynäphile Orientierung anzugeben. Sie benennen sich selbst als lesbisch. Man darf nicht verkennen, dass die dazugehörigen lesbischen Partnerinnen diese Beziehungen eher ablehnen, weil sie doch noch ihre transsexuelle Freundin als biologischen Mann wahrnehmen. Bisexuelle und heterosexuell orientierte Frauen können viel leichter und unbeschwerter eine Beziehung und sexuelle Kontakte zu Mann-zu-Frau-Transsexuellen aufbauen.

6) Mann-zu-Frau-Transsexuelle leben mit einer ebenfalls Mann-zu-Frau-Transsexuellen oder mit einer Frau-zu-Mann-Transsexuellen zusammen. Hier kann es sich um eine bisexuelle Orientierung handeln. Sie vermögen, je nach Gelegenheit, mit beiden (Männern oder Frauen) eine sexuelle und partnerschaftliche Beziehung zu entwickeln. Ich sehe inzwischen einige Partnerschaften (Mann-zu-Frau mit Mann-zu-Frau, Mann-zu-Frau mit Frau-zu-Mann oder Mann-zu-Frau mit einem transvestitischen Partner), die zufrieden und verständnisvoll miteinander leben.

7) Manche Mann-zu-Frau-Transsexuelle haben kein Interesse an der Aufnahme von Beziehungen. Sie sind letztlich auf sich selbst als Frau gerichtet und/oder nehmen Teile ihres Körpers als Fetisch wahr (Autogynäphilie nach [31]). Partnerschaften gehen sie nicht ein.

8.4. Beziehungskonstellationen von Frau-zu-Mann-Transsexuellen vor und nach dem Geschlechtswechsel

Übereinstimmend wird in der Literatur (s. oben) von stabilen und deutlich länger dauernden Partnerschaften von Frau-zu-Mann-Transsexuellen berichtet, als es bei Mann-zu-Frau-Transsexuellen der Fall ist. Eigene Erfahrungen bestätigen, dass es Frau-zu-Mann-Transsexuelle generell leichter haben. Sie gehen schon vor der Operation Partnerschaften ein, die auch danach noch halten. Sie wünschen sich eine Partnerschaft bzw. Ehe mit einer heterosexuell orientierten Frau, die am besten eigene Kinder mitbringt.

Sexualität wird vor der Operation zugestanden, allerdings darf die Partnerin die weiblichen Geschlechtsmerkmale nicht berühren, und lesbisch ausgerichtete sexuelle Handlungen dürfen nicht durchgeführt werden. Die Partnerinnen haben meist enttäuschende Erfahrungen mit biologischen Männern hinter sich. Die Beziehungen Frau-zu-Mann-Transsexueller mit ihren heterosexuell orientierten Partnerinnen zeichnen sich durch Anerkenntnis füreinander und ein besonderes sexuell-erotisches Einfühlungsvermögen des Frau-zu-Mann-Transsexuellen für seine Frau aus. Die Partnerinnen berichten, dass sie sich zum ersten Mal als sexuell begehrenswerte Frau bestätigt und in ihrem Schutz- und Sicherheitsbedürfnis durch ihren (transsexuellen) Mann angenommen fühlen.

Selbstunsichere, ängstlich-vermeidende Frau-zu-Mann-Transsexuelle gehen meist erst einige Zeit nach der Operation erste sexuelle und partnerschaftliche Kontakte zu heterosexuell orientierten Frauen ein. Sie empfinden sich neben ihrer generellen Selbstwertproblematik wenig sexuell-männlich kompetent. Dazu weiter unter Paarsexualtherapie.

Manchmal probieren Frau-zu-Mann-Transsexuelle vor der Operation lesbische Beziehungen aus, wobei sie sich aber als heterosexuell orientierte Männer empfinden und letztendlich von den lesbischen Partnerinnen abgelehnt werden.

Frau-zu-Mann-Transsexuelle, die nach dem Geschlechtswechsel homosexuelle Kontakte eingehen (also androphil sind), wurden in den letzten zehn Jahren zunehmend häufiger bekannt [32].

Verheiratete, mit Kindern lebende Frau-zu-Mann-Transsexuelle outen sich erst nach einer langen (Ehe-)Zeit. Zumeist deshalb, weil ihnen die Unterstützung der Umwelt zu einem veränderten Rollenverständnis fehlt und sie sich nur sehr schwer artikulieren können. Ohne Widerstand ergeben sie sich in ihr Schicksal. Sie bleiben daher lange in der Rolle der Frau in ihrer Familie gebunden.

8.5. Beziehungskonstellationen transvestitischer Paare

8.5.1. Die Gefühle der Ehefrauen

Manche Frauen scheint dabei das Wechselspiel zwischen (männlicher) Kraft und (weiblicher) Zärtlichkeit anzuziehen und herauszufordern. Die vereinfachende Unterscheidung zwischen männlichen und weiblichen Eigenschaften wähle ich, um den Unterschied, den die Frauen erleben, deutlich zu machen. Ihren transvestitischen Partner finden sie spannend, er gibt ihnen Rätsel auf. Das unterscheidet ihn von anderen – in ihren Augen langweiligeren – Männern, und macht ihn für sie reizvoller. Diese Frauen mögen es, dass sich ihr transvestitischer Partner nicht besonders dominant, eher streitvermeidend, manchmal geradezu aggressionsgehemmt verhält. Wenn die Ehefrauen noch einen erotischen Reiz durch ihren transvestitischen Mann spüren können, und ihr Vertrauen zu ihm wenig oder nicht gestört ist, kann aus dieser Partnerschaft eine lebenslange Beziehung entstehen.

Die meisten Ehefrauen empfinden jedoch eine große Enttäuschung, Wut und Verzweiflung über ihren Mann, der heimlich Frauenkleider trägt. Meist entdecken sie sein Tun durch Zufall. Manchmal aber auch versucht ihr Partner darüber zu sprechen, was dann häufig ein weiteres jahrelanges Schweigen zur Folge hat.

Die Ehefrauen empfinden einen tiefen Vertrauensbruch und geraten manchmal selbst in eine Krise, in der sie sich nach ihrer eigenen sexuellen Orientierung befragen. Sie empfinden ihren Mann als Konkurrenten zu ihrem eigenen weiblichen Selbst: Indem er die Grenze zum Weiblichen überschreitet, weiß er nun so viel über Frauen; sie fühlen sich durchschaut und übergriffig behandelt. Sie werden ärgerlich, wenn sie merken, dass ihr Mann "den besseren Geschmack" hat, sich für das Weibliche mehr interessiert als sie selbst. Ihr Mann zeigt sich sicherer in der Auswahl von Farben und Kleidung, sie selbst fühlen sich in Hosen und Pullover wohler. Das kann den Neid und die Wut der Frauen, die nun nichts mehr für sich selbst haben, herausfordern.

Bedrohlich kann es für sie werden, wenn sich der transvestitische Ehemann auch für den Sex weiblich herausputzt. Manche Ehefrauen glauben von sich, dass sie nun nicht mehr attraktiv und reizvoll genug sind. Sie fühlen sich in ihrem Sein als Frau entwertet. Schließlich lehnen sie sexuelle Kontakte ganz ab, weil sie diese als Selbstbefriedigung ihres Mannes empfinden, lassen aber meist eine Kuschelnähe weiter zu.

Ihre Ängste kreisen um die Befürchtung, dass ihr mögliches Entgegenkommen ausgenutzt wird, ihr Mann immer weiter in die Frauenrolle gerät, den transsexuellen Weg geht und sie zwangsgeoutet werden. Sie erleben sich betrogen, gutgläubig und nicht mehr begehrt. Sie sind ratlos und wissen nicht, wem sie sich anvertrauen können.

In Abhängigkeit von ihren Persönlichkeitsmerkmalen und Lebenseinstellungen werden die Ehefrauen so reagieren:

- Sie lehnen das transvestitische Begehren ihres Mannes klar und konsequent ab. Sie wollen nichts darüber wissen und damit nicht mehr behelligt werden.
- Sie sind sich ihrer eigenen Wünsche und Bedürfnisse unsicher, ambivalent. Sie können Nähe-Distanz-Konflikte nicht aushalten, ziehen sich evtl. in ein Helfersyndrom zurück. Sie versuchen alles auszuhalten, alles zu ertragen, werden manchmal psychosomatisch krank oder depressiv. Nach Wise et al. [26, 27] könnten die von ihm beschriebenen "*moral masochist*"- Frauen hier dazugehören.
- Die Ehefrau setzt Grenzen, wird kämpferisch, ist durchsetzungsfähig und handelt letzten Endes Übereinkünfte mit ihrem Partner aus. Sie ist bereit, sich zu arrangieren, weil sie ihre eigenen Probleme und die ihres Partners (mehr oder weniger) kennt.
- Die Ehefrau wird neugierig, findet an ihrem transvestitischen Mann einiges erotisch und kann so mit seinem Begehren leben. Sie ist an seiner speziellen Erotik interessiert.

8.5.2. Die Gefühle des transvestitischen Ehemannes

Ein transvestitischer Partner mag in seiner Frauenrolle die Sehnsucht nach Verschmelzung mit seiner Frau als Liebe empfinden, nicht jedoch seine Frau. Auch sie möchte lieben, durch Sexuelles Grenzen öffnen und überschreiten – nicht aber mit einem Partner, der in diesem besonderen Moment die Geschlechtsrollen wechselt.

Seine Ängste kreisen um das Entdecktwerden. Er leidet unter seinem transvestitischen Begehren (zumindest derjenige, der in die Praxis kommt), fühlt sich pervers, nicht männlich genug, erlebt sich als nicht respekt- und achtungswürdig. Andererseits mag er seine Wünsche, seine Angstlust. Er hat sie im Laufe seines Lebens als sexuelle Befriedigung angenommen. Er möchte daher von seiner Frau in seinem So-Sein als Mann anerkannt werden, mit seiner Besonderheit, gelegentlich die Geschlechtsrollen zu wechseln. In den vielen Jahren seiner Ehe nahm er sich selbst in seinen Bedürfnissen zurück, um die Beziehung nicht in Gefahr zu bringen. Er hoffte, dass sich sein transvestitisches Begehren endlich auflöst, indem er es durch Wegwerfen seiner Kleider und anderer Accessoires zu erzwingen versuchte. Auch die Hoffnung, durch Vaterschaft und Ehe könne sich sein Problem von allein lösen, ging nicht in Erfüllung. Viele berichten, dass, je älter sie werden, die sexuelle Befriedigung nicht mehr der wesentliche Grund für das Tragen von Frauenkleidern wird. Gefühle von Entspannung, Beruhigung und ein allumfassendes Glücksgefühl – das sie als Mann nicht empfinden können – sind vorherrschend.

Manche dekompensieren in den Ehejahren regelmäßig, ohne dass die Partnerin den Grund dafür kennt. Die Ehefrau wird dann eine vermehrte Gereiztheit, Aggressivität, Unrast oder auch Depressionen und Angstzustände bemerken. Zurück bleiben dem Ehemann Scham, Hilflosigkeit, erotische Melancholie. Später arrangieren sich transvestitische Männer mit sich selbst; sie versuchen sich, so gut wie möglich, vor der Umwelt zu verbergen. Oder sie offenbaren sich doch der Ehefrau.

Andere Lebensverläufe von Männern mit transvestitischer Symptomatik zeigen aggressivere Bewältigungsstrategien: Sie sind mit ihrem transvestitischen Begehren einverstanden, leben dieses in der Ehe aus und sind häufig mit Frauen zusammen, die dies notgedrungen akzeptieren. Sie zwingen ihre Lebenspartnerinnen in eine duldende Haltung.

Es zeichnen sich zwei Beziehungsvarianten im Arrangement eines transvestitischen Paares ab:

Zur **symbiotischen Beziehungsgestaltung** eines transvestitischen Paares gehört ein Partner mit hohen narzisstischen, aggressiven Anteilen, der sich in seiner Frau spiegeln möchte, um dadurch sich selbst lieben zu können. Dabei kann es zu schweren narzisstischen Kränkungen, Konkurrenz- und Machtkonflikten kommen. Zum Beispiel dekompensierte ein 30-jähriger Mann mit einer agitierten Depression, als seine Frau ihre langen Haare abschneiden ließ und dadurch – in seinen Augen – herber und nicht mehr weiblich aussah.

In dieser Form der Beziehungsgestaltung hört der sexuelle Kontakt im Laufe der Ehejahre, weil die Ehefrau ihn schließlich ablehnt, auf. Bis dahin lebte der transvestitische Ehemann Sexuelles im weiblichen Part (d.h. also in weiblicher Wäsche, Accessoires usw.) aus. Der sexuelle Akt mit seiner Frau kommt meist einer Selbstbefriedigung gleich. Die Frauen berichten, dass sie von ihm nicht wirklich wahrgenommen werden und sich von ihm benutzt fühlen würden.

Zur **komplementären Beziehungsgestaltung** eines transvestitischen Paares gehört ein Partner, der die Durchsetzungsfähigkeit und Tatkraft seiner Frau als angenehm empfinden kann. Manchmal gestaltet das Paar sein sexuell-genitales Erleben mit weiblicher Wäsche und Accessoires, manchmal nicht. Letztlich wird ihre Beziehungsgestaltung davon abhängen, inwieweit die Ehefrau erotische Anregung und Lust empfinden kann.

Symbiotische und komplementäre Beziehungsgestaltungen können dann gelingen, wenn der transvestitische Partner seine (sexuell-narzisstischen) Wünsche in den Griff bekommt, reduzieren oder verändern kann. Und wenn für die Ehefrau genügend andere Bestätigungen, Selbstwertsteigerungen und Wunscherfüllungen möglich sind.

Es wird immer wieder um ein für das Paar ausgeglichenes Maß von Geben und Nehmen, Annahme und Ablehnung, Grenzüberschreitung und Grenzbewahrung gehen. Darauf werde ich im folgenden Abschnitt näher eingehen.

8.6. Beziehungsgestaltungen transsexueller Paare/transvestitischer Paare

8.6.1. Gemeinsames und Trennendes

Der Mensch ist ein Beziehungswesen und hat eine mehr oder weniger starke Sehnsucht nach einem Partner. Die Bindungstheorie erklärt heute nachvollziehbar, welche Paare zueinander finden, und welche nicht mehr voneinander lassen können. Es wird angenommen, dass sich im Laufe der Evolution eine instinktive Anlage des Menschen entwickelt hat, die ihn befähigt, eine Person zu suchen, von der er glaubt, dass sie – durch Aufrechterhaltung von Nähe – den erforderlichen Schutz in der Welt bietet und somit sein Überleben sichert [33, 34].

Dadurch ist besser zu verstehen, weshalb Menschen bei Trennung mit extrem starken affektiv-destruktiven Kräften reagieren. Das erklärt gegebenenfalls auch die vernichtenden Reaktionen der Ehefrauen Mann-zu-Frau-Transsexueller, wenn es um den Verlust ihres Ehemannes geht. Auch ist nicht anders zu erklären, weshalb es Ehefrauen gibt, die zwar vollständig mit ihrer transsexuellen Partnerin, die früher ihr Ehemann war, zusammen leben, nicht aber wollen, dass er/sie sich operieren lässt. Ebenfalls nachvollziehbar wären dann die tiefen Ängste, die transsexuelle/transvestitische

Männer jahrelang hindern, sich ihren Ehefrauen zu offenbaren.

Bindung als Überlebensmechanismus hat zuerst die Funktion des sicheren Aufwachsens des Kindes, später dann die Förderung des Zusammenhalts eines Paares. Warum finden transsexuelle/transvestitische Paare zueinander? Welche Bindungsmuster spielen hier die ausschlaggebende Rolle?

Das Gemeinsame transvestitischer und transsexueller Paare liegt im Leidensdruck, den alle Partner erleben. In die Praxis kommen allerdings nur Paare, die diesen hohen Leidensdruck spüren. Unbekannt ist die Anzahl derjeniger, die gut miteinander auskommen und keine Behandlung benötigen. Der Leidensdruck begründet sich in dem Geschlechtswechsel, den die transsexuellen Partner und die transvestitischen Partner durchführen.

Transsexuelle und transvestitische Paare müssen sich mit Grenzen auseinandersetzen, in ihrem Fall mit Geschlechtergrenzen. Dabei müssen sie sich neu erkennen und neu definieren. Ist diese Erkenntnis, dieser Perspektivenwechsel, miteinander aushaltbar? Können die Partner/-innen den Geschlechterwechsel mittragen? Oder bleiben sie zurück und müssen sich deshalb einen neuen Ort suchen? Für die Paare bedeutet das, auszuloten, ob diese Art der Grenzüberschreitung von Geschlechtsrollen und Geschlechtszugehörigkeit aushaltbar, sogar lustvoll miteinander erlebbar werden könnte.

Eine weitere Gemeinsamkeit, die transvestitische und transsexuelle Paare verbindet, ist, dass sie zu Fremden in der Gesellschaft werden. Unsere Gesellschaft ist nicht so weit, dass ungewohnte Lebensführungen geachtet und wirklich vorurteilsfrei angenommen werden.

Das Trennende liegt in der Entscheidung des transsexuellen Partners, nach außen gehen zu wollen, sich zu outen.

Transsexuelle müssen sich erkennen und wollen nicht erkannt werden. Sie wollen nach dem Outing möglichst unauffällig und unerkannt als Frau weiterleben. Die Ehefrauen müssen sich mit ihrem Partner mitouten, was heißt: Zwangsouten. Ihre Beziehung gerät dadurch ins Wanken, meist erfolgt die Trennung. Die Zahl der Paare, die zusammenbleiben, ist gering, nimmt aber in den letzten Jahren zu. Ich beschreibe später zwei Beispiele.

Transvestitische Paare müssen sich nicht nach außen hin bekennen. Im Gegenteil: Sie können unerkannt leben und – im günstigen Fall – die Qualität ihrer Beziehung erweitern und pflegen. Das transvestitische Begehren des Ehemannes kann, darf, soll ein Geheimnis zwischen den Partnern bleiben.

8.6.2. Trennungsverläufe

Früher wurde von vielen Therapeuten empfohlen, dass eine Mann-zu-Frau-Transsexuelle sich unbedingt von der Familie trennen müsse. Aber, und das zeigen die letzten Jahre, es ist durchaus möglich, dass Paare zusammenbleiben und in einer freundschaftlich-liebevollen Beziehung leben können.

Die meisten Paare trennen sich aber letztlich doch und lassen sich scheiden. Meist entwickelt sich vor dem Outing ein starker Beziehungsdruck mit erbitterten Streitereien. In Abhängigkeit von der Qualität der Beziehung, Persönlichkeitsmerkmalen und Einstellungswerten der Partner, wird sich die Trennungs- und Scheidungsphase entwickeln. Manchmal fühlen sich die Ehefrauen durch das Zwangsouting so tiefgreifend verletzt, dass ein lindernder Trauerprozess nicht möglich ist. Hassgefühle ("du gehörst ins Gas") können über eine jahrelange Trennungsphase bestehen bleiben. Die Ehefrauen empfinden ihre Ehe nachträglich als Betrug. Sie können nicht verstehen, dass ihr Ehemann die Ehe in der Hoffnung eingegangen ist, dass sein transsexuelles Empfinden verschwinden möge.

Die Ängste des transsexuellen Partners werden den Ehefrauen in der häufig jahrzehntelang dauernden Ehe nicht gezeigt. Ängste, die Familie zu gefährden, halten ihn davor zurück, sich seiner Frau zu offenbaren. Vor allem Verlustängste erwecken die Hoffnung, dass sich seine transsexuellen Wünsche einfach auflösen mögen. Auch durch gesteigerte Berufstätigkeit erfüllen sich seine Hoffnungen nicht. Weil Ängste und Depressionen, Suizidgedanken und Stimmungsschwankungen immer mehr zunehmen, ist es manchmal für die Ehefrau geradezu eine Erleichterung, wenn er seine Selbstvermeidung aufgibt und sich als transsexuell bekennt.

Zum Beispiel gelang es einem jungen Theologen nicht, sich durch jahrelanges intensives Beten, Askese und – später – Ehe von seinen transsexuellen

Wünschen zu befreien. Er musste sich erst scheiden lassen, um jetzt als Frau mit einer ebenfalls transsexuellen Frau glücklich zusammen leben zu können.

Trennungen transsexueller Paare gelingen, wenn beide fähig werden, in einen Trauerprozess zu gehen. Die Zeit des Alltagstests wird gewissermaßen zum Trauerjahr. Der transsexuelle Partner leidet unter massiven Verlustängsten und Schuldgefühlen, trauert um den Verlust seiner Frau und Familie. Die Ehefrau wird unter dem Verlust von Zukunft, dem Verlust von Schutz und Sicherheit (die sog. "starke Schulter") und dem Verlust von sexueller Intimität leiden.

Das Trennungsverhalten transvestitischer Paare ist viel subtiler und schwer zu durchschauen. Meist geben noch andere Probleme in der Beziehung den Ausschlag für die Trennung (z.B. selbstunsicheres, nicht Schutz und Sicherung der Familie bietendes Verhalten seitens des transvestitischen Partners). Die transvestitische Symptomatik wird dann zum Auslöser für die Trennungswünsche der Ehefrau. Brown [23] hat in seiner Studie gefunden, dass Frauen sich dann trennen, wenn kein sexuelles Interesse und kein Vertrauen zum transvestitischen Partner bestand.

Die Diskussion über die Therapieziele wird meistens deshalb erschwert, weil viele Therapeuten glauben, dass das Ziel der Therapie bei einem transsexuellen Patienten die Versöhnung mit seinem biologischen Geschlecht wäre. Und bei einem transvestitischen Patienten sei es das Aufgeben seiner Symptomatik. Weil diese Ziele meist nicht umsetzbar sind, sollte wenigstens – meinen viele Therapeuten – die Trennung des Paares durchgeführt werden. Sie übersehen dabei leicht die Wünsche und Bedürfnisse der Partner. Die Entscheidung, ob man zusammen bleibt oder sich trennt, kann und sollte nicht vom Therapeuten abgenommen werden.

Neben den herkömmlichen Kriterien für eine therapeutische Beziehung ist es wichtig, das Paar vorurteilsfrei und mit Geduld in ihrem Trennungsprozess zu begleiten. Die Therapeuten sollten Struktur bieten können und sich nicht zum Schiedsrichter machen lassen. Voraussetzung ist weiterhin, dass sie ihre eigenen Berührungsängste um das Thema Transvestitismus/Transsexualismus kennen, Verständnisbereitschaft zeigen oder entwickeln und um Verurteilungsmechanismen wissen.

Indikationen

Für **transsexuelle Partnerschaften** zeichnen sich mehrere Indikationsstellungen ab, die nicht immer zu einer Therapie führen müssen:

1) Es steht die Scheidung an, weil die Mann-zu-Frau-Transsexuelle endgültig den Entschluss gefasst hat, den Weg des Geschlechtswechsels zu gehen, und die Ehefrau diesen Weg nicht mitgehen möchte. Meist werden Trennungsgespräche bei Mediatoren oder Paartherapeuten von beiden abgelehnt. Ein Trennungs- und Trauerprozess wird nicht möglich. Manchmal, zunehmend häufiger, begibt sich die Ehefrau in Einzelpsychotherapie, oder es steht eine Familientherapie an.

2) Wenn das transsexuelle Paar zusammen bleiben möchte, und ihr transsexuelles Arrangement hält, wird das Paar kaum zu Partnergesprächen motiviert sein. Es sei denn, es geht um Probleme der Bewältigung ihres Lebens (z.B. ihr Leben als "zwei Freundinnen", "zwei Partnerinnen") oder der Positionierung ihrer Kinder in der Schule.

3) Die Beziehungen von Mann-zu-Frau-Transsexuellen nach der Operation gestalten sich manchmal als Partnerschaften, in denen beide transsexuell sind (s.o.). Ich sehe hier meist zufriedene Verbindungen. Wenn doch eine Paartherapie ansteht, sind die Probleme inhaltlich ähnlicher Art wie die von Paaren ohne transsexuellem Hintergrund.

4) Der Wunsch nach Geschlechtswechsel bei einem Mann mit transvestitischer Symptomatik wird als Problemlösungsversuch innerhalb schwerwiegender Partnerkonflikte mit Trennungsabsichten missverstanden.

▶ Dazu ein Beispiel:

Der 31-jährige Patient möchte möglichst schnell operiert werden und mit der Einnahme der gegengeschlechtlichen Hormone beginnen. Aus der Vorgeschichte wird bekannt, dass er Vater von fünf Kindern ist, obwohl er schon bei der Heirat wusste, dass er die falsche Frau ehelicht. Jetzt hat er eine andere – er suchte immer wieder Außenbeziehungen – gefunden, die ihn gern als Frau sieht und ihn in seinem Crossdressing-Verhalten unterstützt.

Im Laufe der Gespräche (psychodynamische, einsichts-, erkenntnis- und handlungsorientierte Interventionen) brach seine Abwehrhaltung zusammen. Aggressionen gegen sich, die Frauen, gegen seine Mutter, sowie massive Verlust- und Vernichtungsängste wurden deutlich. Die Ehefrau/Partnerinnen hatten keine eigene Existenzberechtigung, ihre individuellen Bedürfnisse wurden nur dann von ihm akzeptiert, wenn sie seinen Erwartungen entsprachen. Der Patient erkannte seinen (vergeblichen) Wunsch nach Erlösung, von dem er hoffte, dass er bei der anderen Frau in Erfüllung ginge: "Durch die Operation bin ich wie sie". Geschlechtswechsel und Hormonbehandlung waren kein Thema mehr. Er trennte sich von seiner Ehefrau und versuchte, Verantwortung für seine Vaterschaft zu übernehmen. Eine weiterführende Psychotherapie lehnte er ab.

8.6.3. Das transsexuelle Paar

Trotz Outing des transsexuellen (Mann-zu-Frau) Partners möchte das Paar zusammenbleiben, oder es weiß noch nicht, wie es weiter gehen soll. Dann ergibt sich die Möglichkeit zur Paartherapie, manchmal sogar Paarsexualtherapie. Eine Einzelpsychotherapie kann notwendig werden, wenn die Ehefrau ihren Trauerprozess allein durchmachen möchte.

Die besondere Belastung der Ehefrau von **Mann-zu-Frau**-Transsexuellen liegt in ihrem Zwangsouting. Das heißt, sie muss den Alltagstest, also das Ausprobieren ihres Mannes als Frau, tagtäglich mitleben. Sie muss nicht nur zuerst das Outing überstehen, sondern wird vielleicht in eine Krise über ihre sexuelle Orientierung und in einen Trauerprozess (den Verlust ihres Mannes zu verkraften) geraten. Sie befindet sich in einem schmerzhaften Erkenntnisprozess. Um das Outing zu überstehen, benötigt sie genügend Selbstbewusstsein. Sie wird sich gegenüber den Anfechtungen und Anfeindungen der Umwelt durchsetzen müssen. Sie wird Freunde, Bekannte und Familienmitglieder verlieren (manchmal aber auch dazugewinnen). Und sie muss noch das Risiko eingehen, dass ihre (transsexuelle) Partnerin sie im Laufe der nächsten Jahre verlässt oder auch sie sich selbst einem Mann zuwendet.

Das transsexuelle Arrangement wirkt stabiler, wenn bei beiden keine besonders intensiven sexuellen Bedürfnisse vorhanden sind und beide sich gegenseitig das Richtige geben können. Außerdem spielen eine gemeinsame Weltsicht, also eine geistig-interessensmäßige Verbundenheit, Vertrauen und körperlich-zärtliche Intimität (Kuschelnähe) eine Rolle.

Gründe, weshalb Ehefrauen bei ihren transsexuellen Partnern, später Partnerinnen, bleiben, werden häufig nicht deutlich von ihnen geäußert. Sie wollen darüber nicht reden, lehnen Partnergespräche ab. Vielleicht ist Wahrheit für jene Frauen zu schmerzhaft, um sie zu offenbaren. Man kann vermuten, dass die Gründe hierfür in abgewehrten Ängsten zu suchen sind: Ängste vor existenziellen Nöten, Ängste vor dem Alleinsein, Verlustängste.

Schwierig wird es, wenn das Paar, oder auch nur eine von beiden, sexuell-erotisches Interesse hat oder entwickelt. Dann wird es Zeiten geben, in denen sich beide, oder eine allein, auf die Suche nach anderen Beziehungen begeben werden. Welche Problemlösungsstile hat dann das transsexuelle Paar? Wie geht es mit Kränkung, Verlust, Wünschen und Bedürfnissen um?

Ziel der Gespräche ist es, dass das Paar seine Wünsche, Bedürfnisse, Grenzen und Verletzungen herausarbeitet und seine gegenseitigen Bestrafungsmechanismen erkennt. Grenzen sind auszuloten, die wichtig sind, um die Partnerschaft aufrecht erhalten zu können. Die frühen Beziehungserfahrungen zu den Eltern und Geschwistern und die daraus resultierenden aufrechterhaltenden Bedingungen bzw. Beziehungsstile in der gegenwärtigen Partnerschaft sollten herausgearbeitet werden.

Weitere Themen sind: gegenseitige Anerkenntnis, Bestätigung und Aufmerksamkeit; Geschlechtsidentität, Geschlechtsunsicherheit und Geschlechterrollen, sexuelle Orientierung. Inwieweit ist das Paar in der Lage, doch noch einen erotisch-sexuellen Kontakt aufzubauen?

Eine Kuschelnähe, eine körperliche Intimität bleibt wichtig. Neugierde und Sehnsucht nach Liebe fördern die Bereitschaft des Paares, sich auf einer anderen Ebene neu zu entdecken. Es sollte freundlich miteinander umgehen können und lernen, einander anzuerkennen.

Veränderungen (z.B. durch Hormone), die die transsexuelle Partnerin innerhalb der Zeit des Geschlechtswechsels durchmacht, können die Ehefrau verunsichern, aber auch erfreuen.

Verunsichern dann, wenn sie merkt, dass ihr Mann weicher, weiblicher und gefühlslabiler wird.

Erfreuen, wenn ihr sonst sehr gereizter, unzufriedener Mann in ein freundlicheres und nachsichtigeres Wesen wechselt.

Umweltbelastungen (berufliche Etablierung, soziale Rolle) sind ein wichtiges Thema in der Beziehungsarbeit. Das Paar, nicht nur die Ehefrau, wird sehr viel Selbstvertrauen und Selbstsicherheit benötigen, um den Attacken der Umwelt standzuhalten.

Die finanzielle, existenzielle Sicherung der Familie oder des Paares liegt meist wieder in der Verantwortung der transsexuellen Partnerin. Sie, jetzt als Frau, muss das berufliche Weiterleben sichern, um den Schutz der Familie zu gewährleisten.

▶ Zwei Beispiele aus meiner gegenwärtigen Arbeit:

Das eine Paar lebt seit 17 Jahren zusammen, hat zwei (17- und 15-jährige) Kinder, die Transsexuelle ist jetzt 39 Jahre, die Ehefrau 38 Jahre alt.

Das andere Ehepaar lebt seit 16 Jahren zusammen, hat ebenfalls zwei Kinder (5 Jahre, 8 Monate). Die Transsexuelle ist jetzt 41 Jahre und die Ehefrau 36 Jahre alt.

Beiden Paaren gemeinsam ist, dass sich die existenzielle Situation nach dem Outing nicht geändert hat. Die transsexuellen Partner arbeiten, jetzt als Frauen, in beruflich gesicherten Positionen. Weitere Gemeinsamkeiten beider Paare sind die in den Ehejahren zuvor gelebte hohe Intensität und Verbindlichkeit, sowie die ähnlichen Interessen, Weltsicht und das gemeinsame Wertesystem.

Unterschiedlich hingegen sind die sexuell-erotischen Interessen beider Paare. Das eine berichtet über keine wesentlichen sexuellen Bedürfnisse. Es wird eine für das Paar ausreichende zärtlich-körperliche Intimität (Kuschelnähe) gelebt. Die beiden Kinder (5 Jahre, 8 Monate) sind aus beider Kinderwunsch entstanden. Während der Schwangerschaft mit dem zweiten Kind hat die transsexuelle Partnerin bereits mit der Einnahme von Östrogenen begonnen. Außerdem bewältigte die Ehefrau ihren Trauerprozess um den Verlust ihres männlichen Partners allein, wollte sich dabei keine Hilfe von außen holen.

Das andere Paar empfindet sich als erotisch-sexuell interessiert. Die Ehefrau hat in den vorangegangenen Jahren, weil es schon nicht mehr mit dem Geschlechtsverkehr klappte, kurzfristige Außenbeziehungen sexueller Art aufgenommen. Auch die transsexuelle Partnerin ist jetzt an Außenbeziehungen (orientiert nach wie vor auf Frauen) interessiert, wobei aber das gemeinsame Leben mit ihrer Ehefrau im Vordergrund bleibt. Bei diesem Paar kann eine Paarsexualtherapie indiziert sein. Gegenwärtig macht die Ehefrau einen Trauerprozess – Trauer um den Verlust ihres Mannes – durch. Dabei möchte sie keinesfalls, dass ihr Partner sich operieren lässt, obwohl der Penis in ihrem Sexualleben seit Jahren keine Rolle mehr spielt. Der Penis ist "eine Erinnerung an meinen Mann, ein Relikt aus früherer Zeit". Es scheint, als gäbe es hier ein archaisches Zugehörigkeitsempfinden, ein instinktives Bindungsbedürfnis der Ehefrau an das Männliche.

Bei Paaren mit einem **Frau-zu-Mann**-transsexuellen Partner ist eine Paar- oder Paarsexualtherapie selten indiziert. Die überwiegende Zahl der Frau-zu-Mann-Transsexuellen lebt mit seiner Partnerin problemlos zusammen.

Wenn eine Paarsexualtherapie doch notwendig sein sollte, klagt meist der Frau-zu-Mann-transsexuelle Partner über ein geringes Selbstvertrauen und Durchsetzungsvermögen, über eine zu geringe männlich-sexuelle Kompetenz. In der Paarsexualtherapie geht es unter anderem um das Umsetzen erotisch-sexueller Aktivitäten mittels Phalloplastik, Klitorishypertrophie oder ohne Penis (methodisch modifiziert nach dem Hamburger Modell [33]).

8.6.4. Das transvestitische Paar

Meist beginnt die Therapie eines transvestitischen Paares akut als Krisenintervention. Die Ehefrau/Partnerin hat ihren Mann erstmals als Frau gekleidet entdeckt, oder sie hat weibliche Kleidung, Notizen und/oder Photos gefunden.

Eine andere Möglichkeit, eine Therapie aufzunehmen, ist der Wunsch des transvestitischen Mannes, über sich Klarheit zu gewinnen und Ordnung in sein Leben zu bringen. Immer in der Hoffnung, später gemeinsam mit seiner Frau Entlastung in der Beziehung zu finden.

Eine dritte Möglichkeit ist dann gegeben, wenn die Pensionierung des transvestitischen Partners ansteht. Das Paar muss mehr zusammenrücken, hat nicht mehr wie zuvor genügend Ausweichmöglichkeiten. Eine weitere Indikation ist vorhanden, wenn der transvestitische Partner sich seiner Ehefrau kurz vor oder kurz nach der Eheschließung offenbart.

Männer mit transvestitischer Symptomatik, die im Einklang mit ihrem Begehren leben können, sind nur dann für eine Therapie motiviert, wenn Beziehungsschwierigkeiten für sie zum existentiellen Problem werden.

Aufgabe in der Paartherapie oder Paarsexualtherapie wird es vor allem sein, dem Paar zu helfen, eine realistische Einstellung zu den Problemen des Mannes zu gewinnen, die Grenzen neu zu definieren, die Ambivalenz ertragen und aushalten zu lernen. Inwieweit kann die Ehefrau sein transvestitisches Begehren akzeptieren, sich arrangieren oder sogar lustvoll empfinden?

Mit dem Beginn von Verständnisbereitschaft wird der Wunsch der Ehefrau nicht in Erfüllung gehen, dass das transvestitische Verhalten ihres Mannes verschwindet. Die Hoffnung, dass man den erotischen Reiz der transvestitischen Symptomatik, den Orgasmus, die Angstlust "wegtherapieren" kann, ist, allein schon durch den Verstärkermechanismus "Orgasmus", nicht gegeben. Allerdings sollte man dem Paar bzw. dem transvestitischen Patienten immer einen Weg zur Änderung offen halten. Ein Aufgeben der transvestitischen Symptomatik kann bei höchst motivierten (jüngeren) Patienten (mittels einer psychodynamisch-behavioralen oder psychoanalytischen Therapie) möglich werden.

Wenn beide Partner das transvestitische Begehren akzeptieren, wird es einfacher sein, zu versuchen, das Sexuelle in die Paartherapie einzubeziehen. Ein Ziel wäre es, das transvestitische Begehren des Mannes in ihr gemeinsames sexuelles Leben als genussvolles Erlebnis zu integrieren. Voraussetzung hierfür ist, dass die Ehefrau irgendeinen, wenn auch sehr kleinen, erotischen Reiz beim Anblick ihres weiblich gekleideten Mannes empfinden kann. Tatsächlich ist dies nur bei wenigen Paaren möglich.

Ziel der Paartherapie ist es also, ein Arrangement zu finden, mit dem beide zufrieden sein können. Dabei wird die Ehefrau lernen müssen, ihren Mann so anzunehmen wie er ist. Der transvestitische Ehemann wird lernen müssen, die Wünsche und Bedürfnisse seiner Frau ernst zu nehmen und seine transvestitisch-narzisstischen Bedürfnisse auf ein für sie beide erträgliches Maß anzupassen. Dabei kann sich seine Symptomatik ändern, d.h., sie kann sich erweitern oder reduzieren, auf jeden Fall realistischer werden (z.B. Rückzug in ein eigenes Zimmer oder Wohnung). Die Ausgestaltung der Kompromisse wird sich besonders nach den individuellen Persönlichkeitsmerkmalen und Einstellungswerten beider Partner richten.

Bei transvestitischen Paaren ist es keineswegs notwendig, sich in irgendeiner Form zu outen. Im Gegenteil: Was die beiden miteinander leben, ist ihre Entscheidung und muss nicht öffentlich gemacht werden, auch nicht im Freundeskreis (die Gefahr, dass sich dieser, trotz vermeintlicher Offenheit, zurückzieht, ist groß).

Ein typischer Therapieverlauf bei einem transvestitischen Paar gestaltet sich zuerst als Einzeltherapie mit dem transvestitischen Partner und mündet später in Paarberatung, Paar- oder manchmal auch Paarsexualtherapie.

▶ Dazu ein Beispiel:

Der 30-jährige Mann, Geschäftsführer, berichtet im Erstgespräch, dass er sein transvestitisches Verhalten "weghaben" möchte, weil er seine Frau, die er kürzlich heiratete, sehr liebe, und er mit ihr eine Familie aufbauen möchte. Sein Crossdressing sei ihm zuwider, er schäme sich, fühle sich pervers. Er könne mit seiner Frau sexuellen Verkehr haben ohne sich verkleiden zu müssen und ohne transvestitische Phantasien in Gang zu setzen. Jetzt leide er zunehmend unter Erektionsstörungen. Dass er gerne Frauenkleider trage, habe er seiner Ehefrau erst jetzt, nach der Hochzeit, gestanden. Zuvor hoffte er, dass sein Verlangen mit dem Entschluss zur Heirat wegginge. Seine Frau reagierte sehr aggressiv und fühlte sich in ihrem Vertrauen zu ihm verletzt.

Sie forderte nun, dass er der absolute Liebhaber für sie werde, immer, in jeder Situation und Stimmung, sexuell potent sei und genau das mache, was sie von ihm wolle. Wenn er nicht sofort ihre Wünsche erfülle, beschimpfe sie ihn und versuche, ihn verbal zu vernichten. Außerdem forderte sie, dass, wenn sie bei ihm bliebe, er ihr ein angenehmes, finanziell überdurchschnittlich gesichertes Leben bieten müsse.

Es folgte eine Einzeltherapie, später eine Paarsexualtherapie. In Abhängigkeit von seinen Grundproblemen (Geschlechterrollen, Aggression, Selbstwert, Beziehungen), der Intensität seiner Symptomatik, seiner Persönlichkeitsstruktur und seinen Einstellungswerten [1] wurden folgende Problembereiche bearbeitet: Selbstwert-/Aggressionsproblematik, Beziehungsdynamik zur Mutter, männliche Identität und erektile Dysfunktion, Umgang mit und Aufarbeitung (Genese) seiner transvestitischen Symptomatik.

Als nächster Schritt wurde die Ehefrau befragt, um ihre eigene Lebens- und Sexualentwicklung zu erfahren (schon während der Einzeltherapie, weil sie sehr interessiert war). Ihre Einstellungen, Gefühle und bisherigen Bewältigungsstrategien gegenüber der Symptomatik ihres Mannes wurden thematisiert. Sie war motiviert, auf Paargespräche und später die Paarsexualtherapie einzugehen, zumal sie den Wunsch hatte, ihre Ehe aufrecht zu erhalten.

Inhalte der dann folgenden Paartherapie waren: Kommunikation, Aufarbeiten von affektiven Inhalten (z.B. Verlustängste, Scham, Verantwortung und Vertrauen), Beziehungsgestaltung des Paares mit Einbeziehung ihrer Genogramme (Familienrekonstruktion). Später erweiterten sich die Gespräche durch eine Sexualtherapie.

Bei diesem Paar kam die Fokussierung auf des Mannes sexuelle Kompetenz, d.h. sein geringes Durchsetzungsvermögen, seine Unsicherheit, hinzu. In der Paarsexualtherapie lernte er seine männliche Identität durchzusetzen, deutlicher seine Wünsche und Bedürfnisse wahrzunehmen und auszudrücken, sodass ihr Dominanzverhalten mehr oder weniger ausgeglichen werden konnte. Die Erektionsstörungen sind nicht mehr vorhanden.

Die Interventionen richteten sich weiterhin auf die Verbesserung ihrer intra- und interpersonellen Grenzen, der Entwicklung von Gegenseitigkeit, Achtung und das Bemühen um Verständnis füreinander. Weiterhin galt, dass das Paar sein eigenes Maß von Freiheit und Abhängigkeit, von Nähe und Distanz, von Annahme und Ablehnung erotisch-sexuellen Begehrens fand.

Methodisch wurde die Therapie auf der Grundlage psychodynamischen Verständnisses, einsichts- und erkenntnisorientiert, und mit handlungsgerichteten, verhaltenstherapeutischen Elementen durchgeführt [1, 34-37].

Die Beziehungsarbeit des Paares gestaltete sich zeitweise sehr schwierig, aber letztlich haben sich beide arrangiert, weil sie etwas voneinander wollten und bekamen. Die Ehefrau bekam "den starken Mann" (mit Schutz für die Familie und ein gesichertes, ruhiges Leben). Ihm wurde der Wunsch nach Akzeptanz und Annahme seines transvestitischen Begehrens, sowie Geborgenheit in der Familie (und damit Begrenzung seiner Verlustängste) erfüllt. Von großem Vorteil für das Paar war, dass die Ehefrau einen erotisch-sexuellen Reiz an ihrem weiblich gekleideten Mann finden konnte. Es machte ihr Spaß, wenn er während des sexuellen Verkehrs in Dessous trotzdem männlich (d.h. mit einer sehr lang anhaltenden Erektion) agierte. Der transvestitische Ehemann musste erkennen, dass er die männliche Rolle aufrecht erhalten muss, wenn er seine Ehe nicht aufgeben wollte. Inzwischen merkt die Ehefrau zuerst, wenn ihr Mann einen "Energieschub" benötigt. Beide spielen dann miteinander "Caroline". Manchmal spürte ich einfach Liebe, die die beiden zusammen hielt. Das Paar hat jetzt zwei Kinder (7 und 9 Jahre alt, ohne psychische Besonderheiten), lebt in finanziell gesicherten Verhältnissen und ist mit seiner Partnerschaft mehr oder minder zufrieden.

8.7. Wo bleibt die Liebe?

Nähe-Distanz-Konflikte, Ausloten von einem für beide Seiten geeigneten Maß von Geben und Nehmen, Erarbeiten von Veränderungsbereitschaft und Anerkenntnis füreinander werden in den Paargesprächen, in den Paarsexualtherapien, behandelt. Um es ganz deutlich auszudrücken: letztendlich ausgehandelt, verhandelt. Dabei bleibt die Frage nach der Liebe zurück. Der Liebe wird kaum Raum gegeben, vielleicht aus Vorsicht vor Unsagbarem.

Um die Liebe in diesen besonderen Paarbeziehungen zu befördern, bleibt es an uns Therapeuten, unsere Fähigkeiten zum Wundern und Staunen über die Vielfalt von Möglichkeiten in der Welt einzusetzen, dem Paar mit Bereitschaft zum Verstehen zu begegnen und eigene Verurteilungsmechanismen aufzugeben.

Kürzlich sprach eine (Mann-zu-Frau-)Transsexuelle über ihr Glück, jetzt als Frau leben zu können. Gleichzeitig sprach sie aber auch über das damit verbundene Leid ihrer (seiner) Frau, die nun über den Verlust ihres Mannes trauert. Die beiden lebten bis jetzt in einer zufriedenstellenden, 25 Jahre dauernden, Partnerschaft. Um diese nicht zu gefährden, sprach der transsexuelle Partner jahrelang nicht über seine Wünsche und Probleme, über sein Zugehörigkeitsempfinden zum Frau-Sein. Beide – und das scheint mir in dieser Beziehung besonders geglückt – sind durch die Liebe, die sie verbindet, fähig geworden zu trauern. Inzwischen hat sich die Ehefrau entschlossen, bei ihrem (ihrer) Partner(in) zu bleiben, weil sie erkannte, dass das, was sie in den Jahren ihrer Ehe an ihm liebte, bleiben wird: seine Zärtlichkeit und sein Verständnis für sie, ihre gemeinsame Weltsicht und gemeinsamen Interessen. Jetzt ist ihre (und der Kinder) größte Angst, wie die Mitmenschen reagieren werden.

Zu einem Menschen stehen, der aus den Normen der Gesellschaft herausfällt, bedeutet, dass man auf sein eigenes Selbst, auf eigenständiges Denken und auf sein Gewissen zurückgreifen muss. Um mit den Vorurteilen und der Ablehnung Anderer umgehen zu können, bedarf es innerer Freiheit von den Abhängigkeiten gesellschaftlicher Normen.

Für eine gelungene Partnerschaft – auch bei transsexuellen/transvestitischen Paaren – gilt, dass durch die Liebe Bindung in Freiheit entstehen kann. Wenn das gelingt, leben diese Paare eine fragile Balance zwischen Nähe und Distanz, Freiheit und Abhängigkeit, Annahme und Ablehnung, Grenzüberschreitung und Grenzbewahrung. Transsexuelle und transvestitische Paare sind besonders deutlich von gegenseitiger Achtung, Anerkennung und Verständnisbereitschaft abhängig. Um in einer Bindung frei zu bleiben, werden auch sie Vertrauen, Neugierde und Interesse benötigen.

Transsexuelle Paare müssen sich in besonderer Weise mit inneren und äußeren Grenzen auseinandersetzen. Es gibt kein Zurück – zumindest nicht für den transsexuellen Partner. Durch Überschreitung der Grenze der Geschlechtszugehörigkeit müssen sie sich neu erkennen und definieren. Die Grenze als Ort der Erkenntnis (Paul Tillich) erhält bei diesen Paaren besondere Bedeutung. Sie bietet Chancen für eine neue, andere Lebensführung. Diese Grenze, der Geschlechtswechsel, ist als existenzielle Herausforderung an das Leben zu verstehen.

Ist dann die neue Sicht auf den Partner, seine ihm eigene Art und Weise des Grenzüberschreitens vom Mann zur Frau überhaupt annehmbar für die Ehefrau? Für transsexuelle Paare bedeutet das, auszuloten, ob der Grenzwechsel gemeinsam möglich, sogar lustvoll erlebbar wird. Liebe wird die Bereitschaft zur Veränderung und die Anerkenntnis füreinander fördern. Für Paare ist der Wechsel über die Geschlechtergrenze ohne Liebe nicht möglich.

8.8. Literatur

1. Schorsch E (1985) Sexuelle Perversionen. MMG 10: 253-260.

2. Schorsch E, Galedary G, Haag A, Hauch M, Lohse H (1985) Perversion als Straftat, Dynamik und Psychotherapie. Springer Vlg.

3. Bancroft J (1985) Grundlagen und Probleme menschlicher Sexualität. Enke Vlg.

4. Studer R, Kind H, Kehler Th (1980) Ehen von Transsexuellen. Nervenarzt 51:708-711

5. Janssen PL (1984) Zum transsexuellen Symptom in einem Partnerarrangement. Psychoth und Psychol 34.

6. Huxley PJ, Kenna JC, Brandon SB (1981) Partnership in Transsexualism. Part I. Paired and nonpaired Groups. Part II. The Nature of the Partnership, Arch Sex Behav 10:133-141, 143-160.

7. Steiner B (1985) Transsexuals, Transvestites and their Partners. Gender Dysphoria. Plenum Press. New York and London.

8. Kockott G, Fahrner EM (1988) Male-to-Female and Female-to-Male Transsexuals: A Comparison. Arch Sex Behav 17:539-546.

9. Hepp U, Klanghofer R, B-Kübler R, Buddeberg C (2000) Behandlungsverläufe transsexueller Patienten. Der Nervenarzt 3.

10. Steiner BW, Bernstein SM (1981) Female-to-Male Transsexuals and their Partners. Can J Psychiatry 26: 178-182.

11. Gurvich S (1992) The transsexual husband. The wife's experience. Disertation Abstracts International 52: 3089.

12. Pfäfflin F, Junge A (1992) Geschlechtsumwandlung. Schattauer Vlg.

13. Kröhn W, Bertermann H, Wand H, Wille R (1981) Nachuntersuchung bei operierten Transsexuellen, Nervenarzt 52:26-31.

14. Fahrner EM, Kockott G, Duran G (1987) Die psychosoziale Integration operierter Transsexueller. Nervenarzt 58:340-348.

15. Ross M, Need J (1989) Effects of adequacy of gender reassignment surgery on psychological adjustment: A follow-up of fourteen male-to-female patients. Arch Sex Behav 18:145-153.

16. Pfäfflin F, Junge A (1990) Nachuntersuchung von 85 operierten Transsexuellen. Z Sex Forsch 3:331-348.

17. Eicher W, Schmitt B, Bergner CM (1991) Transformationsoperation bei Mann-zu-Frau-Transsexuellen. Darstellung der Methode und Nachuntersuchung von 50 Operierten. Z Sex-Forsch 4:119-132.

18. Junge A, Pfäfflin F (1988) Follow-Up Studies of Operated Transsexuals. In Eicher W., Kockott G.(eds) Sexology. Springer: Heidelberg-Berlin-New York, S. 183-186.

19. Brierley H (1979) Transvestism. A handbook with case studies for psychologists, psychiatrists and counsellors. Pergamon Press, Oxford.

20. Prince V (1967) The transvestite and his wife, Los Angeles.

21. Prince V, Bentler PM (1972) Survey of 504 Cases of Transvestism. Psycho Rep 31:903-917.

22. Docter RF, Prince V (1997) Transvestism: a survey of 1032 cross-dressers. Arch Sex Behav 26(6):589-605.

23. Stoller R (1967) Transvestites women. Am J Psychiatry 124:89-95.

24. Brown GR, Collier I (1989) Transvestites women revisited: a nonpatient sample. Arch Sex Behav 18(1):73-83.

25. Brown GR (1994) Women in relationship with cross-dressing men: descriptive study from nonclinical setting. Arch Sex Behav 23(5):515-30.

26. Wise TN, Dupkin C, Meyer JK (1981) Partners of distressed transvestites. Am J Psychiatry 138(9):1221-4.

27. Wise TN (1985) Coping with a transvestitic mate: clinical implications. J Sex Marital Ther 11:293-300.

28. Bullough VL, Weinberg TS(1988) Women married to transvestites: Problems and Adjustments. Psychol Hum Sex 1:83-104.

29. Calogeras C Roy (1989) Der Transvestit und seine Frau, Forum der Psychoanalyse 5.

30. Benedetti G (1978) Transsexualismus und Transvestismus, Z Psychosom Med Psychoan24:224.

31. Blanchard R (1989) The concept of autogynephilia and the typology of male gender dysphoria. J Nerv Ment Dis 177:616-623.

32. Chuvers ML, Bailey JM (2000) Sexual orientation of female-to-male transsexuals: a comparison of homo and nonhomosexual types. Arch Sex Behav 29:297-312.

33. Bowlby J (1995) Bindung: Historische Wurzeln, theoretische Konzepte und klinische Relevanz. In G. Sprangler & P. Zimmermann (Hrsg.). Die Bindungstheorie: Grundlagen, Forschung und Anwendung, Stuttgart: Klett-Cotta.

34. Schindler L, Hahlweg K, Revensdorf D (1998) Partnerschaftsprobleme: Diagnose und Therapie. Springer Vlg.

35. Arentevicz G, Schmidt G (1993) Sexuell gestörte Beziehungen, Enke Vlg.

36. Beier KM, Loewitt K (2004) Lust in Beziehung, Springer Vlg.

37. Willi J (1997) Therapie der Zweierbeziehung. Rowohlt Vlg.

9. Hormonelle Therapie

Die hormonelle Behandlung transsexueller Patienten sollte unter intensiver interdisziplinärer Kooperation des Endokrinologen mit Psychiatern/Psychotherapeuten, Operateuren (Urologen/plastischen Chirurgen/Gynäkologen) und Hausärzten erfolgen [1].

Psychotherapeutische Vorgehensweisen mit dem Ziel, die Patienten von Ihrem Wunsch nach einer geschlechtsanpassenden Operation abzubringen, sind bei Transsexuellen fehlgeschlagen. Inzwischen hat sich in der Therapie ein schrittweises Vorgehen der Anpassung des Körpers an die psychische Geschlechtsidentität mit einem Fünfstufenplan (☞ Tab. 9.1) durchgesetzt, der als Richtlinie für das sequentielle Therapiekonzept dienen soll. Während es der Entscheidung des Patienten überlassen ist, bis zu welchem Punkt er das Therapiekonzept durchlaufen möchte, sollte die prinzipielle sequentielle Abfolge eingehalten werden. Zwar sollte jeder Patient sogenannte Alltagserfahrungen durchlaufen und die meisten Patienten wünschen sowohl eine hormonelle Therapie als auch eine geschlechtsangleichende Operation, manchmal werden jedoch auch die Ergebnisse der gegengeschlechtlichen Hormontherapie alleine als hinreichend empfunden. In Einzelfällen wird von den Patienten auch nur eine geschlechtsangleichende Operation nachgefragt und auf die hormonelle Therapie wird gänzlich verzichtet.

1. Stufe	Einleitung der Psychotherapie, ausführliche Diagnostik
2. Stufe	Alltagstest
3. Stufe	Gegengeschlechtliche Hormontherapie
4. Stufe	Geschlechtsanpassende Operation
5. Stufe	Nachbetreuung (psychiatrisch, endokrinologisch)

Tab. 9.1: Stufenplan zur therapeutischen Vorgehensweise bei Transsexualität.

Zu Beginn steht stets die psychiatrische bzw. psychotherapeutische Evaluation gefolgt von einer begleitenden Psychotherapie, die den Patienten auf die sekundären Veränderungen nach einer möglichen Geschlechtsangleichung vorbereiten soll (Stufe 1). In einer zweiten Phase, der sogenannten Alltagserfahrung prüfen Transsexuelle unter begleitender Psychotherapie, wie sie in ihrer gegengeschlechtlichen Rolle zurechtkommen, was zu einer Konsolidierung im Rollenverhalten führen soll. Überlappend kann in dieser Phase nach Absprache mit dem Psychiater/Psychotherapeuten seitens des Endokrinologen unter sorgfältiger Führung und Überwachung des Patienten mit der gegengeschlechtlichen Hormontherapie begonnen werden (Stufe 3). In Ausnahmefällen kann auch schon initial begleitend zur Alltagserfahrung eine Hormontherapie eingeleitete werden, dann sollte jedoch eine besonders intensive Phase der psychotherapeutischen Evaluation vorausgegangen sein. Frühestens nach 6 Monaten durchgehender Hormontherapie kann die geschlechtsangleichende Genitaloperation erfolgen (Stufe 4). Im Anschluss sollte eine entsprechende psychotherapeutische Nachbetreuung erfolgen (Stufe 5).

9.1. Endokrinologische Erstvorstellung

Die endokrinologische Erstvorstellung dient zum einen im Rahmen eines prätherapeutischen Risikoscreenings dem Ausschluss internistisch-endokrinologischer Erkrankungen und damit auch der differentialdiagnostischen Abgrenzung von einer Störung der Geschlechtsentwicklung und zum anderen zur Erkennung von möglichen Risikofaktoren vor Einleitung einer Hormontherapie. Hier sollte auch eine **körperliche Untersuchung** mit Feststellung des phänotypischen Geschlechts erfolgen. In der Anamnese sollten Vorerkrankungen, insbesondere **Lebererkrankungen, kardiovaskuläre oder thromboembolische Ereignisse**, sowie **hormonsensitive Krebserkrankungen** erfragt werden. Diesbezüglich ist auch die **Familienanamnese** von Bedeutung. Zusätzlich sollte im Hinblick auf das Thromboserisiko der **Nikotinkonsum** als auch stets auch die Einnahme von nicht rezeptierten Hormonpräparaten (Ausland, Internet, "schwarzer Markt") erfasst werden. Diese können zusätzlich die endokrinologische Diagnostik beeinträchtigen.

Bei **Laboruntersuchungen** gehört zu den Mindestanforderungen die Untersuchung der **Transaminasen, GGT, alkalische Phosphatase, Testosteron,**

SHBG, Östradiol, LH, FSH, Prolaktin, TSH ggf. Progesteron in der Lutealphase. Bei Verdacht auf eine Thromboseneigung sollte auch eine **Thrombophiliediagnostik (Faktor V-Leiden-Mutation, Prothrombin-Mutation)** erfolgen. Im Hinblick auf das kardiovaskuläre Risiko empfiehlt sich zudem die **Nüchternglucose** und die **Blutfette** zu bestimmen. Bei Auffälligkeiten sollte noch vor Therapiebeginn eine weiterführende Diagnostik durchgeführt werden.

Die Abklärung des Hepatitis B-, C- und des HIV-Status wird im Rahmen der Erstvorstellung aufgrund der hohen Prävalenz dieser Erkrankungen angeboten.

Beim Aufklärungsgespräch wird zudem auf die Risiken des **Nikotin- und Alkoholkonsums** eingegangen und ein Merkblatt zur Thromboseprophylaxe (bei Mann-zu-Frau-Transsexuellen) mitgegeben werden.

Wenngleich bei erwachsenen Patienten durch die körperliche Untersuchung, die Anamnese (insbesondere die Pubertätsentwicklung betreffend) und den hormonellen Befund eine Störung der Geschlechtsentwicklung mit an Sicherheit grenzender Wahrscheinlichkeit ausgeschlossen werden kann [2], wird eine Bestimmung des Kerngeschlechts mittels **Chromosomenanalyse** vom Medizinischen Dienst der Krankenkassen insbesondere im Hinblick auf eine mögliche geschlechtsangleichende Operation weiterhin gefordert.

Im Anschluss an unauffällige diagnostische Befunde wird die gegengeschlechtliche Hormonbehandlung eingeleitet. Sie birgt spezifische Risiken bezüglich Morbidität und Mortalität des Patienten, die dem behandelnden Arzt gegenwärtig sein müssen. Im Rahmen der Erstuntersuchung sollte insbesondere auf die weitestgehend **Irreversibilität** der unter einer gegengeschlechtlichen Hormontherapie auftretenden Veränderungen hingewiesen werden. Daher sollte die Einleitung einer solchen Therapie erst zu dem Zeitpunkt stattfinden, an dem eine erste Stellungnahme von psychotherapeutischer Seite vorliegt. Auch der Aspekt des **Fertilitätsverlusts** muss mit den Patienten besprochen werden. Hierbei sollten zumindest auch die Möglichkeiten der reproduktiven Medizin mit Eizell-/Spermienkonservierung erwähnt werden, wenngleich hierbei noch rechtliche Hürden bestehen und zum Vorstellungszeitpunkt dieser Aspekt meist weniger im Vordergrund steht.

Zur endokrinologischen Betreuung transsexueller Patienten gibt es keine großen randomisierten Studien. Die Empfehlungen basieren auf Erfahrungen großer Zentren, die zum Teil in retrospektiven Studien im Vergleich mit der Normalbevölkerung analysiert wurden. Auch diesbezügliche Konsensus-Empfehlungen basieren daher nur auf der Auswertung von Studien niedrigen Evidenzgrads [3-5].

9.2. Mann-zu-Frau-Transsexualität

Die Therapie bei Transfrauen besteht in den Grundzügen aus der Gabe von **Östradiol** in Kombination mit einer **Androgendeprivation**. Vor- und Nachteile der einzelnen Therapien sollten mit dem einzelnen Patienten unter Berücksichtigung der schlechten Evidenzlage besprochen werden. Mögliche Vorteile einer transdermalen gegenüber einer oralen Östradiolgabe, z.B. im Hinblick auf das Thromboserisiko basieren in erster Linie auf Ergebnissen von Studien an postmenopausalen Frauen und sind sicherlich nur eingeschränkt übertragbar. Es gibt jedoch Studien die im Vergleich zur transdermalen Applikation unter der oralen Anwendung von Östrogenen eine erhöhte Aktivität von Entzündungsmarkern und prothrombotischen Substanzen im Blut nachweisen konnten. Ein eindeutiger Konsens besteht im Hinblick auf die **obsolete** Gabe von **Ethinylestradiol**, die mit einem dreifach erhöhten kardiovaskulären Risiko einhergeht [6-8]. Dies ist insbesondere im Hinblick auf eine mögliche vorangegangen Eigenmediation des Patienten mittels oraler Antikonzeptiva zu bedenken. In diesen Fällen sollte auf die Risiken der Fortführung der Einnahme hingewiesen und die Therapie entsprechend umgestellt werden.

Nach unseren Erfahrungen wirkt sich eine initial höherdosierte Östrogenapplikation um eine rasche Feminisierung zu erreichen positiv aus. Es empfiehlt sich eine Therapie mit 2-6 mg Estradiol (bei oraler Einnahme) täglich. Nach einer Entscheidung zur oralen Einnahme empfiehlt sich die Gabe von Estradiolvalerat (z.B. Estrifam®, Lafamme® 1-2/Tag) in Kombination mit einem Antiandrogenen Cyproteronacetat 50 mg (Androcur®). Dieses kann bei fallenden Testosteronspiegeln in der Dosis schrittweise meist rasch reduziert werden (25-10-5 mg).

Für die transdermale Gabe besteht gegenüber der oralen Einnahme möglicherweise ein vermindertes Risiko für thromboembolische Ereignisse, daher empfiehlt sich diese Applikationsform vor allem bei Patienten über 40 Jahre oder jene mit erhöhtem Thromboembolierisiko sowie bei Transaminasenanstieg [8, 9]. Hierzu stehen Östradiolpflaster (z.B. Estradot 25-100 µg /2 × pro Woche) oder ein Gel zum Auftragen auf den Unterarm zur Verfügung (z.B. Gynokadindosiergel®/2-4 Hub à 0,75 mg/Tag).

In manchen Zentren werden auch sequentielle Konzepte präferiert was die Östrogen- und Antiandrogengabe betrifft. Wird eine Therapie mit Spironolacton als antiandrogene Therapie eingeleitet, sollte im Hinblick auf mögliche Blutdruck- und Elektrolyteffekte eine einschleichende Therapie gewählt werden mit initial 50 mg, die dann im Verlauf in 25 mg/Schritten auf bis zu 200 mg gesteigert werden kann. Spironolacton hat eine geringere Affinität zum Androgenrezeptor im Vergleich zu Cyproteronacetat und ist daher tendenziell weniger wirksam. Leberschäden unter Cyproteronacetat sind beschrieben, treten unter der langfristig angestrebten niedrigen Dosierung bei dieser Patientengruppe jedoch sehr selten auf. Zur Beurteilung der kolportierten Vor- oder Nachteilen bzgl. möglicher psychischer Nebenwirkungen dieser beiden Substanzen ist die Evidenz nicht ausreichend. Alternativ können GnRH-Analoga (z.B. Trenantone® alle 3 Monate s.c. oder Synarela intranasal) eingesetzt werden. Möglicherweise ist hierbei die Verträglichkeit im Hinblick auf psychische Nebenwirkungen besser als bei der Gabe von antiandrogenen Progestinen wie Cyproteronacetat oder Spironolacton [10, 11], die neben einer Affinität zum Androgenrezeptor auch an anderen Steroidrezeptoren wirken können, wie sie z.B. auch im Bereich des Stresssystems im Gehirn exprimiert werden.

Eine weitere pharmakologische Erhöhung der Dosierung bewirkt kein schnelleres Ansprechen der Zielorgane, kann jedoch zu zahlreichen Nebenwirkungen führen. Dies ist insbesondere im Hinblick auf das vom Patienten als sehr wichtig empfundene Brustwachstum zu betonen. Im Verlauf sollte die Östradioldosierung nach Hormonwerten (LH, FSH, Östradiol) und Klinik auf eine Dosis zwischen 2 und 6 mg Estradiol angepasst werden. Da die Aufnahmefähigkeit interindividuell variieren kann, kann eine Bestimmung 2 h nach transdermaler Applikation oder Einnahme Hinweise auf die Resorptionsfähigkeit geben. Generell sollten die Estradiolwerte bei MtF-Transsexuellen die Maximalwerte von jungen, gesunden Frauen von 200 pg/ml nicht übersteigen. Positive Effekte einer zusätzlichen Progesterongabe auf das Brustwachstum ergeben sich anhand der Evidenzlage aktuell nicht. Zwar scheint bei Frauen Progesteron an der Differenzierung des Drüsengewebes beteiligt zu sein, dies hat jedoch keinen signifikanten Einfluss auf das bei Transfrauen im Vordergrund stehende Brustvolumen [12]. Zudem sollte darauf hingewiesen werden, dass es sich bei den steroidalen Antiandrogenen um Progestine handelt, die ebenfalls per definitionem eine direkte Wirkung auf den Progesteronrezeptor entfalten.

Eine **relative Kontraindikation** für hochdosierte Östrogentherapie stellen bestehende **Leberparenchymschäden, Thromboembolien** in der Vorgeschichte sowie das Vorhandensein von **hormonabhängigen Tumoren** dar. In diesen Fällen sollten –wenn überhaupt – deutlich niedrigere Hormondosen eingesetzt werden.

▶ Supportive Therapie

Besteht eine androgenetische Alopezie, kann eine topische Behandlung (z.B. Ell-Cranell® oder Minoxidil® 2-5%) oder eine systemische Therapie mit dem 5α-Reduktase-Hemmer Finasterid (Propecia®) erfolgen.

9.3. Frau-zu-Mann-Transsexualität

Zur gegengeschlechtlichen Hormonbehandlung von Frau-zu-Mann-Transsexuellen bzw. Transmännern stehen eine Reihe von Testosteronpräparaten zur Verfügung, die entweder transdermal oder intramuskulär verabreicht werden. Während früher in erster Linie intramuskuläres Testosteronenanthat (z.B. Testoviron depot® 250 mg) im 2- bis 3-wöchigen Intervall injiziert wurde, ist heute das länger wirksame Testosteronundecanoat Therapie der Wahl. (Nebido® 1000 mg i.m., initial 2. Injektion 6 Wochen nach der ersten, danach 12-

Wochenintervalle, ggf. Intervalle anpassen nach Hämatokrit und Testosteron-Spiegeln) [13, 14, 25, 26]. Als Vorteile sind hier die geringeren Injektionsfrequenzen sowie das Vermeiden ausgeprägte supraphysiologischer Testosteronspiegel [14] zu nennen, die sich bei einigen Patienten in Form von Stimmungs- und Libidoschwankungen bemerkbar machen können. Eine unter Testosteronenanthat häufig auftretende Polyglobulie ist unter Nebido® faktisch kein Problem mehr, ggf. können die Applikationsintervalle auf 14-16 Wochen verlängert werden.

In die Überlegungen zur Präparat-Wahl sollte zudem auch mit einbezogen werden, das gerade durch die supraphysiologischen Werte unter Testosteronenanthat zu Beginn möglicherweise ein schnelleres Sistierens der Menstruation erreicht werden kann.

Vorteile einer Gelapplikation liegen in dem Erreichen sehr stabiler Testosteronspiegel im Blut, die den natürlicherweise vorkommenden circadianen Testosteronschwankungen beim Mann entsprechen. Dies kann für Patienten von Bedeutung sein, die auf bestehende Konzentrationsschwankungen unter einer Injektionstherapie sehr empfindsam reagieren. Unter der Gelanwendung dauert es jedoch meist länger bis es zu einem Sistieren der Menstruationsblutung kommt.

Bei Wahl eines Gels, finden in der Regel Dosierungen von 25-50 mg (z.B. Testogel®, Testim®) Verwendung, die einmal pro Tag angewendet werden. Wenngleich der Großteil des Gels nach 2 h resorbiert ist, sollte für 6 h nach Auftragen ein engerer Kontakt insbesondere mit Frauen oder Kindern vermieden werden, da selbst durch die Kleidung hindurch noch eine signifikante Testosteronübertragung stattfinden kann. Neuerding stehen auch axillär applizierbare Präparate zur Verfügung (Axiron® 30-60 mg), die mittels Applikator aufgetragen werden und somit das Kontaminationsrisiko vermindern. Praktische Erfahrungen diesbezüglich bei transsexuellen Patienten fehlen jedoch bisher.

Bei der Anwendung intramuskulären Testosterons sollte eine Testosteronbestimmung gegen Ende des Injektionsintervalls erfolgen. Dieser sollte hierbei noch im mittleren männlichen Normbereich liegen. Entsprechend kann dann das Intervall verkürzt oder verlängert werden. Bei einer Gelapplikation sollte der Wert zu einem zufälligen Blutabnahmezeitpunkt im mittleren bis oberen Normbereich liegen, da die Freisetzung recht gleichmäßig erfolgt.

Eine Steigerung der Dosis über den empfohlenen Bereich hinaus ist sowohl im Hinblick auf die Nebenwirkungen als auch im Hinblick auf die Wirkung wenig sinnvoll, da die Androgenwirkung durch die Zahl der Androgenrezeptor sowie deren Affinität bestimmt wird. Da die Metabolisierung von Testosteron in der Leber stattfindet, bewirkt eine Erhöhung der Dosierung ausschließlich eine Belastung der metabolischen Leberfunktion und zusätzlich kann es über eine vermehrte Aromatisierung von Testosteron im Fettgewebe zu einem unerwünschten Östrogenanstieg und Brustwachstum kommen.

Bei persistierender Zyklusblutung über 3 Monate hinaus kann sofern noch Spielraum besteht die Testosterondosis erhöht oder mit hochdosierten Gestagen (z.B. Depo-Clinovir® 150 mg einmalig für 3 Monate) oder alternativ mit GnRH-Analoga (z.B. Trenantone alle 3 Monate s.c. oder Synarela® intranasal) behandelt werden.

Therapie der Mann-zu-Frau-Transsexualität
• 17-Östradiolvalerat 2-4 mg p.o., z.B. Estrifam® 1-2 × tägl., anschließend Dosisanpassung auf 2-6 mg nach Klinik und Hormonwerten (LH, FSH, Östradiol) • Alternativ transdermale Applikation, z.B. Estradot Pflaster 25-100 oder Gynokadin Gel 2-4 Hübe (v.a. ab dem 40. Lj., bei erhöhtem Thromboembolierisiko oder bei Transaminasenenstieg) • Antiandrogene p.o., z.B. Androcur® initial 1 × 50 mg, anschließend schrittweise Dosisreduktion nach Testosteronspiegeln, alternativ Spironolacton 100-200 mg/d • Alternativ GnRH-Analoga, Trenantone alle 3 Monate s.c. z.B. Synarela® intranasal oder Decapeptyl depot® 3,75 mg i.m. oder s.c. zur Testosteronsuppression
Therapie der Frau-zu-Mann-Transsexualität
• Transdermale Applikation, z.B. Testogel® oder Testim® 50 mg, anschließend Dosisanpassung auf 25-50 mg/Tag • Alternativ Testosteronundecanoat 1000 mg i.m. depot (Nebido®) intial 2. Injektion 6 Wochen nach der ersten, danach 12-Wochenintervalle, ggf. Intervalle anpassen nach Spiegeln • Alternativ Testosteronenanthat 250 mg i.m. z.B. Testoviron depot® initial alle 2 Wochen anschließend Intervalle auf 2-4 Wochen anpassen • bei persisitierender Zyklusblutung über 3 Monate: - Gestagene i.m., Depot-Clinovir 150 mg® i.m. einmalig für drei Monate - Alternativ mehrfach GnRH-Analoga i.m., z.B. Trenantone® alle 3 Monate s.c. zeitgleich mit der Testosteroninjektion

Tab. 9.2: Hormontherapie.

▶ Therapiemonitoring

Vor einer geschlechtsangleichenden Operation mit Entfernung der Gonaden können auch die Gonadotropine zum Therapie-Monitoring herangezogen werden. Diese sollten hierbei im Normbereich liegen bzw. supprimiert sein. Nach erfolgter Operation sind diese jedoch aufgrund des fehlenden suppressiven Effekts des Inhibin-B nicht mehr verwertbar. Eine Bestimmung der Sexualhormone stellt stets nur eine Momentaufnahme dar und kann entsprechend nur einen groben Anhalt für die Therapiegüte liefern.

Weitere Therapieregime können den genannten Übersichtsarbeiten entnommen werden [3-5].

9.4. Wirkungen und Nebenwirkungen

9.4.1. Mann-zu-Frau-Transsexualität

Eine erwünschte Folge der Östrogentherapie ist das Entstehen einer Gynäkomastie, die jedoch vom Großteil der Patienten als nicht ausreichend empfunden wird. Durch regelmäßige Bestimmungen des Brustumfangs kann die Größenzunahme dokumentiert werden. Nicht selten ist eine über Wochen bis Monate andauernde, bis zur Schmerzhaftigkeit gesteigerte Sensibilität der Brustwarzen zu konstatieren. Diese kann ggf. mit der lokalen Gabe eines Progesteron Gels (Progestogel®) behandelt werden. Generell sollte der Patient darüber aufgeklärt werden, dass es mehr als zwei Jahre dauern kann, bis das Brustwachstum abgeschlossen ist und eine Dosiserhöhung über den empfohlen therapeutischen Bereich hinaus keinen Zusatznutzen bietet und lediglich die Nebenwirkungsrate erhöht.

Im Verlauf lassen sich zudem eine Verfeinerung der Hautstruktur sowie eine Auflockerung des Unterhautfettgewebes und eine Umverteilung des Fettgewebes nach dem weiblichen Verteilungsmuster feststellen. Die Abnahme des Bartwuchses erreicht jedoch meist keine befriedigenden Ausmaße, so dass immer wieder eine Epilationsbehandlung notwendig wird. Die abdominelle Behaarung nimmt indes sukzessive ab.

Mit interindividuellen Unterschieden tritt nach Gabe von Östrogenen bei Mann-zu-Frau-Transsexualität eine testikuläre Atrophie auf, die eine dauerhafte Infertilität zur Folge haben kann, auch wenn die gegengeschlechtliche Therapie vorzeitig beendet wird. Auch die Prostatagröße nimmt in vielen Fällen ab. Weitere Effekte der Hormonbehandlung sind die **Reduktion der Libido** und der Potenz, die sich in einem völligen **Erektionsverlust** oder in einer **Anorgasmie** äußern können. Meist wird dies von den Patenten jedoch initial als befreiend empfunden. Auch diese Nebenwirkungen sollten Inhalte des Aufklärungsgespräches sein.

Bei MtF unter Hormontherapie besteht ein 1,5 erhöhte kardiovaskuläre Mortalität, wobei sich möglicherweise analog zu Ergebnissen an postmenopausalen Frauen die Östrogentherapie vor allem im höheren Alter negativ auf das kardiovaskuläre Risiko auswirkt [7, 8]. Vorsicht ist geboten bei vorbestehenden Migränebeschwerden, deren Anfallshäufigkeit durch Östrogene bei manchen Patienten getriggert werden kann.

Durch Metabolisierung der Östrogenen in der Leber zeigt sich manchmal ein Transaminasenanstieg. Daher sollten die **Leberparameter im Verlauf regelmäßig kontrolliert** und die Hormondosen entsprechend angepasst werden. Durch den Wegfall des Testosterons kommt es in der Regel auch zu einem **Absinken des Hämoglobinwerts** bis zu 2 g/dl, der zum einen durch eine verminderte Erythropoietin-Ausschüttung als auch durch fehlende direkte Testosteroneffekte an erythropoetischen Vorläuferzellen im Knochenmark vermittelt wird.

Eine Hyperprolaktinämie ist meist nur transient und mit der Einnahme von Cyproteronacetat assoziiert. Bei der Gabe von GnRH-Analoga tritt sie deutlich seltener auf [15]. Hinweise auf ein erhöhtes Prolaktinomrisiko ergeben sich auch im Langzeitverlauf nicht. Zu Problemen mit einer Galaktorrhoe kommt es meist nur bei abruptem Absetzen der Therapie im Sinne eines Milcheinschusses.

Es besteht kein allgemeiner Konsensus hinsichtlich der perioperativen Hormontherapie. Die geschlechtsangleichende Operation ist insbesondere durch die Lagerung während der OP sowie die postoperative Mobilitätseinschränkung mit einem erhöhten Thromboserisiko behaftet. Bei FTM-Transsexuellen sollte die OP wenn möglich nicht direkt zu Beginn des Injektionsintervalls bei der Verwendung von intramuskulären Testosteronpräparaten stattfinden (insbesondere bei Testosteron-enanthate), da es durch die initial hohen Testosteronspiegel auch zu einer vermehrten Aromatisierung kommt. Bei MtF-Transsexuellen raten wir dazu bei Dosen ≥4 mg Estradiol vier Wochen vor geplanter Operation die Dosis zu verringern insofern eine orale Einnahme erfolgt. Bei transdermaler Anwendung ist das Risiko insgesamt als geringer einzuschätzen. Aus unserer Erfahrung hat sich ein Absetzen der gegengeschlechtlichen Hormontherapie 2 Wochen vor der GA-OP bei MTF bewährt. Eine Wiederaufnahme der Hormontherapie mit der präoperativen Dosis kann nach Erreichen der vollen Mobilität (ca. 3 Wochen postoperativ) erfolgen [16].

Postoperativ ist bei MtF in der Regel keine Fortführung der antiandrogenen Therapie erforderlich.

9.4.2. Frau-zu-Mann-Transsexualität

Eine der erwünschten Wirkungen der Androgentherapie ist das **Erreichen einer Amenorrhoe** sowie die interindividuell unterschiedlich schnell auftretende **Veränderung der Stimmlage** (nach einigen Wochen bis Monaten). Zudem kommt es zu Zeichen der Atrophie am Endometrium sowie am Vaginalepithel. Darüber hinaus, tritt unter der Androgenwirkung im Verlauf eine Klitorishypertrophie auf.

Meist bildet sich kurz nach Beginn der Hormontherapie bereits ein **Hirsutismus** aus. Ebenfalls sehr unterschiedlich ist das Zeitintervall, in dem es zum Auftreten und zur Ausbildung eines kräftigen Bartwuchses kommt. Insgesamt stellt sich jedoch im Laufe der Zeit ein typisches männliches Behaarungsmuster ein. Durch die anabole Wirkung der Androgenen kommt es außerdem zu einer **Zunahme der Muskelmasse**, die in Kombination mit Krafttraining zu befriedigenden Ergebnissen in Bezug auf den gewünschten männlichen Körperbau führt. Auch die Fettverteilung nähert sich dem männlichen androgynen Typus an.

Bei Frau-zu-Mann-Transsexuellen sind unerwünschte Wirkungen nicht so häufig. Hier stehen **Akne, Transaminasenerhöhungen** und **vegetative Symptome** und eine **androgenetische Alopezie** im Vordergrund. Eine **Polyglobulie** tritt in Einzelfällen auf. Aufgrund des unklaren Karzinomrisikos ist eine alleinige Testosterontherapie ohne mittelfristige Hysterektomie und Gonadektomie nicht empfohlen.

9.5. Voraussetzungen zur geschlechtsanpassenden Operation

Nach mehrmonatiger gegengeschlechtlicher Hormontherapie folgt die geschlechtsanpassende Operation (☞ Kap. 10. und 11.). Es gibt derzeit unterschiedliche Empfehlungen zu den jeweiligen

Empfohlene "Mindestzeiten"		Deutsche Standards der Behandlung und Begutachtung von Transsexuellen 1997	Standards of Care for Gender Identity Disorders Harry Benjamin International Dysphoria Association 7th Version 2011
vor Hormon-therapie	Alltagstest	12 Monate	6 Monate*
	Psychotherapie	12 Monate	6 Monate*
vor Operation	Hormontherapie	6 Monate	1 Jahr
	Alltagstest	18 Monate	1 Jahr
	Psychotherapie	18 Monate	1 Jahr

Tab. 9.3: Behandlungsleitlinien Transsexualismus. *eins von beiden.

Mindestzeiten. In Tab. 9.3 sind zwei relevante Richtlinien gegenübergestellt.

Für Deutschland sieht der MDK die Deutschen Standards nach wie vor als verbindlich an [17].

Die Deutsche Gesellschaft für Sexualforschung schlägt derzeit folgende Kriterien für eine geschlechtskorrigierende Operation vor, die als Vorbedingungen erfüllt sein sollten:

- Abgeschlossene psychosexuelle Entwicklung (Mindestalter 18 Jahre)
- gründliche Diagnostik
- mindestens 2-jährige präoperative Beobachtung einschl. psychotherapeutische Behandlung
- Nachweis einer Alltagserfahrung (wenn möglich) sowie einer kontinuierlichen gegengeschlechtlichen Hormontherapie über 12 Monate
- zwei unabhängige psychiatrische/psychologische Stellungnahmen sollten die klare Indikation zur Operation stellen
- Aufklärung über die Operationsrisiken und über die rechtliche Situation
- Sicherung einer ärztlichen und psychotherapeutischen Nachsorgelichen und psychotherapeutischen Nachsorge

9.5.1. Nachsorge

Nach Einleitung der Hormontherapie sollten anfänglich in der Regel **3- bis 6-monatige endokrinologische Kontrollen** erfolgen. Nach eine Jahr, bzw. nach erfolgreicher Operation reichen meistens jährliche Untersuchungen.

Da sich neben der Veränderung der Leberparameter auch Blutbildveränderungen (Hb-Anstieg bei Testosterontherapie und Hb-Abfall bei der Therapie von Mann-zu-Frau-Transsexuellen) während der gegengeschlechtlichen Hormontherapie einstellen, sollte neben der Kontrolle der Laborparameter **LH/FSH, Prolaktin, Östradiol** und **Testosteron** sowie der **Leberenzyme** alle 3-6 Monate im Verlauf der Therapie auch eine Blutbildkontrolle durchgeführt werden. Zusätzlich zur Laborkontrolle sollte hier auch der klinische Verlauf und das Auftreten von erwünschten und unerwünschten Wirkungen dokumentiert werden.

Hinweise auf eine erhöhte Inzidenz von hormonabhängigen Tumoren ergeben sich nicht. Trotzdem sollten sich MtF-Transsexuellen ab dem 50. Lj. einem Mammographie-Screening und ab dem 45. Lj. einer Prostatauntersuchung unterziehen. Auch muss bedacht werden, dass bei manchen Operationstechniken keine vollständige Entfernung des Brustdrüsengewebes bei FtM-Transsexuellen erfolgt, sodass auch hier kein vollständiger Schutz für die Entwicklung eines Mamma-CAs gegeben ist, da lokal immer noch eine Aromatisierung stattfinden kann.

Insgesamt ergeben sich unter der Therapie keine Hinweise auf ein erhöhtes Risiko für die Entwicklung einer Osteoporose im Vergleich zur Allgemeinbevölkerung und insbesondere kein Hinweis auf ein erhöhtes Frakturrisiko [18, 19]. Eine Knochendichtemessung sollte bei für einen längeren Zeitraum unterbrochener Hormontherapie sowie bei Vorhandensein allgemein gültigen Risikofaktoren erfolgen. Möglicherweise besteht bei MTF-Transsexuellen schon vor Beginn der Therapie ein Risiko für eine verminderte Knochendichte, was möglicherweise mit einer verminderten körperlichen Aktivität in dieser Gruppe verbunden ist. Dies ist natürlich auch der Tatsache geschuldet, dass ein männlicher muskelbetonter Phänotyp nicht erwünscht ist.

Bei FtM-Transsexuellen kann es unter der Testosterontherapie sogar zu einer Verstärkung der kortikalen Substanz kommen [20], zudem werden durch die immer noch erhaltene Aromatisierungsfähigkeit u.a. im Fettgewebe meist ausreichend hohe Estradiolwerte erreicht, die über denen liegen, die üblicherweise in der Menopause beobachtet werden. Eine Knochendichtemessung mittels DXA sollte bei denjenigen erfolgen, die Risikofaktoren nach Richtlinie der DVO [21] aufweisen [22]. Trotzdem sollten auch aus diesem Grund regelmäßige Hormonkontrollen und ggf. Anpassungen erfolgen. Eine Hormonbehandlung muss auch nach der Operation lebenslang erfolgen, da sonst Zeichen des Hormonmangels, wie Antriebslosigkeit, Depressionen, Osteoporose, Muskelabbau, Schweißausbrüche und Hitzewallungen auftreten können.

Die Testosteronwerte bei Transfrauen liegen nach Gonadektomie meist niedriger als bei prämenopausalen Frauen, ggf. kann daher bei Libidostörungen oder depressiver Verstimmung ein Therapieversuch mit einer zusätzlichen Gabe einer niedrigdosierten Testosteronsubstitution erfolgen z.B. mit 25 mg Testogel über 5-7 Tage verteilt oder der Anwendung von ½ Hub Tostran®-Gel.

9.6. Hormonbehandlung transsexueller Jugendlicher

Durch eine pubertätsunterdrückende Hormonbehandlung transsexueller Jugendlicher werden die als extrem belastend empfundenen körperlichen Veränderungen aufgehalten, wie z.B. Stimmbruch bei biologischen Jungen oder Brustentwicklung bei biologischen Mädchen. Die Voraussetzung für eine solche Therapie ist eine ausführliche psychologische Beurteilung durch Gender-Spezialisten aus dem Bereich der Kinder- und Jugendpsychiatrie; außerdem sollte eine psychotherapeutische Begleitung stattfinden und die Eltern müssen einem hormonellen Eingriff zustimmen. Zur Pubertätsunterdrückung kommen vorwiegend GnRH-Analoga zum Einsatz; auch Cyproteronacetat kann die Vermännlichung aufhalten und gelegentlich werden Gestagene zur Unterdrückung der Menses verwendet. Wenn der oder die Jugendliche dann über einen längeren Zeitraum den Alltag im Zielgeschlecht lebt und die Gender-Spezialisten den Einsatz gegengeschlechtlicher Hormone indizieren, kann durch die Gabe von Testosteron oder Estrogenen der Körper dem gefühlten Geschlecht angeglichen werden. Durch eine recht frühe Hormonbehandlung kann vermutlich für die Betroffenen ein phänotypisch besseres Ergebnis erreicht werden, als wenn die Behandlung erst im Erwachsenenalter beginnt. Auch dürfte durch dieses Vorgehen die allgemeine psychosozialen Entwicklung günstiger verlaufen.

9.6.1. Pubertätsunterdrückende Behandlung

Die Diskussion über Pro- und Kontra-Argumente einer frühen pubertätsunterdrückenden Hormonbehandlung wurde bereits ausführlich in Kap. 7 geführt. Daher soll an dieser Stelle in erster Linie auf Besonderheiten der Therapie bei Jugendlichen hingewiesen werden, da die Behandlung insgesamt ähnlich wie bei Erwachsenen ist und dies bereits weiter vorn im Kapitel ausführlich beschrieben wurde.

Gemäß der 2013 verabschiedeten AWMF-Leitlinie "Geschlechtsidentitätsstörung im Kindes- und Jugendalter" und in Anlehnung an die *"Standards of Care for the Health of Transsexual, Transgender and Gender Nonconforming People"* der *World Professional Association für Transgender Health* (2011 [23]) kann bei transsexuellen Jugendlichen die Pubertät ab einem Tanner-Stadium 2-3 (Tanner-Stadium 2 bei biologischen Jungen bedeutet ein Hodenvolumen von >3 ml und bei biologischen Mädchen eine beginnende Brustentwicklung) unterdrückt werden.

Voraussetzung für den Therapiebeginn ist, dass die Kinder- und Jugendpsychiater bzw. Psychologen durch eine sorgfältige Evaluation zu der Erkenntnis gekommen sind, dass eine solche Behandlung indiziert ist. Die Pubertätsunterdrückung kann z.B. mit dem GnRH-Analogone Trenantone® durchgeführt werden, das nur alle 3 Monate subkutan gespritzt werden muss.

Nebenwirkungen dieser Behandlung sind selten; meist handelt es sich um lokale Reaktionen, wie subkutane Verhärtungen oder allergisch bedingte Papeln im Bereich der Einstichstelle. Einige biologische Mädchen (zukünftige Frau-zu-Mann-Transsexuelle) klagen unter GnRH-Behandlung über klimakterische Beschwerden, wie Hitzewallungen oder Unruhezustände, bedingt durch den Abfall des Estradiols. Dies legt sich meist innerhalb weniger Wochen. Vereinzelt kann es im ersten Vierteljahr nach Therapiebeginn zu Zwischenblutungen bzw. Schmierblutungen kommen. Dies tritt seltener auf, wenn das GnRH-Analogon innerhalb der ersten drei Zyklustage appliziert wird, weil in dieser Phase das Endometrium sehr flach ist.

Bei transsexuellen Mädchen, die mit ihrer Pubertätsentwicklung schon recht weit fortgeschritten sind, ist der Einsatz von Cyproteronacetat (Androcur®) sowohl effektiv als auch deutlich kostengünstiger als ein GnRH-Analogon; erstaunlicherweise reichen sehr niedrige Dosierungen von 5 bis 15 (-20) mg am Tag aus, um der Vermännlichung entgegenzuwirken.

Bei transsexuellen Jungen kann der Zyklus sehr effektiv mit einem Gestagen (Orgametil®) unterdrückt werden. Dieses Präparat ist leider nur aus dem Ausland zu beziehen und daher nicht erstattungsfähig.

9.6.2. Gegengeschlechtliche Hormontherapie

Gemäß der AWMF-Leitlinie sollte eine gegengeschlechtliche Hormontherapie in der Regel nicht vor dem 16. Lebensjahr begonnen werden. Von Fall zu Fall können jedoch der betreuende Gender-Spezialist und ein weiterer Fachgutachter die Indikation für eine solche Behandlung auch durchaus schon früher stellen.

Denn aus der Perspektive der Betroffenen ist das 16. Lebensjahr recht spät, weil sie sich bis dahin vom Erscheinungsbild her zunehmend von ihren Altersgenossen unterscheiden. Sie leben dann im Status eines "Neutrums", was für sie durchaus belastend sein kann. Für sie ist es wichtig, sich körperlich in einer ähnlichen Weise zu entwickeln wie ihre Altersgenossen – also durchaus schon mit 13 oder 14 Jahren. Denn wenn sie körperlich "zurückbleiben", erhöht sich das Risiko des sozialen Ausschlusses. Eine gegengeschlechtliche Hormonbehandlung kann daher durchaus dann schon indiziert sein, wenn die transsexuelle Entwicklung seit vielen Jahren eindeutig und stabil ist und sich die Betroffenen stark nach einer Pubertätsentwicklung sehnen, die ihrem gefühlten Geschlecht entspricht.

Die weiteren geschlechtsangleichenden Maßnahmen – d.h. Operationen – werden in der Regel nach dem 18. Lebensjahr empfohlen. Allerdings gibt es vereinzelt Personen, die schon im Alter von 16 Jahren operiert wurden (sowohl Mastektomie als auch feminisierende Operation).

Meist ist der gegengeschlechtlichen Hormonbehandlung die Pubertätsunterdrückung für ein halbes oder ganzes Jahr vorausgegangen. Bei älteren Jugendlichen (etwa ab 17 oder 18 Jahren) kann die Gabe von Sexualsteroide auch gleichzeitig mit einer pubertätsunterdrückenden Behandlung begonnen werden. Die Jugendlichen leben zu diesem Zeitpunkt im Zielgeschlecht, haben das Umfeld informiert und werden so angenommen. Erfreulicherweise berichten sie größtenteils von einer guten Akzeptanz nach dem "Outing"; Lehrer und Mitschülern reagieren also meist verständnisvoll. Die Schulen bemühen sich teilweise auf dem Zeugnis den gewünschten Namen in Klammern dazuzusetzen, und auch auf der Klassenliste erscheint schon der neue Name. Umkleidekabinen, Sportunterricht und Toilettenbenutzung werden meist nicht mehr zu einem Problem. Natürlich gibt es auch Schulen, wo der Umgang mit transsexuellen Schülern nicht so erfreulich ist. Die betroffenen Jugendlichen berichten immer wieder, dass sich ihre soziale Akzeptanz verbessert, sobald ihr Erscheinungsbild durch eine Hormonbehandlung stimmiger mit dem gefühlten Geschlecht wird. Das stärkt nicht nur ihr Selbstvertrauen sondern begünstigt auch die Aufnahme romantischer Beziehungen.

Bei transsexuellen Jungen sollte stets über die unterschiedlichen Behandlungsmöglichkeiten mit Testosteron beraten werden: Gel, Pflaster oder Spritze. Die Dosierung des Hormons richtet sich etwas nach dem aktuellen Knochenalter und der Körpergröße. Bei einem noch nicht ausgewachsenen, eher kleinen Trans-Jungen, sollte die Testosteron-Dosis also eher niedrig beginnen, um die Epiphysenfugen möglichst lange offen zu lassen.

Genau das Gegenteil gilt für transsexuelle Mädchen: Wartet man lange bis zum Beginn einer gegengeschlechtlichen Hormontherapie, kann sich ihre Wachstumsprognose vielleicht noch steigern. Bei eher großen Trans-Mädchen sollte daher die Estrogen-Dosis häufig schneller gesteigert werden, um eine mit dem Zielgeschlecht stimmige Endgröße zu erreichen.

Bei den Trans-Jungen kann man sehr gut das Testosteron Undecanoat (Nebido®) intramuskulär mit dem Trenantone® subkutan (alle drei Monate) kombinieren, sodass die Jugendlichen dann zeitgleich die Spritzen erhalten. Alternativ ist z.B. Testogel® 25 oder 50 mg oder Testopatch 2,4 mg (1 Pflaster alle 24 Stunden) zu verwenden. Die Testosteronkonzentration sollte im männlichen Normbereich liegen (Kontrolle zum Ende des Nebido-Spritzintervalls). Die Behandlung mit GnRH-Analoga kann drei bis sechs Monate nach Beginn der Testosteron-Gaben beendet werden, da der Menstruationszyklus erfahrungsgemäß durch eine hohe Testosteronkonzentration ausreichend unterdrückt wird.

Bereits etwa sechs bis acht Wochen nach Beginn einer Testosteron-Behandlung kann es zum Stimmbruch kommen; auch nimmt die Körperbehaarung zu (Oberlippenflaum, Behaarung an Armen, Beinen und Bauch). Bis es allerdings zu einem vollständigen Bart kommt, können zwei bis drei Jahre vergehen, und die Ausprägung ist abhängig vom familiären Behaarungsmuster.

Bei transsexuellen Mädchen wird Estradiolvalerat eingesetzt, in einer Dosierung von 2-4 (gelegentlich bis 6 mg). Ziel sollte es sein, eine gute Brustentwicklung und eine Estradiolkonzentration im oberen weiblichen Normbereich zu erreichen. Transdermale Hormone sind bei Jugendlichen in der Regel nicht erforderlich.

9.7. Entscheidungsschwierigkeiten

Viele Eltern haben Angst einen Fehler zu machen, wenn sie einer Hormonbehandlung zustimmen und denken, dass es besser sei, der Natur einfach freien Lauf zu lassen. Doch die holländische Psychologin und Gender-Spezialistin Peggy Cohen-Kettenis betont, dass *"eine nicht-Intervention keine neutrale Option ist, sondern zu lebenslangen negativen Konsequenzen für die Lebensqualität von den Individuen führen kann, die mit der Behandlung bis nach der Pubertät warten müssen."* [24]

Durch eine frühzeitige Hormonbehandlung ist das Ergebnis der Anpassung des Körpers an das gefühlte Geschlecht meist deutlich besser, als wenn man lange wartet, und der Körper sich in die "falsche" Richtung entwickelt. Weiterhin wird allerdings kontrovers diskutiert, ob eine frühzeitige Hormonbehandlung iatrogen eine gewisse Entwicklung festlegt und dadurch eventuell eine Versöhnung mit dem Geburtsgeschlecht oder eine homosexuelle Entwicklung verhindert wird [27]. Deshalb bleibt jedem Behandler immer eine gewisse Sorge, dass ein Irrtum in der Beurteilung vorliegen könnte und durch eine hormonelle Therapie ein menschliches Schicksal verändert wird. Es gilt verantwortungsvoll abzuwägen, ob das Risiko eines "Eingriffs in die Natur" geringer ist als der potenzielle Schaden durch das Zuwarten. Die bisher behandelten Jugendlichen zeigen indes sehr deutlich, dass sie durch die Hormonbehandlung mit ihrem Körper und Leben glücklicher werden.

9.8. Literatur

1. Schlatterer K, von Werder K, Stalla GK (1996) Multistep treatment concept of transsexual patients. Exp Clin Endocrinol Diabetes 104:413-419.

2. Auer MK, Fuss J, Stalla GK and Athanasoulia AP (2013) Twenty years of endocrinologic treatment in transsexualism: analyzing the role of chromosomal analysis and hormonal profiling in the diagnostic work-up. Fertil Steril 4:1103-1110.

3. Becker S, Bosinski HA et al. (1998) Standards for treatment and expert opinion on transsexuals. The German Society for Sexual Research, The Academy of Sexual Medicine and the Society for Sexual Science. Fortschr Neurol Psychiatr 4:164-9.

4. Moore E, Wisniewski A, Dobs A (2003) Endocrine treatment of transsexual people: a review of treatment regimens, outcomes, and adverse effects. J Clin Endocrinol Metab 8:3467-73.

5. Hembree WC, Cohen-Kettenis P et al. (2009) Endocrine treatment of transsexual persons: An Endocrine Society clinical practice guideline. Journal of Clinical Endocrinology & Metabolism 9:3132-3154.

6. Toorians AWFT, Thomassen MCLGD et al. (2003) Venous thrombosis and changes of hemostatic variables during cross-sex hormone treatment in transsexual people. Journal of Clinical Endocrinology & Metabolism 12: 5723-5729.

7. Asscheman H, Giltay EJ et al. (2011) A long-term follow-up study of mortality in transsexuals receiving treatment with cross-sex hormones. Eur J Endocrinol 4:635-642.

8. Gooren LJ, Wierckx K and Giltay EJ (2014) Cardiovascular disease in transsexual persons treated with cross-

sex hromones: reversal of the traditional sex difference in cardiovascular disease pattern. European Journal of Endocrinology.

9. Cohen-Kettenis PT, Gooren LJ (1999) Transsexualism: a review of etiology, diagnosis and treatment. J Psychosom Res 46:315-333.

10. Dittrich R, Binder H et al. (2005) Endocrine treatment of male-to-female transsexuals using gonadotropin-releasing hormone agonist. Experimental and Clinical Endocrinology and Diabetes 10:586-592.

11. Seal LJ, Franklin S et al. (2012) Predictive markers for mammoplasty and a comparison of side effect profiles in transwomen taking various hormonal regimens. The Journal of Clinical Endocrinology & Metabolism 12: 4422-4428.

12. Wierckx K, Gooren L, T'Sjoen G (2014) Clinical review: breast development in trans women receiving cross-sex hormones. The Journal of Sexual Medicine

13. Mueller A, Kiesewetter F et al. (2007) Long-term administration of testosterone undecanoate every 3 months for testosterone supplementation in female-to-male transsexuals. The Journal of Clinical Endocrinology & Metabolism 9:3470-3475.

14. Jacobeit JW, Gooren LJ and Schulte HM (2009) Safety aspects of 36 months of administration of long-acting intramuscular testosterone undecanoate for treatment of female-to-male transgender individuals. European Journal of Endocrinology 5:795-798.

15. Mueller A and Gooren L (2008) Hormone-related tumors in transsexuals receiving treatment with cross-sex hormones. European Journal of Endocrinology 3:197-202.

16. Asscheman H, T'sjoen G et al. (2013) Venous thrombo-embolism as a complication of cross-sex hormone treatment of male-to-female transsexual subjects: a review. Andrologia

17. Pichlo HG (2010) MDK-Begutachtungsanleitung, Blickpunkt der Mann; Leistungsrechtliche und sozialmedizinische Kriterien für somatische Behandlungsmaßnahmen bei Transsexualismus: Neue MDK-Begutachtungsanleitung 8 (1)21-28

18. Gooren LJ, Giltay EJ and Bunck MC (2008) Long-term treatment of transsexuals with cross-sex hormones: extensive personal experience. Journal of Clinical Endocrinology & Metabolism 1:19-25.

19. Mueller A, Zollver H et al. (2011) Body composition and bone mineral density in male-to-female transsexuals during cross-sex hormone therapy using gonadotrophin-releasing hormone agonist. Experimental and Clinical Endocrinology & Diabetes 02:95-100.

20. Ruetsche A, Kneubuehl R, Birkhaeuser M, Lippuner K (2005) Cortical and trabecular bone mineral density in transsexuals after long-term cross-sex hormonal treatment: a cross-sectional study. Osteoporosis International 7:791-798.

21. Scheidt-Nave C, Baum E et al. (2003) DVO-Leitlinie Osteoporose bei postmenopausalen Frauen. Osteologie 2: 13-41.

22. Schlatterer K, Auer DP, Yassouridis A, von Werder K, Stalla GK (1998) Transsexualism and osteoporosis. Clin Endocrinol Diabetes.; 106:365-368.

23. WPATH - The World Professional Association for Transgender Health. Standards of care for the health of transsexual, transgender, and gender nonconforming people, 7th version; 2011.

24. Cohen-Kettenis PT, Delmarre-van de Waal HA, Gooren LJ (2008) The treatment of adolescent transsexuals: Changing insights. J Sex Med 5:1892-1897

25. Godano A, Maggi M et al. (2009) SIAMS-ONIG Consensus on hormonal treatment in gender identity disorders. Journal of Endocrinological Investigation 857-864.

26. Jacobeit JW, Hugo U, Schulte HM (2005) Wenn der zweite Schritt vor dem Ersten... Grundlagen der Behandlung von Frau-zu-Mann-Transgendern. Gyn Endokrinol 3:140-144.

27. Meyenburg B, Romer G, Möller B, Korte A (2013) AWMF-Leitlinien Störungen der Geschlechtsidentität im Kindes- und Jugendalter (F64) – Deutsche Gesellschaft für Kinder- und Jugendpsychiatrie, Psychosomatik und Psychotherapie.

10. Chirurgie der Genitalangleichung bei Mann-zu-Frau-Transsexualität

10.1. Einleitung

In Deutschland sind seit 1980 die Grundlagen für Transformationsmaßnahmen im Transsexuellengesetz (TSG) geregelt. 1987 wurde Transsexualität als Krankheit im Sinne der RVO gesetzlich anerkannt und verpflichtet seither die Krankenkassen zur Übernahme der Behandlungskosten [1, 6, 7, 11].

Bei der chirurgischen Behandlung transsexueller Patienten handelt es sich um eine anspruchsvolle und kreative Tätigkeit. Sie benötigt weit mehr als nur ein plastisch-chirurgisches Talent, da der therapeutische Prozess nur selten mit dem Rollenwechsel und den geschlechtsangleichenden operativen Maßnahmen abgeschlossen ist, mögen letztere für die Patientinnen auch noch so sehr im Vordergrund stehen. Ausschlaggebend für den langfristigen und krisenfesten Erfolg ist die Harmonisierung von innerem und äußerem Erscheinungsbild. Insofern erfordert der Umgang mit Transsexuellen von Therapeuten und Ärzten neben einem hohen Maß an persönlichem Einsatz eine fast gestalterische Hingabe an diese Arbeit – aber auch die Einsicht, dass die eigene Tätigkeit nur einen Teilbereich an einem Gesamtwerk abdeckt. Letztlich kann ein stimmiges und die Patientinnen befriedigendes Ergebnis nur gelingen, wenn sich zwischen Patient und Arzt eine überzeugte Zusammenarbeit hinsichtlich des gestellten Ziels erreichen lässt, also die Wünsche und Vorstellungen der Patientinnen angemessen sind und sich mit den möglichen und erforderlichen Therapiemaßnahmen decken.

Nachfolgend wird nur die Behandlung der Mann-zu-Frau-Transsexualität mitgeteilt. Sie fußt auf einem sehr persönlich geprägten Konzept und der OP-Methode, die ich 1984 entwickelt habe [8, 9]. Abgesehen von unbedeutenden individuellen Eigenheiten von Seiten des Operateurs, ist dieses Verfahren inzwischen an einschlägigen Zentren Standard. Lediglich in asiatischen Ländern wird – wegen der ethnisch bedingten grazilen Genitalverhältnisse – überwiegend Scrotalhaut und nicht die eingestülpte Penisschafthaut zur Auskleidung der Scheide verwendet.

Meine 28-jährige Erfahrung mit etwa 650 Patientinnen ist die Grundlage für die weiteren Ausführungen, die als Leitfaden für Ärzte und Betroffene gedacht sind.

Wegen häufiger Rückfragen werden die Bezugsquellen von besonderen Artikeln im Anhang angegeben.

10.2. Präoperative Phase

Patientinnen mit Operationswunsch werden zu einem Vorgespräch eingeladen. Dabei werden sie selbstverständlich als Frau angesprochen, auch dann, wenn sie noch am Anfang des Angleichungsprozesses stehen, noch sehr männlich erscheinen und die Namensänderung noch nicht rechtskräftig ist.

In einer 1- bis 2-stündigen Beratung werden alle medizinischen und juristischen Formalitäten durchgesprochen, die für die Operation erforderlich sind. Um einer falschen OP-Indikation vorzubeugen, fordere ich auch nach Lockerung des TSG (ebenso wie die Krankenkassen) zwei voneinander unabhängige Gutachten, in denen die Diagnose Transsexualität gesichert und andere Krankheiten ausgeschlossen sind, die die Ursache für eine transsexuelle Symptomatik darstellen könnten. In einem Gutachten muss außerdem der erfolgreich absolvierte Alltagstest bestätigt und nach ausreichender endokrinologischen Vorbehandlung die Indikation zur Operation gestellt sein. Desweiteren ist eine Zusage von Seiten der Krankenkasse für die Übernahme der Krankenhauskosten erforderlich [1, 6, 7, 11].

Es ist nach meiner Erfahrung auch vorteilhaft, wenn der Rollenwechsel möglichst lange geübt wird, um in Erfahrung zu bringen, ob die Patientinnen den Anforderungen, die der Geschlechtsrollenwechsel mit sich bringt, auch wirklich gewachsen sind. Insofern sollten sie genügend Zeit haben, mögliche Widerstände und Schwierigkeiten, die ihre Akzeptanz in der Öffentlichkeit, innerhalb der Familie und im Berufsleben betreffen, zu verarbeiten, abzubauen und zu überwinden. Die Unterstützung durch Angehörige und Freunde kann dabei gar nicht hoch genug veranschlagt werden. Von noch größerer Wichtigkeit sind aber stabile soziale Verhältnisse, der Verbleib im Arbeitsprozess und damit verbunden eine gesicherte Lebensperspektive. Der Verlust des Arbeitsplatzes trifft nämlich nicht nur die soziale Existenz, sondern nimmt den Patientinnen auch die wohltuende Entlastung und Ablenkung von ihrem quälenden Problem. Ich lasse daher auch nur ausnahmsweise – und in sehr begründeten Fällen – die immer wieder angeführte "noch nicht vorgenommene Operation" als Rechtfertigung für eine Arbeitsunfähigkeit gelten. Vielmehr knüpfe ich meine Zusage zur Operation an den Erhalt der beruflichen Existenz und sehe darin auch eine wesentliche Aufgabe der begleitenden Psychotherapie. Patientinnen, die sich ohne finanzielle Sorgen, anerkannt und selbstverständlich in ihrer neuen Identität bewegen, sind der Operationsbelastung besser gewachsen und bewältigen auch leichter die in der prä- und postoperativen Phase an sie gestellten Aufgaben [3, 8, 9].

Nachdem eine Scheidenschrumpfung aus der ungenügenden Kooperation einer 18-jährigen resultierte, habe ich nur noch Personen jenseits des 20. Lebensjahres operiert. Bedingt durch den langen Leidensweg sind sie dann viel kooperationsfähiger und können vor allen Dingen eigenverantwortlich handeln und entscheiden. So gesehen, wirkt sich eine längere Wartezeit für einen Operationstermin nicht nachteilig aus.

Viel Zeit verwende ich auf die Erhebung der Lebensgeschichte, um mir ein möglichst genaues Bild von der Persönlichkeit der Patientin und deren Umfeld zu machen. Dabei ergeben sich auch leicht konkrete Anknüpfungspunkte, um unangenehme Lebensänderungen zur Sprache zu bringen, die die OP-Vorbereitung betreffen. Dazu zählen eine gesunde Lebensweise und genügend Schlaf, zumindest präoperativ. Dass man ausgeruht dem operativen Stress besser gewachsen ist, wird meist verstanden. Schwieriger akzeptiert werden die Forderungen, das Rauchen einzuschränken bzw. ganz einzustellen oder das Gewicht abzubauen. Im Rahmen der Untersuchung lässt sich dazu anschaulich demonstrieren, warum Fettleibigkeit das Operationsergebnis beeinträchtigt. Aus diesen Gründen mache ich auch meine Operationsbereitschaft von der Zusicherung abhängig, die beanstandeten Punkte zu ändern. Überwiegend wurden diese Abmachungen eingehalten, und nicht selten hat der gewisse Zwang sogar dauerhaft zum Erfolg geführt.

Andere wesentliche Punkte beim Vorgespräch sind die Pflege des Genitalbereichs, besonders der Vorhaut und die Kontrolle der Blasenfunktion. Ohne es zu wissen, leiden viele Patientinnen an einer Blasendysfunktion im Sinne einer *"lazy bladder"*, und etliche klagen auf Befragen über Symptome einer hyperaktiven Blase. Als Ursache für diese Störungen (ggf. durch eine Uroflowkurve veranschaulicht), werden Fehler in den Trink- und Miktionsgewohnheiten aufgezeigt und allgemeinverständlich erklärt, warum übergroße Trinkmengen am Abend die Blase belasten, und dass es auch schädlich ist, die Blasenentleerung hinauszuzögern. Weil der Anblick der Geschlechtsteile Unbehagen bereitet, wird auch oft die Hygiene im Vorhautbereich vernachlässigt. Wichtig ist daher der Hinweis, dass die Vorhaut für die Auskleidung der Scheide benötigt wird und eine durch Verschmutzung oder Entzündung bedingte Schrumpfung das Material für die Scheidenauskleidung reduziert und eine Hauttransplantation erforderlich macht.

Damit ist auch eine für alle Patientinnen wichtige Frage – nämlich die nach der Scheidentiefe – angesprochen. Die diesbezüglichen Vorstellungen müssen nicht selten korrigiert werden. Da der Beckenboden die aktuelle Scheidenlänge begrenzt, werden Wunschmaße von über 12 cm nur bei einwandfreier Einheilung der Neovagina erreicht und setzen seitens der Patientinnen eine zuverlässige Mitarbeit voraus (☞ Kap. 10.7.). In diesem Zusammenhang werden durch eine sorgfältige Genitaluntersuchung anatomische Besonderheiten ausgeschlossen, die die Scheidentiefe einschränken und eine Abweichung vom üblichen OP-Verfahren erfordern könnten. Dazu zählen: Status nach Beschneidung, Penisfehlbildungen, oder ein kurzer graziler Penisschaft.

Die Grundprinzipien der Operation – aber auch Besonderheiten, die an anderen Zentren geübt werden – sind den meisten Patientinnen durch Internet- und Literaturrecherchen bekannt. Trotzdem werden während des Vorgesprächs die einzelnen Operationsschritte, ihre Auswirkungen, die Endgültigkeit des Eingriffs und die verschiedenen Komplikationsmöglichkeiten ausführlich besprochen. Neben den üblichen postoperativen Risiken wie Blutung, Wundinfektion und Lungenembolie kommen für diese Operation noch krankheitsspezifische Komplikationen in Betracht:

- Thrombembolie als Folge der Hormonbehandlung.

- Verletzung der Harnwege und des Darms mit resultierenden Fisteln.
- Abstoßung der Haut, die die Scheide auskleidet, mit nachfolgender Scheidenschrumpfung, ausgelöst durch Wundinfektion oder eine Allergie gegen das Stentmaterial.
- Stenose der Harnröhrenmündung.

Bevor aber überhaupt operative Maßnahmen ins Auge gefasst werden können, müssen die in den "Standards der Behandlung von Transsexuellen" [3] festgelegten Kontraindikationen ausgeschlossen sein. Dies gilt auch für internistische Erkrankungen, die gegen den Eingriff, die Narkose oder die Hormontherapie sprechen:

- Nicht abgeschlossene psychosexuelle Entwicklung.
- Mangelnde Intelligenz oder Unreife, die die Einsicht und Kooperationsfähigkeit einschränken oder ausschließen.
- Drogen- und Alkoholabhängigkeit wegen der damit generell verbundenen Probleme.
- Schwere kardiopulmonale Schäden, schwere Leberschädigung, Niereninsuffizienz, Beckenvenen- oder Pfortaderthrombose, unbehandelte floride Tuberkulose, Lues, Hepatitis, AIDS, schwere Divertikulose.

10.3. Prinzipielle Überlegungen zur Transformation eines männlichen in ein weibliches Genitale

Die Genitaltransformation Mann-zu-Frau hat die anatomiegerechte Angleichung an weibliche Verhältnisse zum Ziel (☞ Abb. 10.1). Verglichen mit den risikoreichen und aufwendigen Operationen beim Penisaufbau von Frau-zu-Mann-Transsexuellen, handelt es sich bei der Genitalangleichung Mann-zu-Frau vor allem um reduzierende Maßnahmen, die naturgemäß auch bessere Ergebnisse ermöglichen. Bei meinem Operationsverfahren bin ich von der Überlegung ausgegangen, dass sich in der Embryonalphase beide Geschlechter aus der gleichen Gonadenanlage entwickeln. Somit lässt sich durch zielgerichtete, konsequente Reduktion der männlichen Geschlechtsanteile die Umwandlung in ein weibliches Genitale mit kosmetisch gutem und funktionell einwandfreiem Ergebnis erreichen (☞ Abb. 12.2a-c).

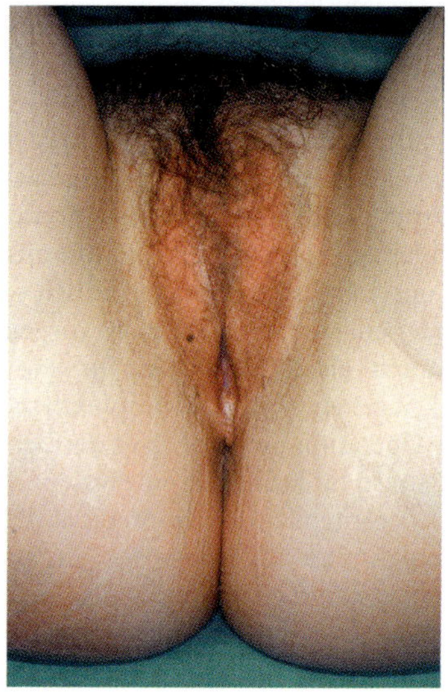

Abb. 10.1: Operationsergebnisse nach zehn Monaten.

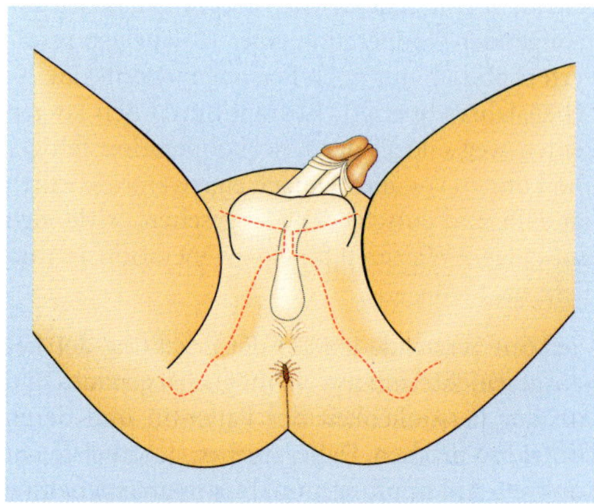

a

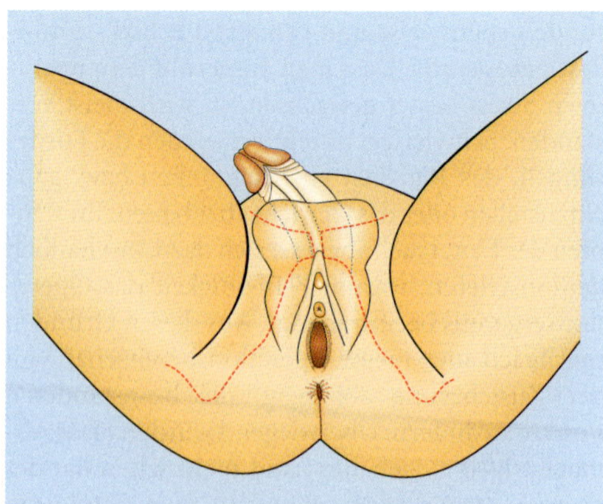

b

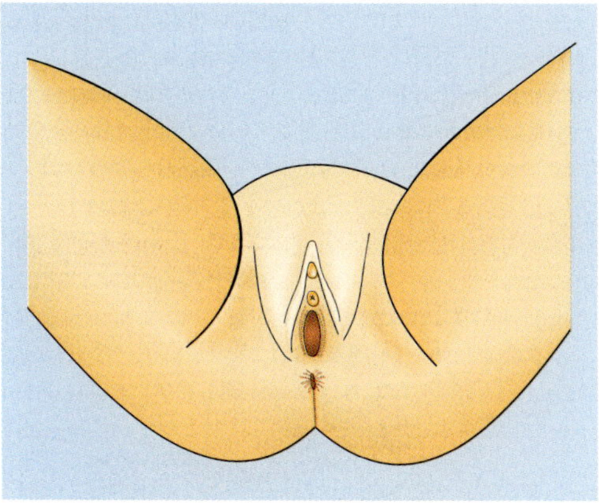

c

Abb. 10.2a-c: Transformation eines männlichen (a) in ein weibliches (c) Genitale. In (b) sind beide übereinander projiziert, um die Lagebeziehung zu verdeutlichen.

An männlichen Organen verbleiben allerdings die Prostata und die Samenblasen, während für vollwertige weibliche Verhältnisse Uterus und Adnexe fehlen (☞ Abb. 10.6a+b). Daraus ergibt sich zeitlebens die Zeugungs- und Fortpflanzungsunfähigkeit.

Desweiteren bleibt ab dem 40. Lebensjahr eine regelmäßige Vorsorgeuntersuchung der Prostata erforderlich.

Damit ein täuschend echter weiblicher Genitalaspekt mit funktionstüchtiger Neovagina und Orgasmusfähigkeit entsteht, sind folgende Schritte erforderlich (schematische Darstellungen ☞ Abb. 10.3-10.6):

- Ablatio testis beiderseits.
- Vollständige Resektion der Corpora cavernosa.
- Kürzung der Harnröhre auf ein weibliches Maß und Reduktion des bulbären urethralen Schwellkörpers (☞ Abb. 10.5).
- Umwandlung der Glans in eine Klitoris unter Erhalt des Gefäßnervenbündels (☞ Abb. 10.5, 10.6a).
- Bildung der Vaginalhöhle im Spatium rectoprostatovesicale und Auskleidung derselben mit invertierter Penisschafthaut oder frei transplantierter Haut (☞ Abb. 10.3, 10.5, 10.6a, 10.22).
- Bildung von Vulva und Labien aus den Skrotalfächern.

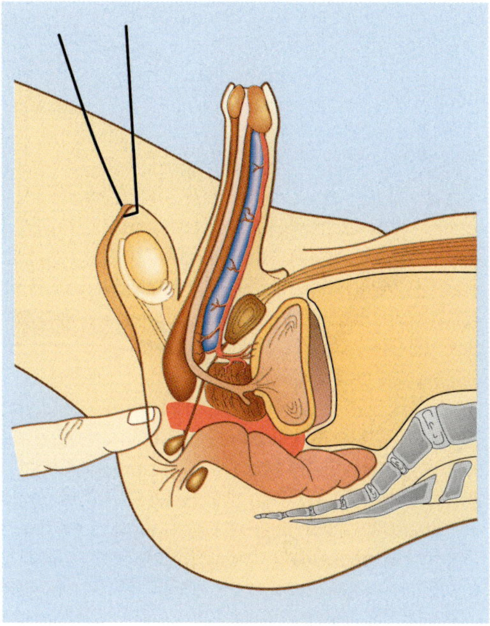

Abb. 10.3: Querschnitt durch ein männliches Becken. Der Finger weist auf den zukünftigen Scheideneingang.

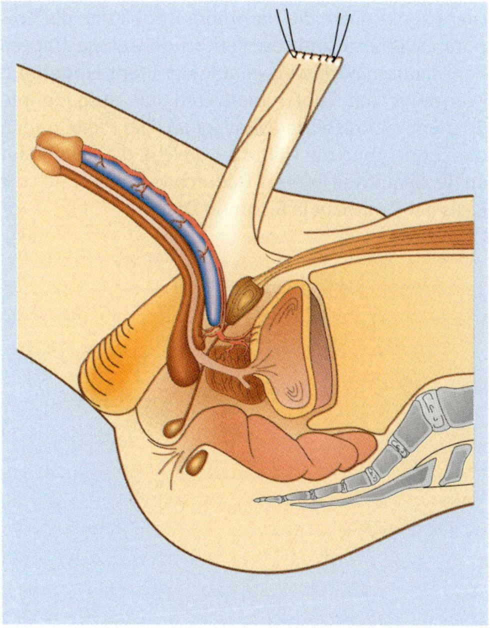

Abb. 10.4: Zustand nach Ablatio testis bds. und Isolierung des Penisschaftes aus seinem Hautmantel, der am Ende verschlossen wurde.

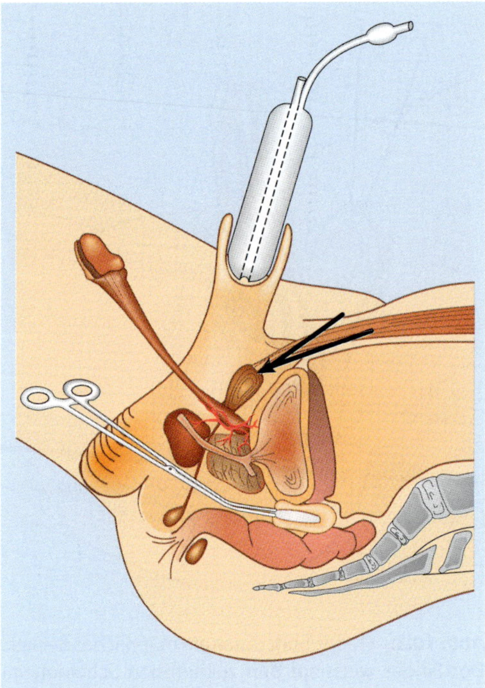

Abb. 10.5: Zustand nach abgeschlossener Reduktion des männlichen Genitale. Gefäßnervenbündel und Glans sind isoliert, die Harnröhre ist gekürzt, die Corpora cavernosa sind reseziert. In den eingestülpten Penishautschlauch wird gerade der Stent eingeführt. Kornzange mit Tupfer markieren das aufgedehnte Spatium rectovesicale (Neovagina). Die Pfeile geben die Zugrichtung der Nähte an, welche die Bauchhaut an der Symphyse fixieren. Dadurch verschiebt sich die Basis der Penishaut in Richtung Damm.

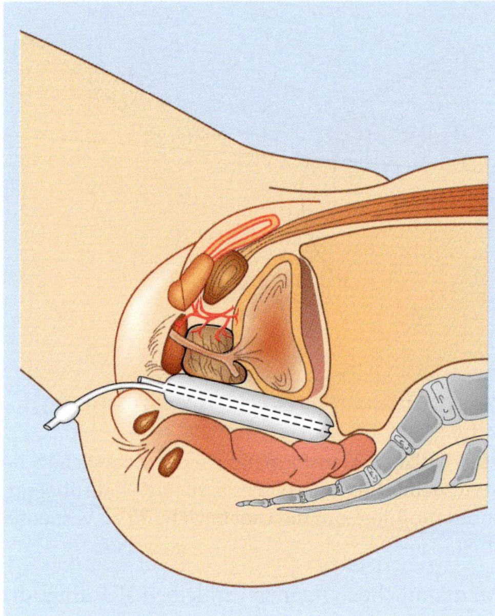

a

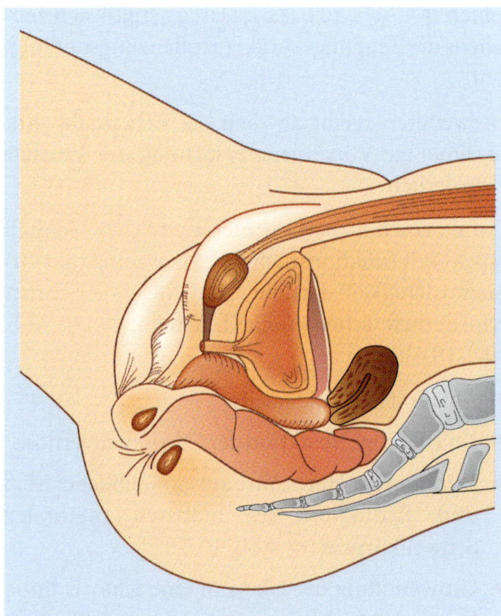

b

Abb. 10.6a+b: Querschnitt nach Transformation mit liegendem Stent und verbliebener Prostata (Samenblasen nicht dargestellt) (a). Zum Vergleich natürliche weibliche Verhältnisse (Adnexe nicht dargestellt) (b).

10.4. Operationsvorbereitung

Die Patientinnen werden zwei Tage vor der Operation aufgenommen und erhalten bereits am Aufnahmetag eine orthograde Darmspülung. Bis zur Operation besteht die Ernährung dann in schlackenarmer, dünnflüssiger Kost. Am Vorabend des Eingriffs wird eine Rasur vom Nabel bis auf die Oberschenkel vorgenommen. Es kann auch eine Epilierungscreme verwendet werden.

Seit gut 5 Jahren wird die Thromboseprophylaxe präoperativ nicht mehr routinemäßig vorgenommen. Wir beobachten bei den meisten Patientinnen nach etwa 3 Stunden Operationsdauer eine vermehrte Blutungsneigung mit Quickwertabfall und PTT-Anstieg bei unveränderter Thrombozytenzahl (andere Gerinnungsparameter wurden intraoperativ nicht bestimmt). Die hochdosierte und langfristige Einnahme von Androcur® (Cyproteron) dürfte sich hier besonders auswirken.

Nicht immer war bei unseren Patientinnen der Hormonentzug 4 Wochen vor der Operation gewährleistet. Trotzdem haben wir weder intra- noch postoperativ Thrombembolien gesehen. Insofern decken sich unsere Beobachtungen mit denen von Aschemann u. Mitarb., wonach nach einjähriger Östrogeneinnahme das Thromboserisiko weiter bei 0,5 bis 1 % liegt, also nicht ansteigt [2].

Die Laboruntersuchungen beschränken sich auf die Routinediagnostik: Blutbild, Thrombozyten, Elektrolyte, Kreatinin, Transaminasen einschließlich Gamma-GT, Gerinnungsstatus, Urinstatus. Wir lassen möglichst auch den A-III-Wert (Antithrombin III) bestimmen, um das Thromboserisiko abschätzen zu können und ggf. doch präoperativ die Thromboseprophylaxe anzusetzen. Weiter kann zum Ausschluss einer angeborenen Thromboseneigung der Faktor V Leyden gemessen werden. Jenseits des 40. Lebensjahres wird eine Prostatavorsorgeuntersuchung vorgenommen und das PSA (Prostataspezifisches Antigen) bestimmt.

10.5. Lagerung

Die Patientinnen werden in Rückenlage mit weit gespreizten und etwas gebeugten Beinen auf dem Operationstisch gelagert. Wegen der langen Operationsdauer von 6-8 Stunden werden zur Minderung des Thromboserisikos und zum Schutz gegen Druckläsionen automatisch betriebene Kompressionsmanschetten an den Beinen angelegt (s. Anhang, ☞ Abb. 10.7).

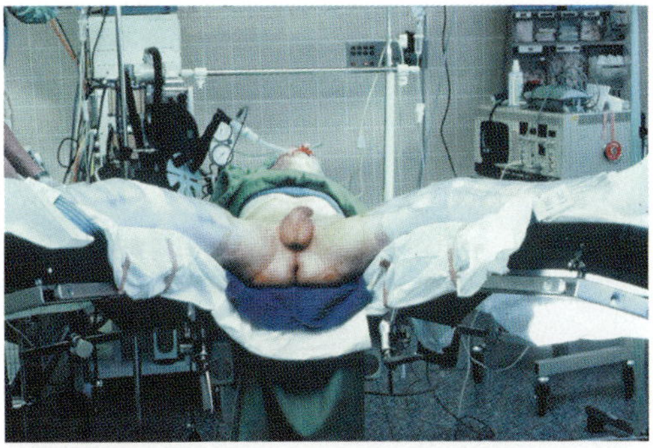

Abb. 10.7: Operationslagerung.

10.6. Operationstechnik

Der Eingriff wird in Intubationsnarkose vorgenommen. Das Rektum wird mit einem Polyvidon-getränkten Salbenstreifen austamponiert und ein 18-Charriere Ballonkatheter zur Harnableitung und Markierung der Harnröhre gelegt.

10.6.1. Ablatio testis beiderseits

Früher haben wir als Zugang einen Längsschnitt in der Skrotalrhaphe gelegt (☞ Abb. 10.8). Seit 1998 werden stattdessen unterhalb der Penisbasis bogenförmige Hautareale für die großen Labien passgerecht angezeichnet, und am Damm und im Schritt deren spätere untere und seitliche Begrenzung (☞ Abb. 10.9a).

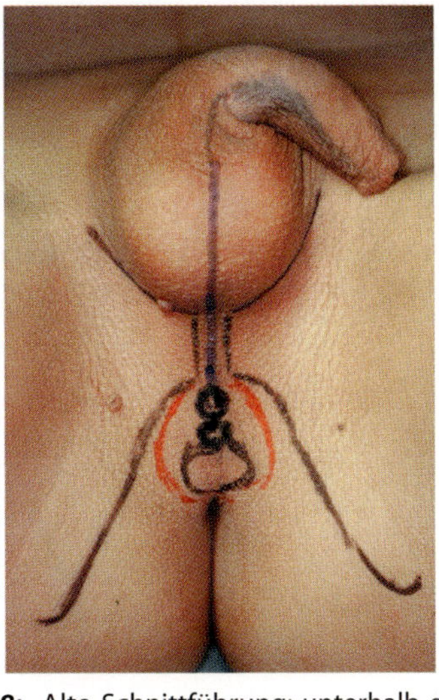

Abb. 10.8: Alte Schnittführung: unterhalb des Symphysenwinkels sind untereinander die spätere Position von Klitoris, Meatus urethrae und Introitus vaginae angezeichnet.

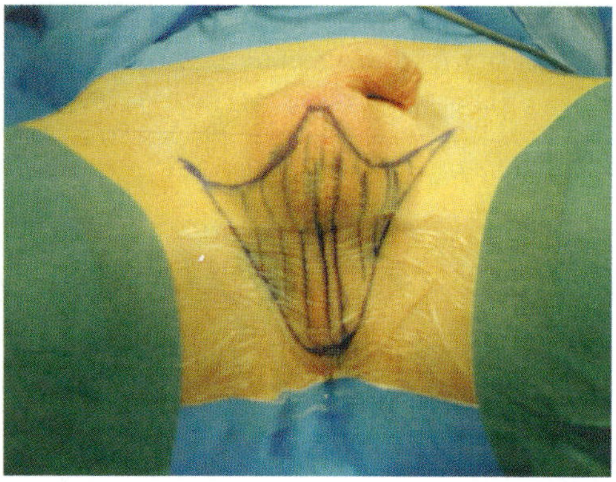

a

Abb. 10.9a: Neue Schnittführung. Der schraffierte Hautbereich kann als Transplantat verwendet werden.

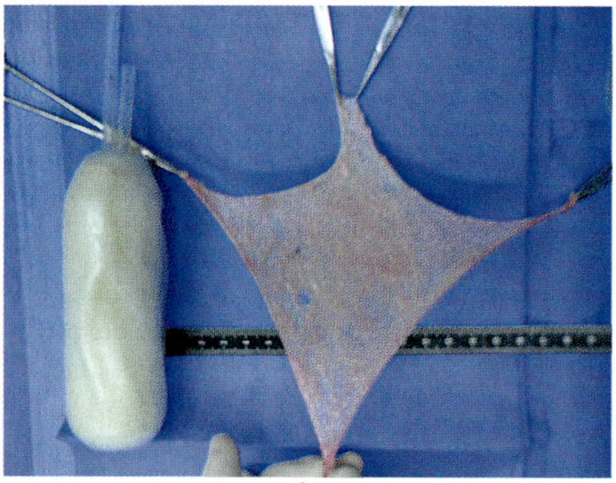

b

Abb. 10.9b: Scrotales Hauttransplantat.

Dieser schraffiert dargestellte Hautbereich wird exzidiert und kann als freies Hauttransplantat verwendet werden, falls die Penisschafthaut nicht ausreicht (☞ Abb. 10.9b, Kap. 10.6.8.). Die verschiedenen Organstrukturen, beide Hoden, Harnröhre und Corpora cavernosa, liegen damit frei (☞ Abb. 10.10).

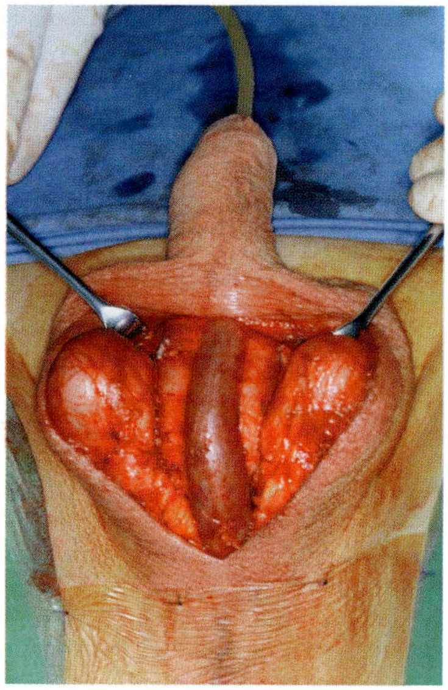

Abb. 10.10: Hoden, Harnröhre und Corpora cavernosa liegen frei.

Zunächst werden die Hoden und die Samenstränge freipräpariert, und dabei alle skrotalen Fettstrukturen zur späteren Unterpolsterung der großen Labien erhalten. Bei Mann-zu-Frau-Transsexuellen finden sich ungewöhnlich häufig direkte Leistenhernien, begleitet von mehr oder weniger großen präperitonealen Lipomen, seltener indirekte Brüche. Möglicherweise liegt dies an folgendem: um weiblichen Verhältnissen bereits präoperativ möglichst nahe zu kommen, drängen nämlich diese Patienten ihre Hoden in den Leistenkanal zurück und verziehen Penis und die leeren Scrotalfächer über den Damm analwärts. Daraus resultieren weite Leistenkanäle und oft erscheinen der Ansatz und muskulärer Anteil des M. obliquus abdominis internus nach proximal abgedrängt, wodurch jede Art von peritonealen Ausstülpungen begünstigt wird.

Anfänglich habe ich nach Durchtrennung der Cremasterfasern das Gefäßband und den Ductus deferens nur bis in den Anfang des Leistenkanals präpariert und dann unter leichtem Zug möglichst kurz abgesetzt, weil diese Patienten die radikale Entfernung der männlichen Strukturen wünschen. Anschließend wurde der äußere Leistenring durch Naht verschlossen.

Später, nachdem mir die Häufung von Leistenhernien oder Bruchpforten aufgefallen war, bin ich dazu übergegangen auch den Leistenkanal mehr oder minder weit zu öffnen und den Samenstrang erst an der peritonealen Umschlagsfalte abzusetzen. Bei bester Übersicht lassen sich dabei bekannte oder neu entdeckte Brüche mühelos versorgen. Allerdings wird danach der Leistenkanal nicht rekonstruiert sondern verschlossen. Unausgefüllt und offen würde er eine ideale Leitschiene für Hernien darstellen. Der abschließende Knoten an der Externus Aponeurose dient später bei der Fixierung der Bauchdecke an der Symphyse als Orientierungspunkt.

10.6.2. Mobilisierung der Bauchhaut

Die Bauchhaut wird über der Bauchdeckenaponeurose bis in Nabelhöhe gelöst, damit später der Penishautmantel bis an den Scheideneingang verschoben und spannungsfrei in die Vaginalhöhle eingestülpt werden kann (☞ Abb. 10.11). Die Präparation muss direkt auf der Faszie erfolgen, damit die großen Gefäße, die von der Bauchhaut kommend, die Penishaut versorgen, nicht lädiert werden. Schon jetzt werden beidseits subkutan zwei kräftige Nähte (Dexon 0) vorgelegt, die später an der Symphyse fixiert werden. (Die Zugrichtung wird in Abb. 10.5 durch zwei kräftige Pfeile angegeben). Sie gewährleisten die Kaudalverschiebung des Penishautmantels und ermöglichen, bei geeigneten subkutanen Fettverhältnissen, schon jetzt den Aufbau eines Mons pubis. Schließlich verhindern sie, dass die Gefäße der Penishaut durch den Einstülpungsvorgang unter Zug geraten.

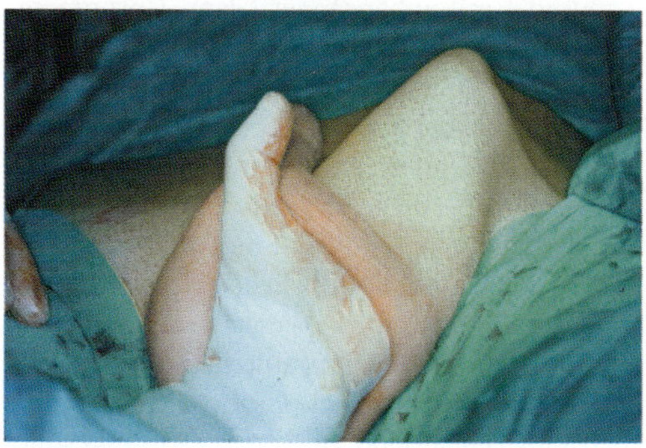

Abb. 10.11: Unterminierung der Bauchhaut.

10.6.3. Präparation der Penisschafthaut

An der Basis beginnend wird der Penisschaft aus seinem Hautmantel gelöst und im Sulcus coronarius von diesem abgetrennt. Dabei wird sorgfältig darauf geachtet, dass die subkutan verlaufenden Gefäße keinen Schaden nehmen (☞ Abb. 10.12a+b). Zur Verlängerung des Penishautschlauchs werden inneres und äußeres Präputialblatt voneinander getrennt, bevor das Ende durch fortlaufende Naht verschlossen wird (☞ Abb. 10.4).

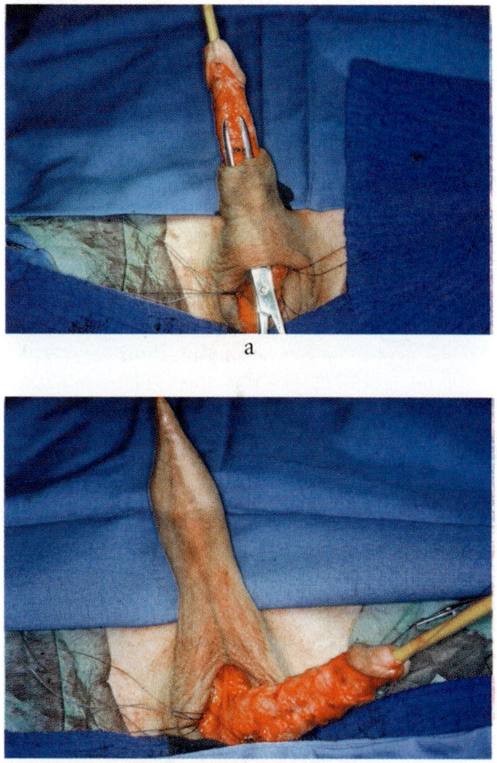

a

b

Abb. 10.12a+b: Präparation des Penishautmantels.

10.6.4. Präparation von Glans und Gefäßnervenbündel zur Bildung der Klitoris

Auf dem Penisrücken wird das Gefäßnervenbündel präpariert und peripher die anhängende Glans von den Schwellkörperenden isoliert. Nach Trennung von Harnröhre und Corpora cavernosa an der Penisbasis (☞ Abb. 10.13a+b) wird die Harnröhre unter Mitnahme der Schleimhaut im Eichelbereich am Meatus urethrae abgesetzt. Danach kann dieser durch Naht oder Fibrinkleber verschlossen werden oder aber zur Drainage offen bleiben [10]. Für die Bildung der Klitoris bleibt die Glans vollständig als sensibles Organ erhalten, ihr

Epithel wird jedoch – bis auf ein zentrales Areal, das etwa der Größe einer Klitoris entspricht – abgetragen (☞ Abb. 10.14a+b). Der epithelisierte Bereich bleibt sichtbar, der Rest der Glans wird unter Hautniveau versenkt und steht für den Fall einer zentralen Durchblutungsstörung als Material für die Klitoris-Rekonstruktion zur Verfügung (☞ Abb. 10.6a).

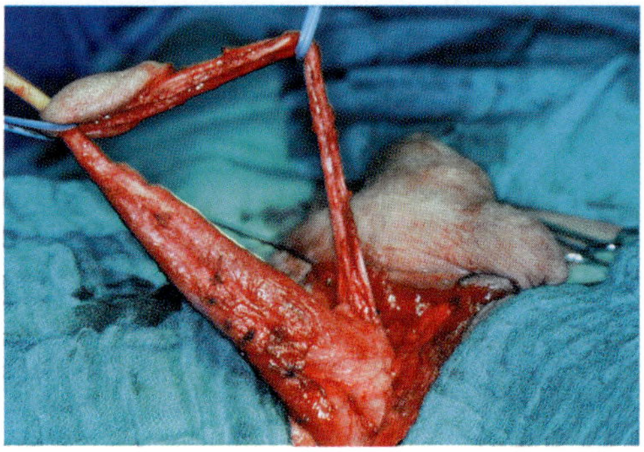

a

Abb. 10.13a: Präparation des Gefäß-Nerven-Bündels mit anhängender Glans.

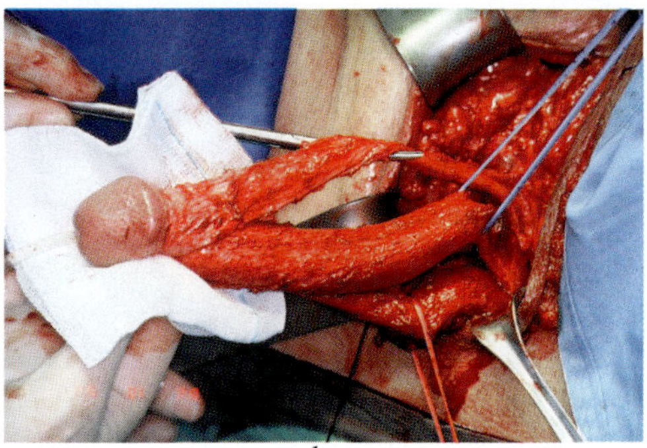

b

Abb. 10.13b: Die Penisschaftanteile sind voneinander separiert. Oben ist das Gefäßnervenbündel angehoben, in der Mitte sind beide Schenkel des Corpus cavernosum angeschlungen und darunter die Harnröhre.

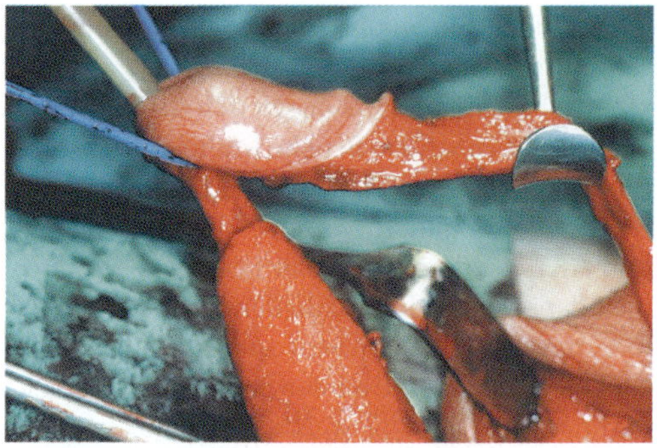

a

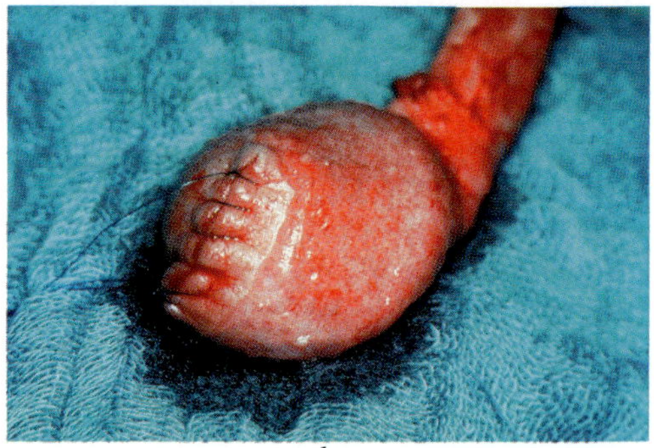

b

Abb. 10.14a+b: Bildung der Klitoris aus der Eichel. Die gut durchblutete Glans hängt am Gefäßnervenbündel, das Harnröhrenepithel ist im Glansbereich isoliert (a). Das Epithel der Glans wurde bis auf das zentrale Areal, das später als Klitoris sichtbar ist, abgetragen.

10.6.5. Bildung der Vulvagrube

Die einzelnen Anteile des Penisschaftes (Gefäßnervenbündel mit anhängender Glans, Corpora cavernosa und Harnröhre) sind nun voneinander isoliert (☞ Abb. 10.13b). Nacheinander werden jetzt die Crura der Schwellkörper durchtrennt und die Harnröhre auf ein weibliches Maß gekürzt. Damit ist der überwiegende Teil des Penis entfernt und man kann besser die Fußpunkte der Schwellkörper am Os ischii erreichen, die nach basaler Umstechungsligatur tief abgesetzt werden müssen (☞ Abb. 10.15a+b). Erst durch dieses radikale Vorgehen entsteht die tiefe Grube, die der weiblichen Vulva entspricht. Zu diesem Zeitpunkt sollte auch die gekürzte Harnröhre vollständig gestreckt werden, so dass sie nicht mehr bogenförmig an der Symphyse verläuft.

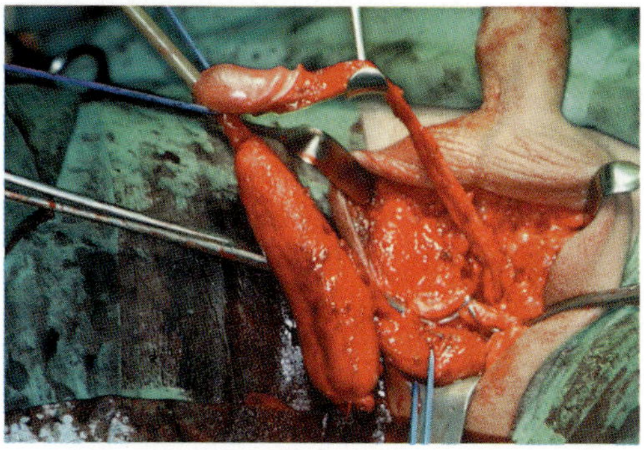

a

Abb. 10.15a: Situs mit durchtrenntem Schwellkörper und angeschlungener Harnröhre.

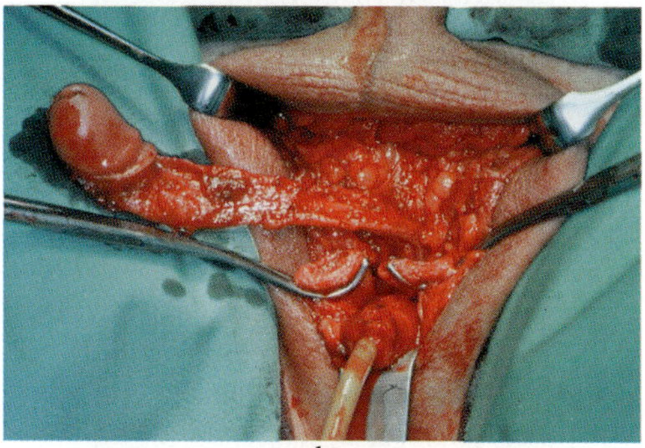

b

Abb. 10.15b: Bildung der Vulvagrube (Zustand nach Kürzung der Harnröhre und vor Entfernung der Schwellkörperstümpfe).

10.6.6. Bildung der Vaginalhöhle

Zur Aufnahme der Neovagina muss das Spatium rectoprostatovesicale mit Hilfe von Spekula bis zur peritonealen Umschlagfalte eröffnet und aufgeweitet werden. Den Zugang findet man über das Centrum tendineum (☞ Abb. 10.16). Man erleichtert sich diese Arbeit, in dem man das Rektum präoperativ gut austamponiert. Zusätzlichen Platz gewinnt man am Scheideneingang, in dem man beiderseits den Ansatz des Musculus levator ani und den des Musculus transversus perinaei einkerbt. Weiter sollte ein kräftig ausgebildeter Harnröhrenschwellkörper durch tiefgreifende Nähte, die aber die Urethra selbst nicht fassen dürfen, eingeengt werden. Er bereitet den Patientinnen aus Platzgründen sonst postoperativ Probleme.

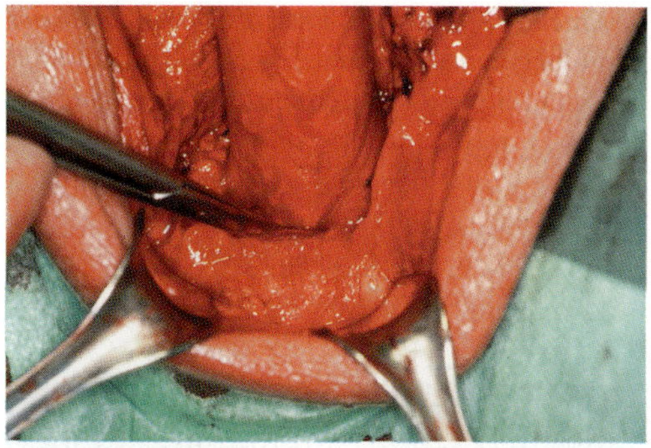

Abb. 10.16: Zugang zum Spatium rectovesicale.

Damit ist der vorbereitende Teil der Operation abgeschlossen, und es beginnt der plastische Umbau der reduzierten männlichen Geschlechtsteile zu einem weiblichen Genitale.

10.6.7. Umbildung des männlichen in ein weibliches Genitale

Zuerst wird das lange Gefäßnervenbündel u-förmig über der Symphyse platziert, so dass die zur Klitoris umgebildete Glans im Symphysenwinkel liegt (☞ Abb. 10.6a). Danach werden die an der Bauchdecke vorgelegten vier Nähte an der Symphyse fixiert und zwar medial von den Knoten, die den Leistenkanalverschluss markieren. Sie gewährleisten die spannungsfreie Auskleidung des Scheidenkanals mit Penishaut (☞ Abb. 10.5, Kap. 10.6.1.). Oft ergibt sich allein durch den Zug dieser Nähte von oben lateral (Bauchhaut) nach unten medial (Symphyse) schon jetzt ein natürlich erscheinender Mons pubis. Zu diesem Zeitpunkt werden auch zwei Redondrainagen gelegt, die die großen Labien und die große Wundhöhle unter der Bauchhaut drainieren.

In den umgestülpten Penishautmantel wird der Platzhalter (☞ Anhang) eingeführt und mit Penishaut bekleidet probeweise in der neu geschaffenen Vaginalhöhle untergebracht (☞ Abb. 10.17a+b). Die Durchtrittspforten für Klitoris und Harnröhre werden bestimmt und exzidiert (☞ Abb. 10.18). Erst dann wird die Penishaut – ausgespannt über dem Stent – endgültig im Scheidenraum mit Fibrinkleber fixiert (☞ Anhang). Im Symphysenwinkel werden untereinander die Spitze der Glans als Klitoris und der Harnröhrenstumpf eingenäht. Zuvor muss die Urethra meistens noch einmal gekürzt und die Blutung aus dem Corpus cavernosum durch Wendelnaht gestillt werden. Wie dies für eine Frau typisch ist, muss die Harnröhre kurz sein und gerade verlaufen.

Der endgültige Wundverschluss, der die großen Labien seitlich im Schritt und kaudal 2-3 Querfinger über dem Anus fixiert, erfolgt zweischichtig. Bereits die Subkutannähte bestimmen weitgehend das kosmetische Ergebnis. Für den Hautverschluss werden Metallclips verwendet (☞ Abb. 10.19a).

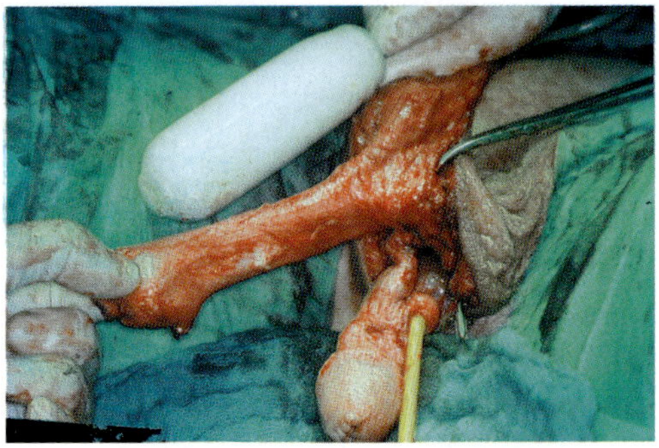

a

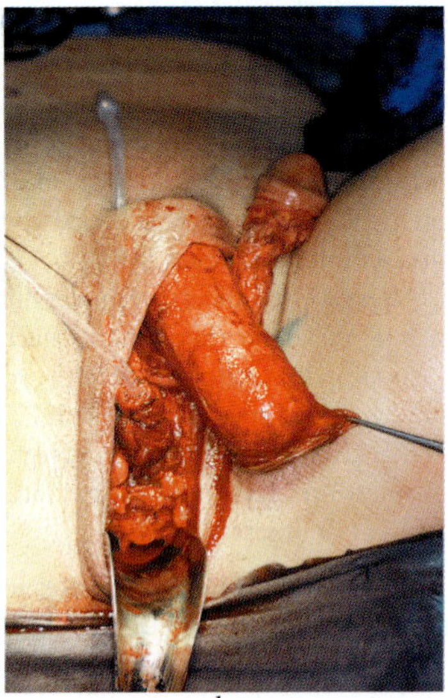

b

Abb. 10.17a+b: Stent neben Penishautmantel (a). Der hautbekleidete Stent wird in die Vaginalhöhle eingebracht (b).

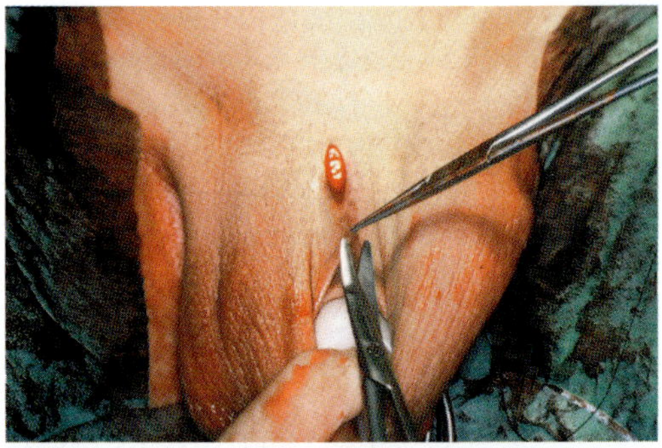

Abb. 10.18: Exzision der Durchtrittspforten für Klitoris und Harnröhre vor Fixierung der Neovagina.

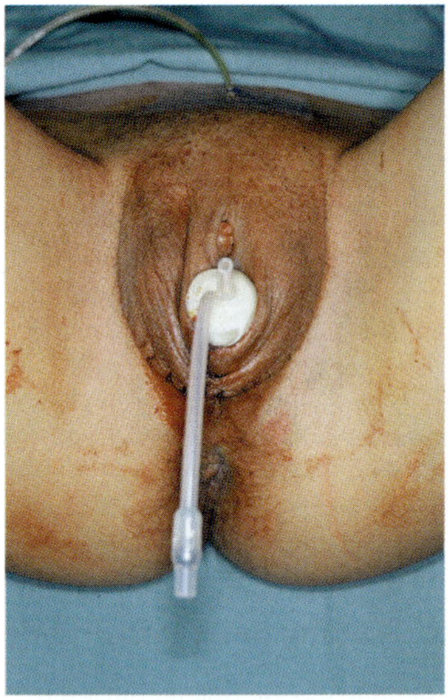

a

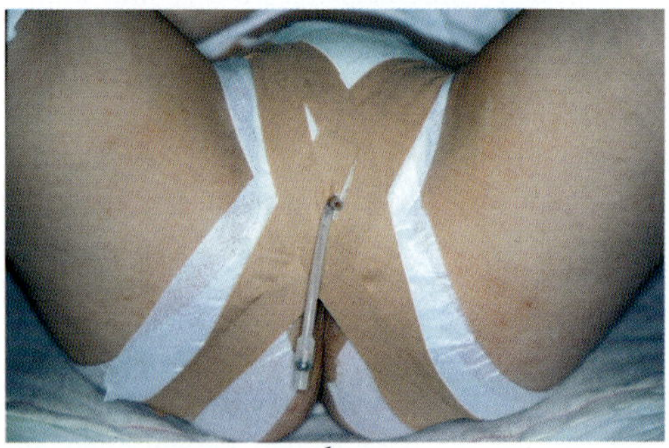

b

Abb. 10.19a+b: Postoperativer Zustand. Man erkennt die rosige Klitoris und darunter den Platzhalter in der Scheide (a). Postoperativer Verband, der den Stent in der Scheide fixiert (b).

Zum Schluss wird eine suprapubische Harnableitung mittels Cystofix gelegt, der transurethrale Blasenkatheter gezogen und für drei Tage ein fester Verband am Rumpf angelegt, der den Stent in seiner Lage hält (☞ Abb. 10.19b).

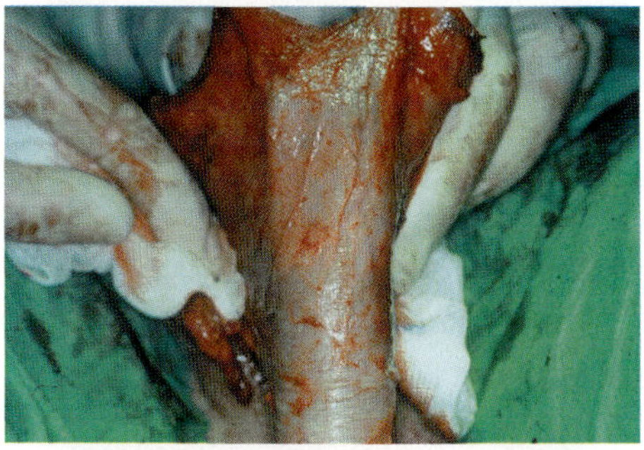

a

Abb. 10.20a: Ausgedünnte Penisschafthaut.

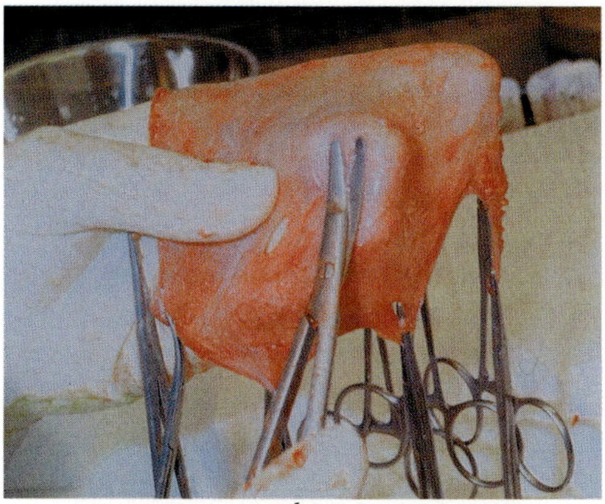

b

Abb. 10.20b: Hauttransplantat. Die Haarbälge werden entfernt.

10.6.8. Vorgehen bei ungenügenden Penishautverhältnissen

Der Penishautschlauch sollte den entfalteten Stent (12 cm Länge, 4 cm Durchmesser) locker ummanteln. Bei ausreichender Länge, aber einem zu schmal angelegtem Penisschaft erreicht man zusätzliche Weite des Hautschlauches, in dem man unter sorgfältiger Gefäßschonung die Penishaut in Längsrichtung ausdünnt oder gegeneinander versetzte kleine Längsschnitte legt (☞ Abb. 10.20a). Bei gröberen Defiziten verwenden wir ein freies Skrotalhaut-Transplantat (☞ Kap. 10.6.1.). Dieses kann bei unzureichender Länge – je nach Bedarf – das Stentende kappenförmig decken, bei engen Verhältnissen auch seitlich eingepasst werden oder sogar weitgehend zur Scheidenauskleidung benutzt werden (☞ Abb. 10.21a+b, 10.22). Zuvor wird die Skrotalhaut von Hand fast zur Spalthaut ausgedünnt, wobei die Haarbälge von dorsal her einzeln mit der Schere entfernt werden [9] (☞ Abb. 10.20b).

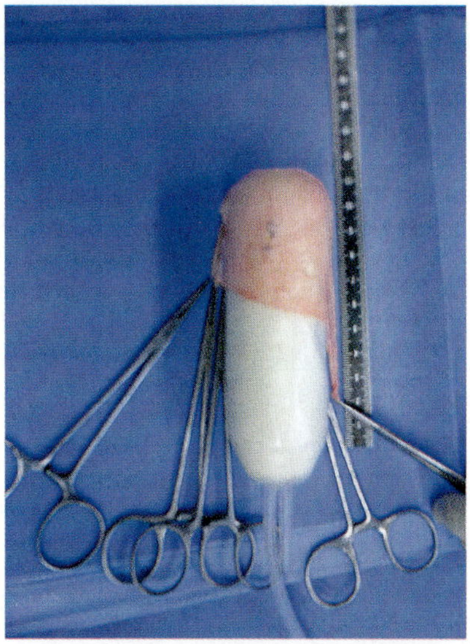

a

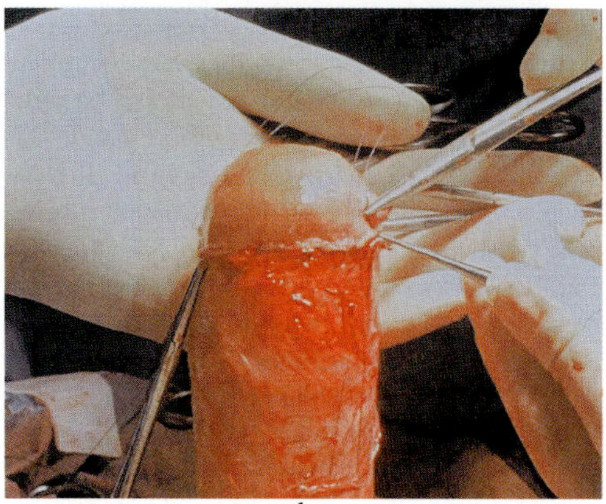

b

Abb. 10.21a+b: Transplantat bei zu kurzem Penishautschlauch.

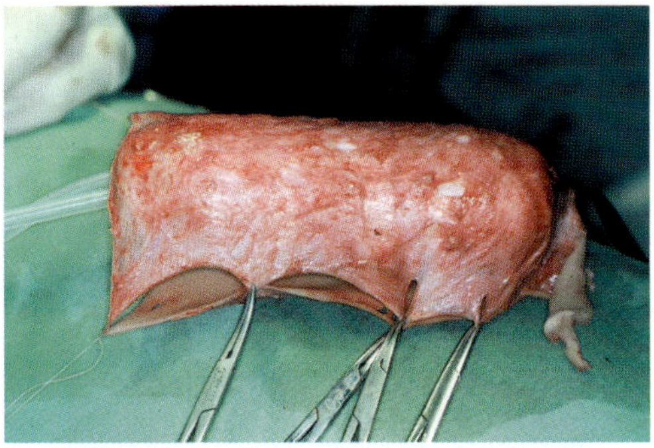

Abb. 10.22: Mit Hauttransplantat ummantelter Stent.

Muss z.B. nach missglückter Scheidenplastik die Scheide in einem Zweiteingriff völlig neu aufgebaut werden, bieten sich für die Hautentnahme der haarlose Unterbauch oder die Oberarminnenseiten an. Aus der Transplantathaut wird ein Schlauch gebildet, der mit Hilfe des Stents in die Vaginalhöhle eingebracht und dort mit Fibrinkleber fixiert wird (☞ Abb. 10.22).

10.6.9. Korrekturoperation

Das kosmetische Ergebnis lässt sich ein paar Monate später durchaus noch verbessern. Routinemäßig wird dann der Damm gekürzt. Man kann bei dieser Gelegenheit auch ungleich große Labien korrigieren. Von besonderer Bedeutung ist jedoch der Aufbau eines Mons pubis. Dazu wird ein zwiebelturmförmiges Hautareal über der Symphyse entnommen, dessen Basis an der oberen Zirkumferenz der Klitoris verläuft (☞ Abb. 10.23). Das seitliche Fettgewebe wird mobilisiert und mit kräftigen, durchgreifenden Nähten zur Unterpolsterung des Venushügels in der Mittellinie vereinigt. Dadurch rücken die großen Labien näher zusammen, die Klitoris wird mehr in die Tiefe verlagert und erhält ein ringförmiges Präputium. Außerdem falten sich bei großzügigen Hautverhältnissen zusätzlich kleine Labien auf. Die Haut wird über dem Mons pubis in Längsrichtung mit Metallclips verschlossen, während im Klitorisbereich feine Vicryl rapid Einzelknopfnähte verwendet werden (☞ Abb. 10.24). Nicht immer bildet sich der urethrale Schwellkörper befriedigend zurück, in diesen Fällen wird das Corpus spongiosum im Rahmen der Korrekturoperation entfernt.

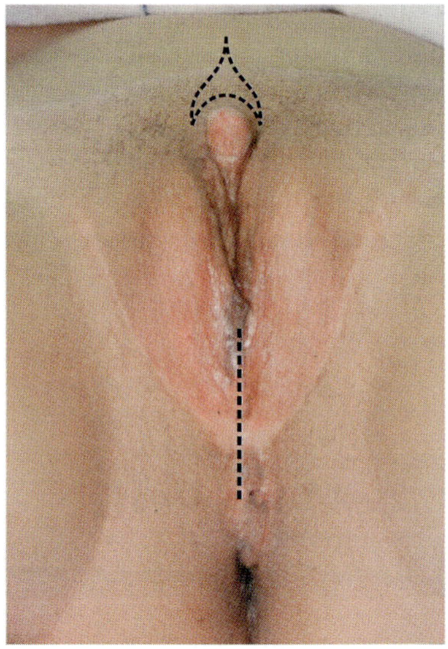

Abb. 10.23: Schnittführung bei Korrektur-Operation.

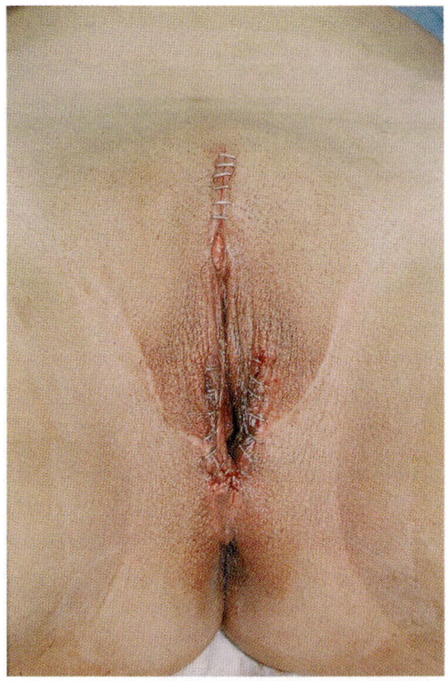

Abb. 10.24: Zustand nach Korrektur-Op.

10.7. Postoperative Nachsorge

Das Arzt-Patientinnenverhältnis ist postoperativ ein Balanceakt zwischen Nähe, Distanz und Autorität. **Nähe** durch die intensive gemeinsame Beschäftigung mit der Intimsphäre. **Distanz** erlaubt zwar eine objektive Anteilnahme, verhindert aber, dass man von den Patientinnen als ständig gegenwärtiger Nothelfer vereinnahmt wird. **Autorität** wird benötigt, damit sich Abwehr und Ängstlichkeit gegenüber den erforderlichen Pflegemaßnahmen, die natürlich ungewohnt sind, in Selbstvertrauen und zuverlässige Mitarbeit verwandeln.

10.7.1. Stationäre Nachsorge

Das Operationsergebnis wird entscheidend von der Qualität der Wund-und Scheidenpflege bestimmt, in die die Patientinnen von Anbeginn einbezogen werden. Aus Gründen der Einheitlichkeit werden diese Maßnahmen nur von einem diesbezüglich ausgebildeten Assistenzarzt und mir überwacht. Unter unserer Anleitung werden die Säuberung und Bedienung des Stents, die Handhabung der suprapubischen Harnableitung, die Pflege des Operationsbereichs mit Scheidenspülung sowie die Kenntnis der neuen anatomischen Verhältnisse so lange trainiert, bis dies alles mühelos beherrscht wird (☞ Abb. 10.25). Die Patientinnen lernen sogar, ihre Blasenkapazität zu messen und die Restharnmenge zu bestimmen. Dadurch ist es auch möglich, sie ggf. mit liegendem Cystofix zu entlassen, falls die Spontanmiktion zu langsam in Gang kommt, was allerdings selten der Fall ist (☞ Kap. 10.2.).

Die strenge Führung ist erforderlich, weil die Patientinnen nach der Entlassung meistens auf sich selbst angewiesen sind, und sie wird letztlich auch von jenen anerkannt, bei denen Eigenaktivität mit Nachdruck eingefordert werden musste. Es gibt kaum niedergelassene Allgemeinärzte oder auch Gynäkologen, die mit diesem Krankheitsbild vertraut sind. So ist es nur von Vorteil, wenn die Patientinnen selbst beurteilen können, ob die Scheideninspektion bzw. die Wundtoilette auch sachgerecht vom nachbehandelnden Arzt durchgeführt werden.

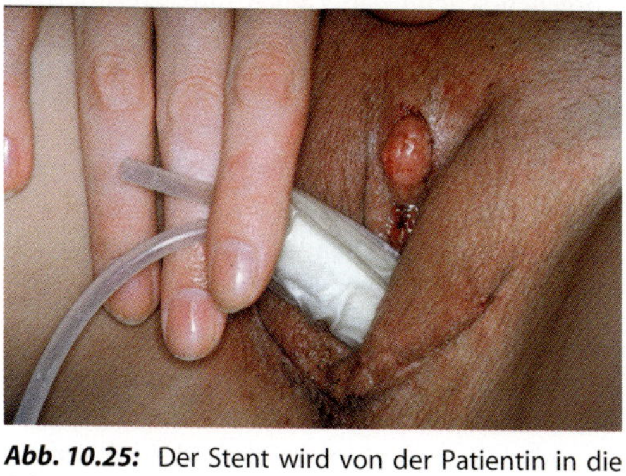

Abb. 10.25: Der Stent wird von der Patientin in die Scheide eingeführt.

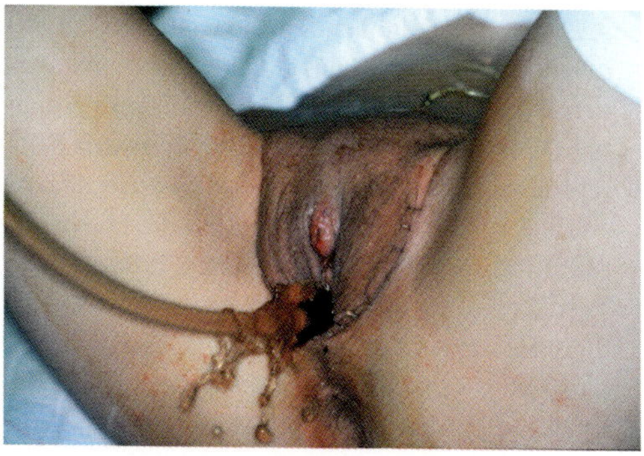

Abb. 10.26: Scheidenspülung.

10.7.2. Tipps für die poststationäre Nachsorge

- 1. Die Patientinnen werden mit stabilen Scheiden- und reizlosen Wundverhältnissen entlassen. Die nachbehandelnden Kollegen sollten sich daher vor **genauen gynäkologischen** Untersuchungen nicht scheuen (☞ Abb. 10.27):
  - a. Um sicherzustellen, dass die Genitalhygiene von Seiten der Patientinnen hinreichend durchgeführt wird.
  - b. Damit **Veränderungen der Scheidenweite, -tiefe und -oberflächenbeschaffenheit** frühzeitig erkannt werden. An den Nahtstellen von Spalthauttransplantaten kann es möglicherweise zur Bildung von überschießenden Granulationen kommen. Diese können abgeknipst oder mit einem Stieltupfer kräftig weggewischt werden (keine ätzenden Maßnahmen!).
  - c. Bei engem knöchernen Becken verursacht der Stent manchmal **Druckläsionen** im Symphysenwinkel mit nachfolgendem Untergang der Hautauskleidung in diesem Bereich. Diese Nekrosen müssen abgetragen und besonders der Wundrand sauber gehalten werden. Nur dann kann sich der Defekt von der intakten Umgebung aus sekundär überhäuten (☞ Kap. 10.8.).
- 2. **Behandlung der Narben**: durch die Anwendung von Madecassol-Salbe, die sparsam aufgetragen und gut einmassiert werden muss, werden die Narben nach einem halben Jahr zart und kaum sichtbar. Mit Hilfe eines Vibrators kann Madecassol-Salbe auch in Scheidennarben eingearbeitet werden.

- 3. Die Haut hat die Tendenz, jeden Oberflächendefekt zu schließen. Dies gilt auch für den Stanzdefekt, in den die **Harnröhrenmündung** eingenäht wird. Aus diesem Grund muss bis zur Korrekturoperation auf Veränderungen des Harnstrahls geachtet werden. Falls sich die Harnröhrenmündung nicht gut einsehen lässt, ist bei Verdacht auf eine Meatusstenose eine Harnflussmessung (Uroflow) angezeigt. Die rechtzeitige Meatotomie ist nur ein kleiner Eingriff. Bei totaler Stenose wird eine aufwendige Operation erforderlich.

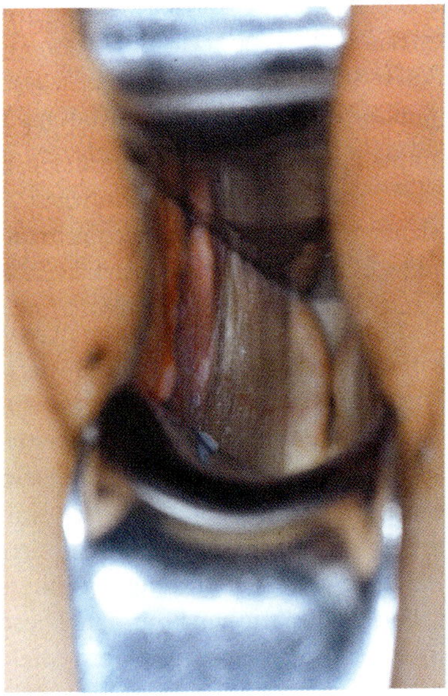

Abb. 10.27: Scheideninspektion.

10.8. Wundinfektion, Heilungsstörung, Stent-Unverträglichkeit

In unserem Krankengut sind postoperative Wundinfektionen eine Rarität. Jahre nach dem Eingriff kam es bei 5 Patientinnen zu einer abszedierenden Entzündung im Symphysenbereich, möglicherweise durch Verschleppung eines Haarfollikels in die Tiefe bedingt.

Dagegen haben wir seit 1986 in 14 Fällen eine Unverträglichkeit des Stentmaterials gesehen, eine Komplikation, deren Genese wir anfänglich gar nicht erkannt haben. Jedesmal kam es zwischen dem 4. und 6. postoperativen Tag nach kurzer Rötungsphase zu einem foudroyanten Untergang von großen Bereichen der Scheidenauskleidung, während der übrige Operationsbereich unbeteiligt blieb. Typisch für diese Komplikation ist die Schnelligkeit, mit der zuvor intakte Hautareale abgestoßen und als schmierig weiße Gewebereste abgehoben werden können. Auch der testmäßige Kontakt des Stents mit anderen Hautbezirken, z.B. Arm oder Körper, führt nach kurzer Zeit zu einer intensiven Rötung.

In solchen Fällen wird der Stent sofort entfernt und die Scheide gründlich gespült (Panthenol-Lösung, 0,9 %ige NaCl-Lösung mit einem geringen Zusatz von PVC). Danach werden alle Nekrosen abgetragen und eine Polyurethan-Schaumstoffrolle, die etwa der Stentgröße entspricht, in die Scheidenhöhle eingebracht. Sie dient nicht nur als Platzhalter, sondern fördert auch die Wundreinigung und Granulationsbildung. Bei zweitägigem Wechsel können sich von den verbliebenen Hautinseln ausgehend die defekten Bereiche spontan überhäuten.

Da dieser Heilungsprozess langwierig ist und somit auch in die Zeit nach der Entlassung aus der Klinik fällt, ist es wichtig, dass die Patientinnen selbst den Wechsel der Scheidentamponade vornehmen können. Weiterhin sollen sie mit Hilfe eines Vibrators sicherstellen, dass sich Scheidentiefe und -weite nicht ändern. Ebenfalls mit dem Vibrator kann eine 1 %ige Madecasol Creme in die Scheidenwand einmassiert werden (☞ Anhang). Sie bewirkt, dass die neu gebildete Haut nicht narbig schrumpft sondern elastisch bleibt. Unter diesen Voraussetzungen entspricht die Defektheilung im Ergebnis einem normalen Heilverlauf. Es gab daher auch noch nie Anlass, selbst großflächige Scheidendefekte sekundär zu decken. Ein solches Vorgehen scheint daher auch nur gerechtfertigt, wenn sich nach Wochen keine Tendenz zur Spontanheilung erkennen lässt. Ich selbst habe dies noch nicht erlebt.

Eine meiner Patientinnen wurde aber kurz nach der Entlassung aus diesem Grund von ihrem verunsicherten Hausarzt andernorts stationär eingewiesen und dort mit einem Transplantat versorgt.

Natürlich gilt das oben gesagte auch für alle Drueckläsionen in der Scheide, die bei engen knöchernen Verhältnissen durch den Stent bedingt sind und besonders im Symphysenwinkel oder im Verlauf der Schambeinäste entstehen können.

Letztlich sei noch erwähnt, dass kleine Nahtdehiszenzen im Schritt oder am Damm auftreten können, wenn die Wundränder nicht exakt aufeinander stoßen oder sich gegeneinander verschieben. Dies gleicht sich immer wieder aus.

10.9. Komplikationen

Bei etwa 650 Eingriffen seit 1985 ist die **Meatusstenose** (n=54) unsere häufigste Komplikation.

Bis 1988 sahen wir zweimal ein **Kompartmentsyndrom** des Unterschenkels und verwenden seither automatisch betriebene Beinkompressionsmanschetten (☞ Anhang). In den folgenden 23 Jahren haben wir dann noch in vier weiteren Fällen ein Unterschenkelkompartment gesehen. Die Bedeutung dieser schweren Komplikation rechtfertigt nähere Ausführungen:

Die letzten vier Patientinnen waren alle Leistungssportlerinnen mit stark ausgebildeter Wadenmuskulatur. Entgegen der geltenden Lehrmeinung wurden sie konservativ behandelt, da alle vier Frauen in Anbetracht der für sie untragbaren kosmetischen Folgen die Faszienspaltung verweigerten. Bei großzügiger Schmerzbehandlung wurde das Bein frei liegend auf einer weichen Unterlage hochgelagert und am Fuß eine AV-Pumpe angelegt (☞ Anhang). Unter zusätzlichen physiotherapeutischen Maßnahmen (Lymphdrainage, leichter Kühlung und Massagen) kam es erstaunlicherweise zu einer schnellen Rückbildung der Akutsymptomatik. Bereits nach zwei/drei Tagen wurde mit Gehübungen begonnen und drei bis fünf Wochen später wurden die Patientinnen mit mäßig gestörtem Gangbild und erträglichen sensiblen Sensationen nach Hause entlassen. Die Nachbehandlungsdauer bis zur völligen Wiederherstellung betrug allerdings fünf bis neunzehn Monate.

Unlängst entwickelte sich ebenfalls bei einer Leistungssportlerin unmittelbar postoperativ eine extreme Muskelverhärtung am Unterschenkel, die zunächst als Kompartmentsyndrom fehlgedeutet wurde, zumal die Druckmessung mit 25 cm H_2O deutlich erhöht war. Es handelte sich jedoch um eine **Spontanruptur des M. gastrocnemius**, die durch Sonographie und Magnetresonanztomographie gesichert wurde.

Bei zwei anderen Patientinnen trat lagerungsbedingt eine **Armplexusläsion**, einmal sogar beidseitig, auf, die sich erst nach einjähriger intensiver Behandlung zurückbildeten.

Fünfmal kam es zur **Rektumperforation**. Nur im ersten Fall wurde vorübergehend ein Anus praeter angelegt, bei den übrigen Patientinnen der Defekt doppelreihig verschlossen und nach großzügigen Spülmaßnahmen die Operation in üblicher Weise fortgesetzt. Unter antibiotischer Abdeckung (Cephalosporin und Metronidazol) und parenteraler Ernährung über sieben Tage verlief die Wundheilung in allen Fällen komplikationslos.

Bei einer Patientin mit Colitis ulcerosa bildete sich nach einer selbstzugefügten Scheidenverletzung eine **Rektum-Scheiden-Fistel**.

Unsere schwerwiegendste Komplikation lag auf anästhesiologischem Gebiet und bestand in einer aufsteigenden **Periduralblockade mit Atem- und Kreislaufversagen** am zweiten postoperativen Tag. Wider Erwarten ist dieser Zwischenfall nach monatelangen Rehabilitationsverfahren glimpflich ausgegangen.

Nachdem bei zwei Frauen mit Mayer-Rokitansky-Küster-Syndrom eine zirkuläre Narbe am Introitus korrigiert werden musste, werden die Hautanastomosen bei Transplantaten in der Scheide immer großzügig weit und in jedem Fall schräg oder bogig verlaufend angelegt. Unter diesen Voraussetzungen haben wir bei TS-Patientinnen narbige Engen oder Scheidenschrumpfungen selbst bei totaler Auskleidung der Scheide mit Spalthaut nicht gesehen. Im Krankengut von Krege und Mitarbeitern aufgetretene Stenosen dürften operationstechnisch bedingt sein [5].

Komplikationen	n
Meatusstenose	54
Stentunverträglichkeit	14
Kompartmentsyndrom	6
Rektumperforation	5
Spätabszess	5
Armplexusläsion	2
Scheidenschrumpfung	1
Rektumscheidenfistel	1
Ruptur des M. gastrocnemius	1
Periduralblockade	1

Tab. 10.1: Komplikationen im Operationszeitraum von 1985-2012 (n<500).

10.10. Fazit

Die Zusammenschau von Operationstechnik, Komplikationen und Ergebnissen zeigt, dass die Genitaltransformation bei Mann-zu-Frau-Transsexualität heute in der Hand eines versierten Operateurs keine wesentlichen Probleme mehr bietet. Neben dem operativen Geschick bleiben jedoch sorgfältige Vorbereitung, eine gute Anästhesie und die penible Nachsorge von gleichrangiger Bedeutung (☞ Abb. 10.28a+b).

Abschließend stellt sich die Frage, inwieweit die Probleme transsexueller Menschen operativ behoben werden können. Dies wäre nur im Rahmen einer Sonderstudie zu klären. Vorab kann ich hierzu zwei Briefe zitieren, die mir für mein Patientengut repräsentativ erscheinen:

- Brief 1:
  Die großen existentiellen Probleme, die ich einmal hatte, – diese lebensgefährliche Krankheit, die mich so lange gequält hat und die es mir unmöglich gemacht hat, nach der Schule gezielt eine Berufsausbildung zu verfolgen – dies scheint mir alles völlig unwirklich und unendlich lange her zu sein.
  Durch Ihre Behandlung habe ich etwas sehr Wertvolles gewonnen: Hoffnung und Integrität, denn erst in unseren Eigenheiten liegt unsere Würde.
- Brief 2:
  Alles ist für mich so wunderbar geworden, wie ich es mir ganz insgeheim erhofft hatte.
  Während sich für Sie aber nur einmal mehr das erwartete Resultat eingestellt hat, bedeutet es für mich das beglückende Wahrwerden meines Traums, der mich so lange begleitet hat und mir doch immer unerfüllbar schien.
  Ich habe viel gelesen über mein Problem, vielleicht alle Bücher, die es zu diesem Thema gibt, aber keine Beschreibung kommt der Intensität und Tiefe des Empfindens nahe, das ich jetzt erlebe.

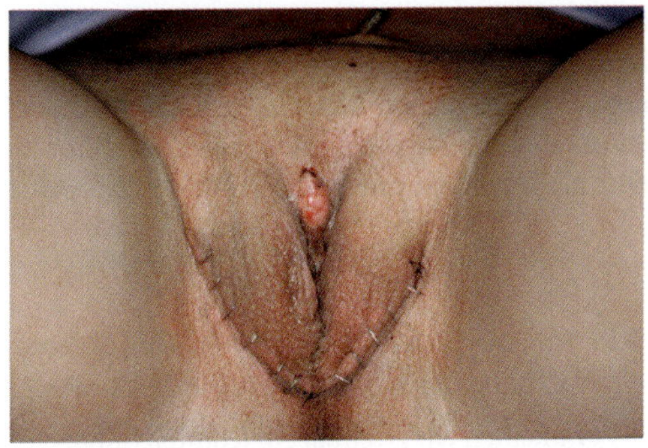

a

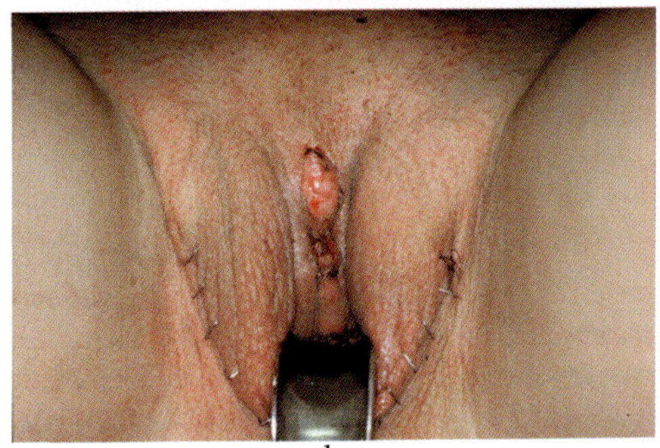

b

Abb. 10.28a+b: Operationsergebnis, 7. p.o. Tag.

10.11. Literatur

1. Augstein MS (1992) Zur rechtlichen Situation Transsexueller in der Bundesrepublik Deutschland. In Pfäfflin F, Junge A: Geschlechtsumwandlung. Abhandlung zur Transsexualität. Schattauer, Stuttgart New York 103

2. Aschemann H, van Kesteren P, Megens J, Gooren LJ (1955) Venous thrombosis and pulmonary embolism in estrogen-treated male-to-female transsexueals remains a major problem. XIV. Harry Benjamin International Gender Dysphoria Symposium abstract, 2

3. Becker S, Bosinski HAG, Clement U, Eicher W, Goerlich T, Hartmann U, Kockott G, Langer D, Preuss WF, Schmidt G, Springer A, Wille R (1997) Standards der Behandlung und Begutachtung von Transsexuellen. Sexuologie 2(4):130

4. Benjamin H (1974) Should surgery be performed on transsexuals? Amer J Psychother 25:74

5. Krege S, Rubben H (2005) Rekonstruktion des äußeren weiblichen Genitale. Urologe A 44:762

6. Pfäfflin F (1984) Zur Leistungspflicht der Krankenkassen bei Geschlechtsumwandlungsoperationen. Recht und Psychiat 2:95

7. Pfäfflin F (1988) Transsexualität als Krankheit im Sinne der RVO. Zum BSG-Urteil vom 6.8.1987. Recht und Psychiat 6:26

8. Spehr Ch (1997) Probleme der Transsexualität und ihre medizinische Bewältigung. Juristische Studiengesellschaft Karlsruhe, 228. C.F. Müller, Heidelberg

9. Spehr Ch (1998) Genitaltransformation bei Mann-zu-Frau Transsexualität. In Schreiter F, Bartsch G: Plastisch rekonstruktive Chirurgie in der Urologie. Thieme, Stuttgart 451

10. Spehr Ch. Anwendung von Fibrinkleber bei plastisch rekonstruktiven Eingriffen am kindlichen Genitale. In Melchior H: Fibrinklebung in der Urologie. Springer-Verlag, Berlin Heidelberg

11. TSG: (Transsexuellengesetz) Gesetz über Änderung der Vornahmen § 1-7 und die Feststellung der Geschlechtszugehörigkeit § 8-12 in besonderen Fällen vom 10.9.1980. BGB 1. I, 1654-1658

10.12. Anhang

Arterio-venöse Pumpe (AV-Pumpe)	FA. Orthofix GmbH Mühlbachweg 2 D-83626 Volley Tel.: 08020-908390
Bein-Kompressions-manschette	Fa. Tyco-Healthcare Deutschland GmbH (ehemals Kendall) Techn. Servicecenter Raffineriestr. 18 D-93333 Neustadt/Donau Tel.: 09445-959380
Fibrinkleber (Tissucol Duo S)	Baxter Deutschland GmbH Bio Science Postfach 103080 D-69020 Heidelberg Tel.: 06221-397-0
Madecassol (Creme 1 %)	Bayer Santé Familiale 33 rue de l'Industrie F-74240 Gaillard Bezugsquelle Deutschland: Fa. Walter Krebs Postfach 101062 D-63010 Offenbach/Main Tel.: INFO: 069-852021 Tel.: ORDER: 0130-2241
Vaginal-Dilatator	Coloplast, D-22045 Hamburg Kuehnstr. 75 Tel.: 040-66980777

Tab. 10.2: Bezugsquellen der im Text erwähnten Hilfsmittel.

Operationseinverständniserklärung

Trotz der mir angeborenen männlichen Geschlechtsmerkmale fühle ich mich dem weiblichen Geschlecht zugehörig. Daher wünsche ich, als Frau zu leben. Ich möchte daher durch Behandlung mit weiblichen Hormonen und nach operativer Entfernung der männlichen Geschlechtsmerkmale dem weiblichen Geschlecht angeglichen sein. Es sollen alle primären Geschlechtsmerkmale mit Ausnahme der Eichel, des Gefäßnervenbündels und der Prostata entfernt werden. Eine Scheidenhöhle soll angelegt und mit Penisschafthaut ausgekleidet werden.

OP-Aufklärung:

Die Spitze der Eichel soll unter Erhalt des Gefäß-Nerven-Bündels zur Neoklitoris umgebildet und anatomiegerecht platziert werden. Die Harnröhre soll gestreckt und gekürzt werden und die Mündung an typisch weiblicher Stelle liegen. Große und kleine Labien werden aus der Haut des Hodensacks gebildet, überschüssiges Gewebe wird entfernt. Der Harnröhrenschwellkörper lässt sich bei diesem Eingriff noch nicht entfernen, sondern erst bei der Korrektur-OP. Es soll aber versucht werden, ihn durch einschnürende Nähte zu reduzieren.

Bei Mann-zu-Frau-Transsexuellen finden sich ungewöhnlich häufig direkte **Leistenhernien** oder große Bruchpforten, die zumeist erst im Rahmen der Entfernung von Hoden und Samenstranggebilden entdeckt werden. Sie werden in gleicher Sitzung versorgt, das heißt Bruchpforte und Leistenkanal werden ganz verschlossen.

Die Prostata und die Samenblasen werden nicht entfernt.

Bei Hautschnitten (bei G-A OP etwa 45 cm Länge) werden immer Hautnerven durchtrennt. Außerdem werden von Nabelhöhe bis zur Dickdarmvorderwand reichend große Weichteilkulissen eröffnet und daher zahllose Nerven tangiert bzw. durchtrennt. Demzufolge können an nicht vorhersehbaren Orten Missempfindungen oder Taubheit auftreten.

Orgasmusfähigkeit ist nicht Gegenstand der Operation. Es werden nur die Voraussetzungen für ein normales Geschlechtsleben geschaffen.

Die Empfindlichkeit der Klitoris lässt sich nicht vorhersagen. Sie reicht – auch ohne Schädigung von Nervenstrukturen – von über- bis schwachempfindlich – wie dies auch bei biologischen Frauen der Fall ist. Im Rahmen der Operation aber auch postoperativ können am Gefäß-Bündel, das die Klitoris versorgt, Verschlüsse auftreten (Embolie und Thrombose). Dadurch können Teile der Klitoris untergehen. Die Eichel wird daher nicht verkleinert, sondern soweit versenkt, dass nur noch die Spitze zu sehen ist. Sie erscheint daher nach dem ersten Eingriff häufig etwas groß.

Der Operationserfolg – d.h. ein Gutes funktionelles und kosmetisches Ergebnis – wird weitgehend durch die Disziplin und Kooperationsbereitschaft der Patientinnen bestimmt.

Übergewicht bedeutet in diesem Zusammenhang eine ausgesprochen schlechte Ausgangssituation.

- Kleine Labien falten sich nur auf, wenn die Haut dünn und mit wenig Unterhautfettgewebe versehen – also gut verschiebbar – ist. Außerdem muss sie in ausreichendem Maße vorhanden sein.
- Die Penisschafthaut lässt sich bei Übergewicht nicht befriedigend an den Damm verschieben, wo sich der Eingang der Scheide befinden wird.

Ein absolut anatomiegerechtes Operationsergebnis lässt sich nicht erreichen.

Cystofix-Punktion (C.F.):

Zur Harnableitung wird ein dünner Schlauch durch die Bauchdecke gestochen und in der Blase platziert. Trotz sonographischer Kontrolle kann es dabei zu einer Darmverletzung kommen, wodurch sich der Eingriff erheblich ausweiten würde.

Über den C.F. können außerdem wichtige Messdaten über die Blasenfunktion ermittelt werden.

Bei vielen Patientinnen besteht nämlich eine Blasendysfunktion (überaktive oder träge Blase) ohne dass sie davon wissen. Die Störungen können sich postoperativ verstärken und äußern sich in Form von:

- Unvermögen, die Blase zu entleeren
- häufiges Wasserlassen in kleinen Portionen
- Urinverlust beim Husten und Lachen.

Derartige Beschwerden geben sich im Allgemeinen wieder, wenn die fehlerhaften Gewohnheiten, die für diese Symptomatik verantwortlich sind, eingestellt und korrigiert werden.

Ein Platzhalter (Stent) muss etwa ein Vierteljahr lang zumindest stundenweise täglich getragen werden (s. Anleitung zur Handhabung des Stents).

Der Platzhalter kostet ca. 690,- Euro. Er muss pfleglich behandelt werden, da er nicht ersetzt wird. Er hat die Tendenz, aus der Scheide herauszufallen. Es wird daher an der hinteren Rundung des Scheideneingangs eine Falte belassen, die dies möglichst verhindern soll. Der dadurch zu lang wirkende Damm wird nach etwa einem halben Jahr in einer *zweiten Sitzung* gekürzt. Weiter erfolgt der Aufbau des Mons pubis (Schamberg), der nach der Erstoperation durch die Verschiebung der Penisbasishaut an den Eingang der Neovagina zumeist abgeflacht ist. Durch diese Maßnahme rücken die großen Schamlippen näher zusammen und die Klitoris wird weiter in die Tiefe verlagert. Bei dieser Gelegenheit können – auf Wunsch und falls notwendig – weitere Korrekturen durchgeführt werden.

Der Eingriff (Entmannung) ist nicht umkehrbar. Es besteht zeitlebens eine Fortpflanzungsunfähigkeit.

Die Operation kann wie jeder operative Eingriff tödlich ausgehen. Typische Komplikationsmöglichkeiten sind:

1. Thrombembolie als Folge der Hormonbehandlung

2. Verletzung der Harnwege und des Darms mit daraus resultierenden Fisteln

3. Postoperative Infektion mit Abstoßung der Haut, die die Scheide auskleidet, mit nachfolgender Scheidenschrumpfung

4. Harnröhrenmündungsenge

5. Erhöhter Blutverlust, der eine Bluttransfusion erforderlich macht. Damit verbunden ist das Risiko einer Hepatitis oder HIV-Infektion

6. Unverträglichkeit des Stentmaterials

7. Besondere Risiken:

Die von Frau Dr. Spehr oder ihrem Vertreter mündlich und schriftlich vorgenommene Erklärung habe ich verstanden. Ich bin auch mit nachfolgenden Punkten einverstanden und bestätige dies durch Unterschrift.

- Unbedingte Einordnung in den Stationsbetrieb,
- kein Anrecht auf Sonderbehandlung oder Sonderleistungen,
- bei Wahl eines Einbettzimmers muss im Falle von Engpässen ein Zweibettzimmer akzeptiert werden,
- Rücksichtnahme auf Mitpatientinnen und Mitpatienten, was korrekte Kleidung und Pflege (Rasur etc.) voraussetzt,
- Bereitschaft zur aktiven Mitarbeit in der postoperativen Phase:
  - Bettruhe über 1/2 Tage (in den Krankenzimmern darf nicht geraucht werden)
  - Durchführung der Verbandswechsel *ohne* Narkose
  - Selbstständige und zuverlässige Scheidenspülungen nach Stentwechsel laut Anweisung und die sorgfältige Pflege und Säuberung des Stents
  - Der Stent muss – wie eingangs beschrieben – ein Vierteljahr lang stundenweise getragen werden
- Einhaltung aller darüber hinausgehenden Anweisungen und Verordnungen

Datum

Unterschrift des Patienten

Gegenzeichnung des Arztes

11. Chirurgie der Genitalangleichung bei Frau-zu-Mann-Transsexualität

Für die Umwandlung Frau-zu-Mann bestehen keine einheitlichen chirurgischen Vorgehensweisen. Die erste sogenannte Phalloplastik oder Penoidkonstruktion wurde von Bogoras 1936 [1] bei einem penisamputierten Patienten mit einem abdominellen Rundstiellappen durchgeführt. Diese Methode wurde vielfach modifiziert und wird wegen der einfachen Technik gelegentlich immer noch durchgeführt. Wegen der eingeschränkten Durchblutung als Randompatternflap ist eine weitere Konstruktion wie Versteifung, Bildung einer Harnröhre oder Schaffung einer Sensibilität nicht möglich.

Wesentliche Verbesserungen der Penoid-Durchblutung wurden mit der Einführung des Leistenlappens durch McGregor [2] und des gestielten Gracilis-Lappen durch Orticochea [3] (1972) erzielt.

11.1. Penoidkonstruktion aus freiem Unterarmlappen

Erst mit der Entwicklung der Mikrochirurgie eröffneten sich neue Möglichkeiten sensible Penoide zu konstruieren. So berichtete Song 1982 [4] erstmals über einen freien Unterarmlappen zur Phalloplastik. Dieser stellt heutzutage eine Standardmethode zur Penoidkonstruktion dar.

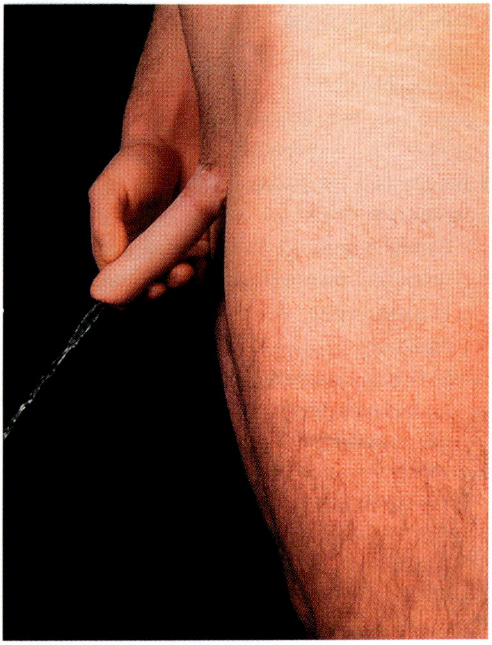

Abb. 11.1: Urinierendes Penoid aus freiem Unterarmlappen (Foto J. Schaff).

11.2. Operationstechnik

Am Unterarm (meist der nicht dominanten Hand) wird ein Hautfascienlappen gehoben, der zum Teil deepithelisiert wird, sodass ein Lappenanteil zu einer Harnröhre eingerollt werden kann. Der restliche, größere Anteil wird um dieses Konstrukt herum gerollt und mit sich selbst vernäht. Im Spitzenbereich kann eine Glansplastik nach Hage [6] durchgeführt werden. Zum Gefäßanschluss werden die A. radialis vollständig mit Comitansvenen und 1 bis 2 subcutane Venen gehoben. In der Regel muss die A. radialis nicht rekonstruiert werden, da meist eine ausreichende Versorgung über den Hohlhandbogen gewährleistet ist. Als Nervenanschluss wird der N. cutaneus antebrachii lateralis und medialis verwendet. Beide zeigen eine sehr hohe Konstanz in ihrem Verlauf, sodass fast immer die Voraussetzungen bestehen um eine gute Sensibilisierung des Penoids zu erreichen. Der Nervenanschluss erfolgt durch Koaptation an periphere Äste des N. clitoridis dorsalis.

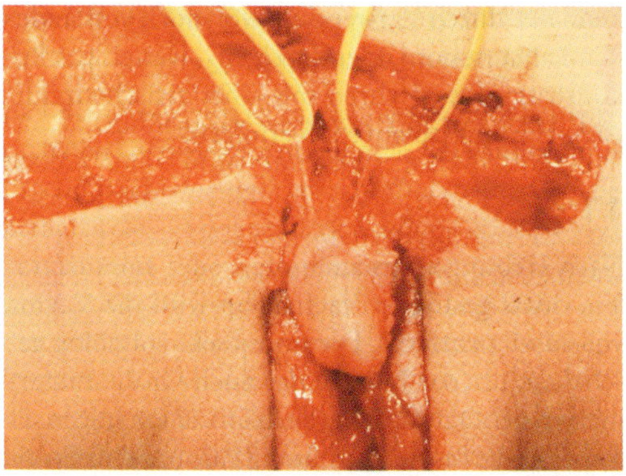

Abb. 11.2: Periphere Äste des N. clitoridis dorsalis (Foto J. Schaff).

Als Anschlussgefäße stehen die A. femoralis, A. epigastrica inferior und die Äste des Venenstern zur Verfügung. Zur Versteifung des Penoids wird nach 6 Monaten eine Penisprothesenimplantation durchgeführt. Hierbei haben sich die aufblasbaren Prothesen, die zwar aufwendiger zu implantieren sind, aber bessere Funktion zeigen, gegenüber den semirigiden Prothesen durchgesetzt. Das Risiko einer Prothesenperforation oder eines Prothesenlagerinfektes konnte zwar in den letzten Jahren deutlich gemindert werden, muss aber bei der Aufklärung der Patienten immer noch ein wesentlicher Bestandteil sein. Alternativ könnte zur Eigengewebskonstruktion anstatt einer Prothese auch eine Rippe oder eine Fibula verwendet werden.

Diese Lappentechnik wird weltweit am häufigsten durchgeführt, so dass bereits von einer Standardisierung gesprochen werden kann [7]. Die Komplikationsrate konnte bei den Zirkulationsstörungen unter 3 % gesenkt werden. Die Sensibilisierungsrate wird von den meisten Autoren bei über 60 % der Patienten als sehr gut angegeben.

11.3. Urethrakonstruktion

Zur Konstruktion einer funktionsfähigen Urethra ist es zunächst notwendig die Harnröhre außerhalb des weiblichen Meatus im Pars fixa Bereich nach ventral hin zu verlängern. Dazu wird meist der von Bouman 1987 [8] erstmals beschriebene anteriore Vaginal Flap verwendet, bei dem aus der anterioren Wand der Vagina von innen nach außen ein myo-epithelialer Lappen gehoben wird.

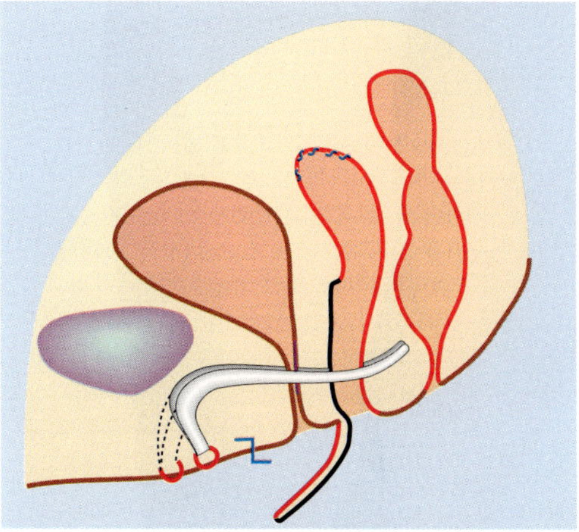

Abb. 11.3: Schemazeichnung eines anterioren Vaginalflap (nach einer Zeichnung von C. Fuhrmann).

Um den Sphinkterapparat hierbei nicht zu verletzen, kann die Pars fixa auch vollständig aus den kleinen Labien oder aus einem distal gestielten, lateralen Vaginal-Flap entwickelt werden, der auf Ästen der A. pudenda beruht.

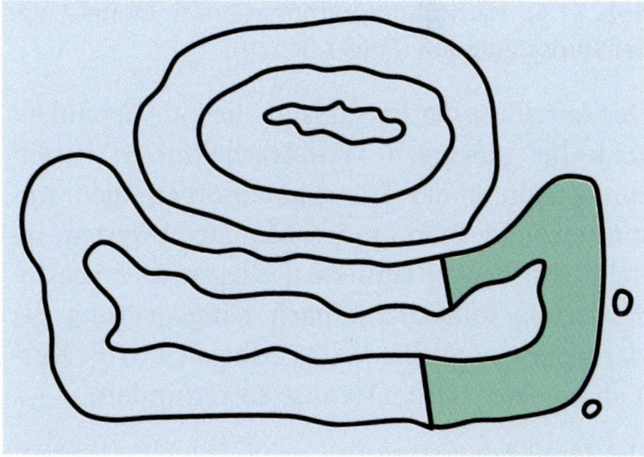

Abb. 11.4: Urethra und Vaginaquerschnitt mit lateralem Vaginalflap und Ästen der A. pudenda (Schema J. Schaff).

Die eigentliche Pars pendulans im konstruierten Penoid kann durch Präformation mit eingerolltem Vaginalepithel oder Spalthaut bereits 6 Monate vor der eigentlichen Lappentransplantation erfolgen. Das ortsständige und haarlose Vaginalepithel ist dabei vorzuziehen, zumal es keine sichtbare Narbe hinterlässt. Beim Unterarmlappen bietet es sich jedoch an, die möglichst haarlose, ulnare Seite zu einer Harnröhre einzurollen.

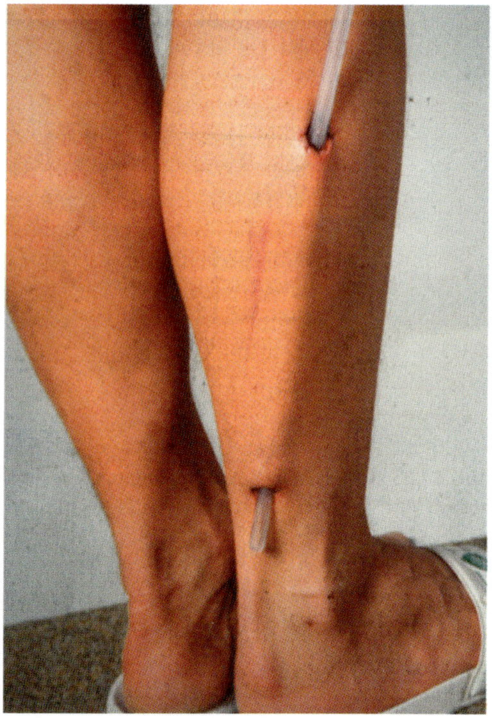

Abb. 11.5: Harnröhrenpräformation 6 Monate vor der Transplantation (Foto J. Schaff).

Der Anschluss der Pars fixa an die Pars pendulans kann bei günstigen Wundverhältnissen bereits zum Zeitpunkt der Transplantation erfolgen. Ansonsten sollte man ca. 3-6 Monate abwarten, bis stabile Narbenverhältnisse vorliegen. Die Anastomosierung sollte dann nach Längsspaltung der Harnröhre möglichst schräg erfolgen, um die Ausbildung einer Narbenstenose zu verhindern.

Die Urethrakonstruktion zeigt jedoch unverändert die häufigsten Komplikationen. Sowohl in der Pars fixa, in der Pars pendulans und im Anastomosenbereich werden Fisteln und Stenosen in unterschiedlicher Anzahl angegeben. Die Prozentangaben schwanken hier zwischen 5-25 % [7]. Bei Auftreten einer Fistel kann nach Abwarten der Narbenreifung von 6 Monaten in fast allen Fällen ein sicherer Fistelverschluss durchgeführt werden. Narbige Stenosen treten vorwiegend im Anastomosenbereich oder im Bereich des Neomeatus an der Spitze des Penoids auf. Die meisten Stenosen lassen sich durch einfaches Bougieren beheben. Manifeste Vernarbungen können jedoch zu hochgradigen Stenosen bis zum vollständigen Verschluss der Neourethra führen. Eine Korrektur kann nur durch Verwendung von noch vorhandenen Labia minora oder durch ein zweizeitiges Rekonstruktionsverfahren mit einer zwischenzeitlichen Hauttransplantation erfolgen.

11.4. Vaginektomie

Nach Hebung eines anterioren oder eines lateralen, distal gestielten Vaginalflap wird die Vagina vollständig entfernt. Dies muss sehr sorgfältig geschehen, um das Epithel, das noch für die Präformation benützt werden soll, nicht zu schädigen. Es muss für die bis zu 17 cm lange Pars pendulans reichen. Ist zu einem früheren Zeitpunkt im Rahmen der Hysterektomie eine weite Vaginalmanschette mitgenommen worden, muss zusätzlich Spalthaut verwendet werden.

Die größte Gefahr bei dieser Operation besteht in der Verletzung der Rectumvorderwand und der Blasenhinterwand. Zum Verschluss der Vaginalhöhle und zur Abstützung der Blase werden die beiden Schenkel des M. levator ani miteinander vernäht.

11.5. Penoid aus freiem Fibula Flap

Als Alternative zu dem meist großen, deutlich sichtbarem Hebedefekt am Unterarm wurde der freie osteofasciocutane Fibula Flap zur Penoidkonstruktion von Sadowe 1993 entwickelt [10]. Hierbei muss, wegen der hohen Rigidität der Weichteile am Unterschenkel, eine Präformation meist 6 Monate vor der Lappentransplantation durchgeführt werden. Der Lappen selbst besteht aus einem bis zu 12 × 16 cm großen Hautanteil im Bereich des latero-dorsalen Unterschenkels.

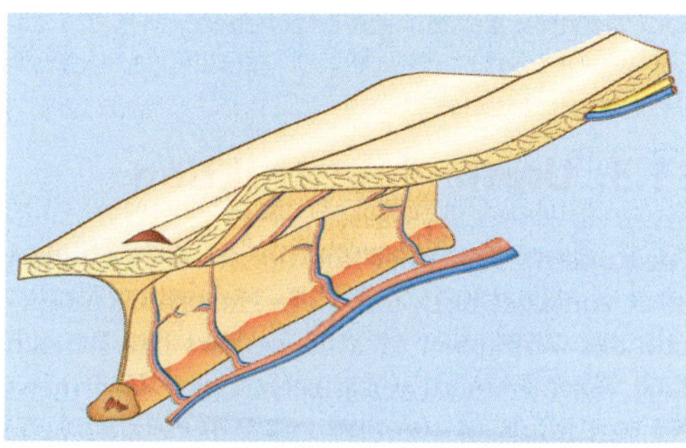

Abb. 11.6: Schema des osteofasciocutanen präformierten Fibula Flap (nach einer Zeichnung von C. Fuhrmann).

Die Fascia cruris wird im Lappenbereich vollständig mit gehoben. Die Fibula kann in einer Länge von bis zu 18 cm zur Versteifung mitgenommen werden. Die Blutversorgung wird über die A. fibularis, deren Comitansvenen sowie der V. saphena parva gewährleistet. Eine Innervation lässt sich nur über Äste des N. suralis lateralis erzeugen. Der Verlauf dieser Äste ist jedoch äußerst variabel, sodass nicht immer eine ausreichende Sensibilisierung erzeugt werden kann. Der Hebedefekt kann sehr gut mit Vollhaut von beiden medianen proximalen Oberschenkeln verschlossen werden. Die mitgehobene Fibula wird am Unterrand der Symphyse so fixiert, dass eine Bewegung in alle Richtungen, jedoch kein Verrutschen der Basis möglich ist. Der transplantierte Knochen bleibt vaskularisiert und behält, trotz Umwandlung in juvenilen Knochen wie in einer Untersuchung von Papadopulos 2002 beschrieben, auch noch nach Jahren eine feste Struktur bei [11]. Damit ist eine dauerhafte Versteifung mit Eigengewebe möglich geworden. Der Gefäßanschluss erfolgt mit einem Veneninterponat End-zu-Seit an die A. femoralis und End-zu-End an die Äste des Venensterns. Die Harnröhre wird meist zweizeitig an die verlängerte Harnröhre anastomosiert.

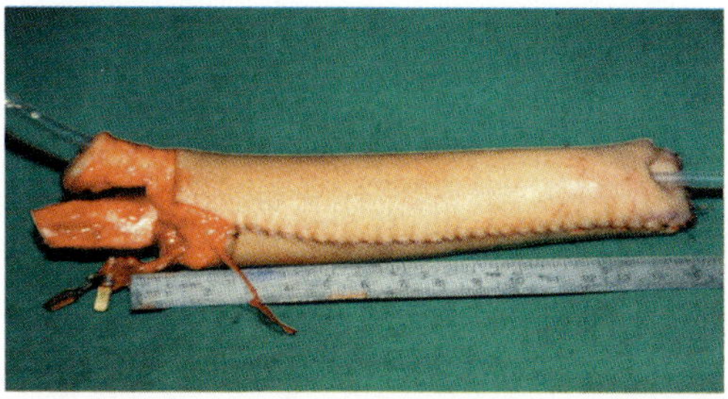

Abb. 11.7: Eingerollter präformierter Fibula Flap fertig zur Transplantation (Foto J. Schaff).

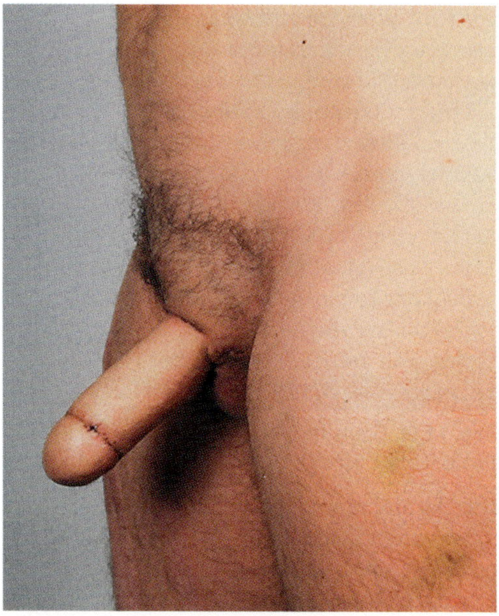

Abb. 11.8: Penoid aus freiem Fibula Flap (Foto J. Schaff).

11.6. Metaidoioplastik

Mitte der 90er Jahre wurde eine Klitorismobilisierung zur Konstruktion eines Mikropenis ähnlichen Konstruktes bei Transsexualismus von Hage [11] beschrieben. Da nach antihormoneller Therapie eine deutliche Klitorishypertrophie entsteht, kann die natürliche Abknickung des Klitorisschwellkörpers benützt werden, um eine Mobilisierung nach ventral zu erzeugen. Dem steht jedoch die Länge des Sulcus urethralis, wie eine Chorda bei einer Hypospadie, entgegen. Durch Verlängerung des Sulcus um bis zu 4 cm kann die Mobilisierung leicht durchgeführt werden.

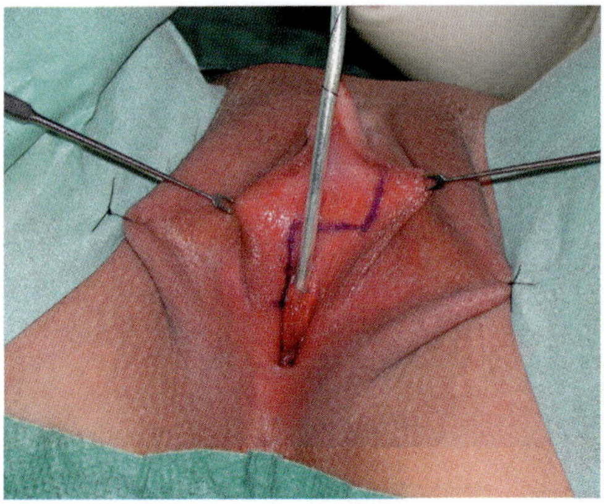

Abb. 11.9: Geplante Verlängerung des Sulcus urethralis (Foto J. Schaff).

Die Harnröhrenverlängerung bis an die Klitorisspitze wird nun durch einen Vaginalflap, die kleinen Labien und den verlängerten Sulcus urethralis bewirkt. Der Vorteil dieser Methode besteht darin, dass ein optisch ansprechendes Konstrukt erzielt werden kann, mit dem ein Urinieren im Stehen möglich ist. Die Sensibilisierung der Klitoris bleibt dabei voll erhalten.

Eine Vaginektomie sollte gleichzeitig immer, eine Skrotumbildung kann zusätzlich durchgeführt werden. Eine Phalloplastik zu einem späteren Zeitpunkt bleibt dennoch gut möglich.

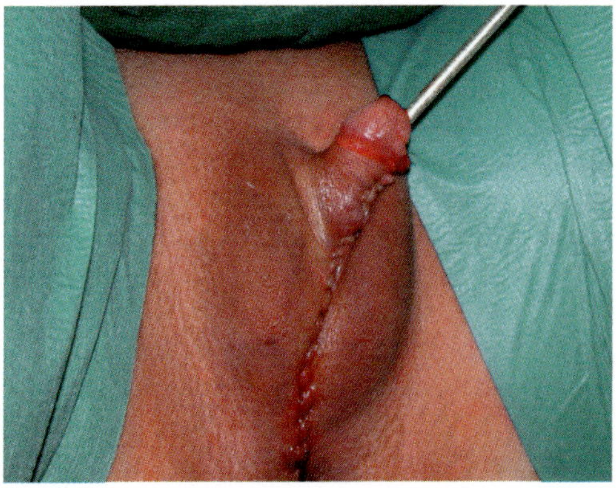

Abb. 11.10: Ergebnis einer sog. kleinen Lösung oder Klitorispenoid (Foto J. Schaff).

11.7. Skrotumbildung

Das Skrotum wird aus den großen Labien gebildet, indem zunächst die caudale Begrenzung der großen Labien nach ventral durch eine beidseitige V-Y-Plastik verlagert wird. Von ventral her wird dann über einen gesonderten Zugang eine Aufdehnung der großen Labien durchgeführt und Hodenimplantate eingelegt. In der Medianlinie werden dann die Reste der kleinen Labien reseziert.

11.8. Literatur

1. Bogoras N (1936) Über die volle Plastische Wiederherstellung eines zum Koitus fähigen Penis (Penisplastica totalis). Zentrbl Chir 22:1271-1276.

2. McGregor IA, Jackson IT (1972) The groin flap. Br J Plast Surg 25:3-16.

3. Orticochea M (1972) A new method of total reconstruction of the penis. Br J Plast Surg 25:347-366.

4. Song RY (1982) Total reconstruction of the male genitalia. Chir Plast Surg 9:97-104.

5. Biemer E (1988) Penile construction by the radial arm flap. Clin Plast Surg 15:425-430

6. Hage JJ, Bloem JJAM, Suliman HM (1993) Review of the literature on techniques for phalloplasty with emphasis on the applicability in female-to-male transsexuals. Plast Reconstr Surg 150:1093-1098.

7. Papadopulos NA, Schaff J, Biemer E (2001) Usefulness of free sensate osteofasciocutaneous forearm and fibula flaps for neophallus construction. J Reconstr Microsurg 17:407-412.

8. Bouman FC (1987) The first step in phalloplasty in female transsexuals. Plast Reconstr Surg 79:662-664.

9. Sadove RC, Sengezer M, Roberts JW, Wells MD (1993) One-stage total penile reconstruction with a free sensate osteocutaneous fibula flap. Plast Reconstr Surg 1314-1323.

10. Papadopulos NA, Schaff J, Biemer E (2002) Long-term fate of the bony component in neophallus construction with free osteofasciocutaneous forearm or fibula flap in 18 female-to-male transsexuals. Plast Reconstr Surg 109:1025-1030.

11. Hage J (1996) Metaidoioplasty: An alternative phalloplasty technik in transsexuals. Plast Reconstr Surg 97: 161-167.

12. Brustchirurgie bei Transsexualität

Die Brust als sekundäres Geschlechtsmerkmal ist wichtiges Kriterium für die Geschlechtsidentität und körperliche Integrität auch bei Transsexuellen. Die Formgebung der Brust ist oftmals einer der ersten operativen Eingriffe zur Herstellung einer Geschlechtsidentität, die Transsexuelle durchführen lassen. Vor dem Eingriff wird durch Hormonbehandlung Brustdrüsengewebe soweit möglich ab- bzw. aufgebaut. Durch enge Kleidung, einen gefüllten Büstenhalter und Brustepithesen wird eine Brust simuliert. Durch weite Kleidung und elastische Thoraxwicklung bzw. Thoraxgurte wird die Brust kaschiert.

Die Indikation zur Brustoperation sollte alleine durch eigenen freien Wunsch der/des betroffenen Patientin/en getroffen werden. Auch wenn es sich bei der Brust um ein wesentliches sekundäres Geschlechtshmerkmal handelt, so ist der plastisch-chirurgische Aufbau einer weiblichen Brust oder die Entfernung derselben keine Voraussetzung für eine Personenstandsänderung und damit keine juristische Forderung an die Geschlechtsidentität. Der plastisch-chirurgische Eingriff kann daher nur nach den Wünschen der/des Patientin/en in Bezug auf Form (Größe) und Technik durchgeführt werden. Idealerweise kann der behandelnde Brustoperateur auf ein breites Spektrum operativen Techniken zurückgreifen. Wenn im Vorfeld der Behandlung allerdings klar wird, dass die Brust Ziel exhibitionistischer Wünsche ist und ein Bild jenseits allgemeiner Normen angestrebt wird, sollte der Operateur Grenzen des Machbaren aufzeigen und den Eingriff ggf. auch ablehnen.

Für die Wahl des Zeitpunktes operativer Eingriffe an der Brust spielen eine Rolle:

- die gutachterliche Feststellung der Transsexualität (2 unabhängige psychologische Gutachten werden gefordert)
- die hormonelle Behandlung: Die natürliche Wirkung einer androgenen oder feminisierenden Hormontherapie auf die Brust sollte mindestens 6 Monate abgewartet werden (☞ Abb. 12.1). Zu betonen ist gerade auch die atrophierende Wirkung von Androgenen auf die weibliche Brust, die oft ein narbenarmes operatives Vorgehen erst ermöglicht.
- persönliche Ziele: Wünsche nach Gewichtsreduktion, Körpertrainingszustand, Ausbildungsziele oder Partnerschaftssituation können beachtet werden.

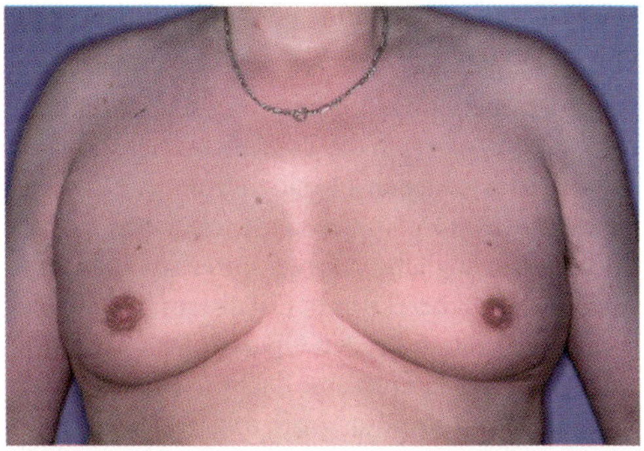

Abb. 12.1: Brustentwicklung unter hormoneller Substitution: Drüsenkörper und Fettgewebe nimmt dabei zu. Die Areola bleibt jedoch in der Regel klein.

12.1. Brustchirurgie bei Frau-zu-Mann-Transsexualität

Die Pubertät als kompakt ablaufende Entwicklung der biologischen Geschlechtsidentität ist die kritischste Phase der Transsexualität. Hierbei können neben der konfliktgeladenen bewussten Erfassung der eigenen Transsexualität die Entwicklung der äußeren Geschlechtsmerkmale Auslöser von Depressionen, Autoaggression und Suizidneigung sein (☞ Abb. 12.8). In erster Linie ist die Menarche und die Entwicklung der weiblichen Brust belastend. Die frühzeitige hormonelle Behandlung kann Menarche und Brustentwicklung verhindern. Sie setzt jedoch die schwierige präpubertäre Diagnosestellung voraus, und ist daher teilweise umstritten.

Die Angleichung der weiblichen Brust an ein männliches Bild zählt zu den sehr frühen Eingriffen in der geschlechtsangleichenden chirurgischen Therapiekette. In sehr seltenen Fällen, vor allem bei frühem, peripubertärem Beginn einer Androgentherapie, ist die Brustentwicklung so gering, dass eine alleinige Fettabsaugung ausreichend ist, um den Brusthügel verschwinden zu lassen. Das immer relativ fibrotische Fettgewebe spricht in diesen Fällen besonders gut auf eine ultraschallassistierte Absaugung an (☞ Abb. 12.2). Kombinierte Eingriffe sind, wenn vom Patienten erwünscht, vorzuziehen, da sie die gesamte Behandlungsdauer deutlich verkürzen und so nicht nur Kosten sparen, sondern vor allem auch für die soziale Integration des Patienten günstiger sind. Die Verbindung der Brustoperation mit der Hysterektomie/Ovarektomie ist üblich und zusammen mit einer Kolpektomie und Phalloplastik ebenfalls möglich.

Ist ein resezierendes Verfahren der Mamma notwendig, so ergibt sich die Technik im wesentlichen aus der individuellen Physiognomie. Egal welche Resektionstechnik indiziert ist, oberste Priorität sind kleinstmögliche Narben unter Inkaufnahme späterer Nachkorrekturen. Ein übermäßig radikales Vorgehen in der ersten Operation kann zwar in einem einzigen Schnitt eine flache Brust herstellen, aber auch mit unnötig großen Narben oder Einziehungen der Haut einhergehen (☞ Abb. 12.3). Viel besser ist es, kleine Nachkorrekturen wie umgrenzte Nachexzisionen, Fettabsaugungen oder Mamillenverkleinerungen einzuplanen (☞ Abb. 12.4a+b). Die akuten postoperativen Komplikationen steigen mit dem Brustvolumen und betragen ca. 5 %, die sekundären Korrekturen sind in 10-30 % aller Eingrifft notwendig, Eine einmal gesetzte Reduktions-T-Narbe oder Ablationarbe sowie die flächige narbige Adhärenz an den Rippen durch zu radikale Subkutis- und Drüsenentfernung ist nie mehr rückgängig zu machen! Gleiches gilt für die falsche Plazierung der Mamillen (☞ Abb. 12.6a-c).

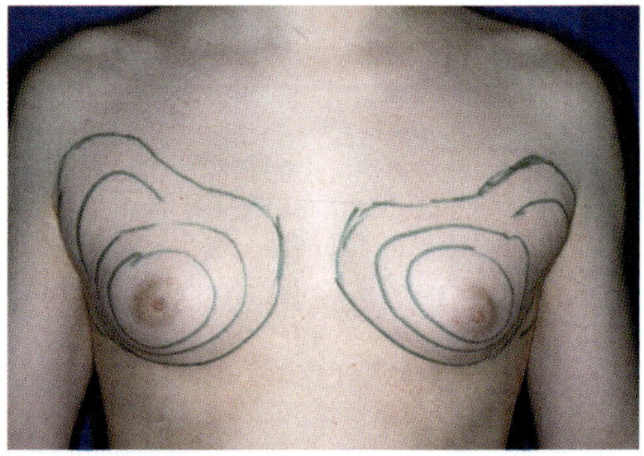

a

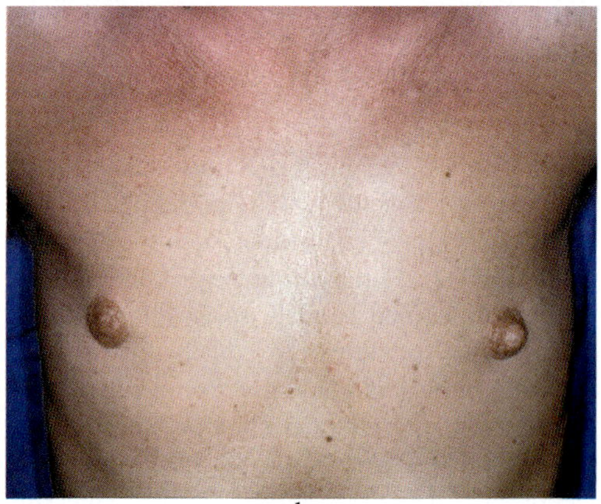

b

Abb. 12.2a+b: Ultraschallassistierte Aspirationslipektomie einer kleinen Mamma im adoleszenten Alter: (a) kleine Brust unter Androgenen, (b) nach alleiniger Absaugung.

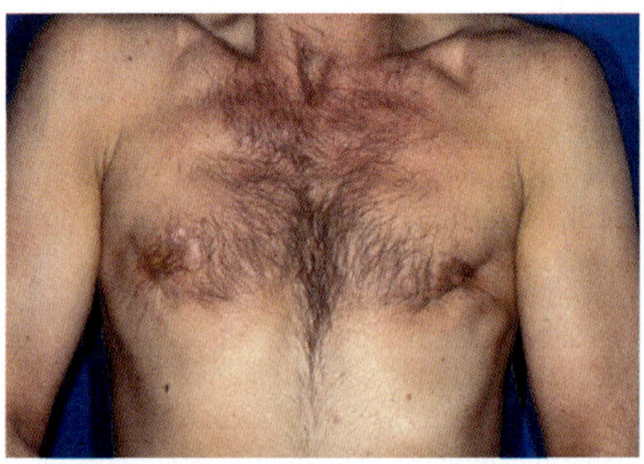

Abb. 12.3: Narbige Adhäsion vor allem der linken Mamille und breite Narben nach zu radikaler subkutaner Mastektomie mit ausgedehnter periareolärer Hautmantelreduktion in Benelli-Technik.

Zwei grundlegende Verfahren werden unterschieden:

- 1. Doppelte Inzision *(double incision)* bzw. bilaterale Mastektomie
- 2. Periareoläre Inzision (Keyhole Incision)
- 3. Es gibt wenige andere Verfahren, die von manchen Chirurgen in der Thoraxrekonstruktion verwandt werden, die jedoch eine Abwandlung der *double incision*-Technik darstellen und lediglich in einem anderen Narbenverlauf resultieren: die Reduktionsfigur über einen umgekehrten T-Schnitt mit einer Narbenbildung vertikal von der Mamille bis zur horizontalen Narbe sowie eine bogenförmige Narbe von der Areola zum axillären Ausläufer.

12.1.1. Die doppelte Inszision bzw. bilaterale Mastketomie

Die bilaterale Mastektomie stellt die häufigste Operationstechnik bei großen (≥ BH-Cup C) und sehr ptotischen Brüsten dar(Jugulum-Mamillen-Abstand > 26-28 cm). Die Narbe ist horizontal entweder in Höhe der neuen Mamille oder meist knapp unterhalb verlaufend am unauffälligsten. Sie sollte so kurz wie möglich sein, vor allem nicht nach parasternal reichen und lieber eine spätere Nachkorrektur eines Gewebszipfels in Kauf nehmen (sog. *"Dog ear"*-Nachresektion). Auch erreicht man durch nachträgliche Korrektur von Restfettpolstern durch Resektion oder Aspirationslipektomie bessere Ergebnisse (☞ Abb. 12.4 + 12.5). Wiederum gilt es, auf einen harmonischen Übergang der umgebenden Subkutis durch Fettabsaugung und auf die Vermeidung narbiger Rippenadhärenzen durch zu radikales Vorgehen zu achten. Die Resektion erfolgt natürlich unter Erhalt der Muskelfaszie, da keine onkologischen Kriterien gelten. Der Mamillen-Areola-Komplex (MAK) muss als freies Hauttransplantat übertragen werden, auf einen exakt deepithelialisierten Kreis. Als Kompression empfiehlt sich ein Vakuum-Schaumstoffverband oder ein Überknüpf-Polsterverband. Die Platzierung erfolgt mit einer jugulo-papillären Distanz von 17-18 cm, auf der Höhe des 4. Intercostalraums, einer horizontalen Distanz von Sternummitte von 11 cm (± <1 cm) und der Areoladurchmesser sollte 3 cm betragen. Zu beachten ist, dass die transplantierte Mamille ihre muskuläre Retraktionsfähigkeit verliert und somit zum Breiterwerden neigt. Ihr Durchmesser muss also im ausgespannten Zustand festgelegt und das Transplantat so entnommen werden. Außerdem muss die Form der männlichen Areola beachtet werden, die eher queroval ist und nicht wie die weibliche Areola rund. Eine Verkleinerung der Mamille durch Quer- oder Längshalbierung/-keilexzision kann in gleicher Sitzung oder zu einem späteren Zeitpunkt erfolgen. Manche Chirurgen versuchen über eine Stielung des Mamillen-Areola-Komplexes eine Sensibilität des MAK zu erhalten. Gerade bei sehr großer Brust (ab Körbchengröße D) kommt jedoch bei einer Stielung des MAK das Risiko der Durchblutungsstörung mit Mamillen(teil)nekrose hinzu.Von dieser Technik sollte deshalb nur in begründeten Einzelfällen Gebrauch gemacht werden.

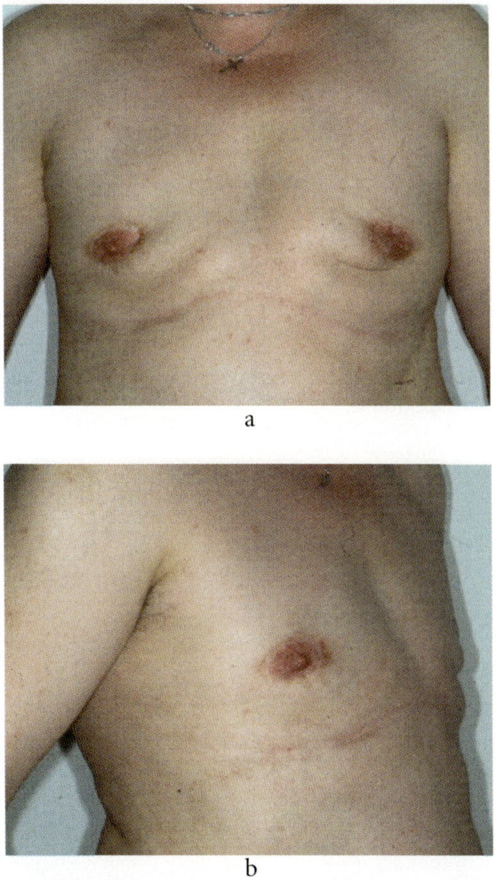

a

b

Abb. 12.4a+b: Restfettpolster nach periareolärer subcutaner Mastektomie (a). Korrektur durch Aspirationslipektomie und zusätzliche Hautresektion mit kurzer Narbe in der früheren Inframammärfalte (b).

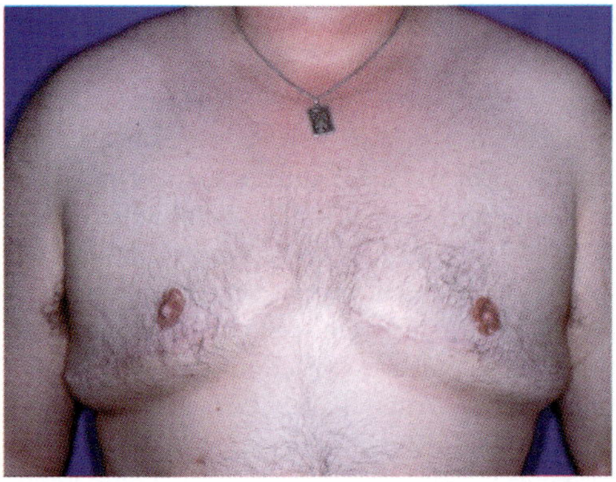

Abb. 12.5a: Ergebnis nach wenig radikaler Mastektomie mit freier Mamillentransplantation. Korrekte Mamillenlage; unnötig weit prästernal gezogene, aber günstig caudal gelegte Narbe; Restfettkörper.

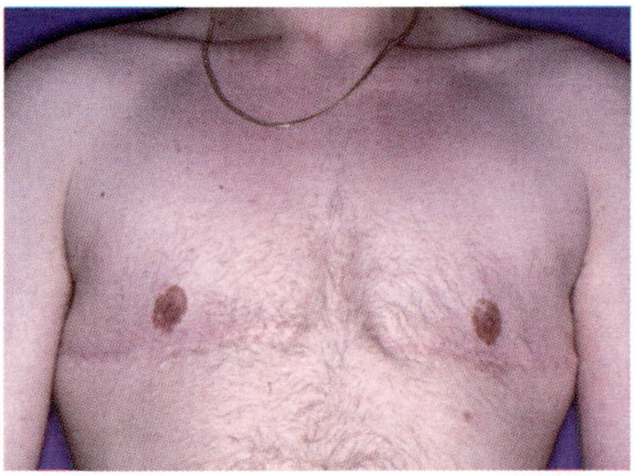

Abb. 12.5b: Ergebnis nach Korrektur durch Aspirationslipektomie.

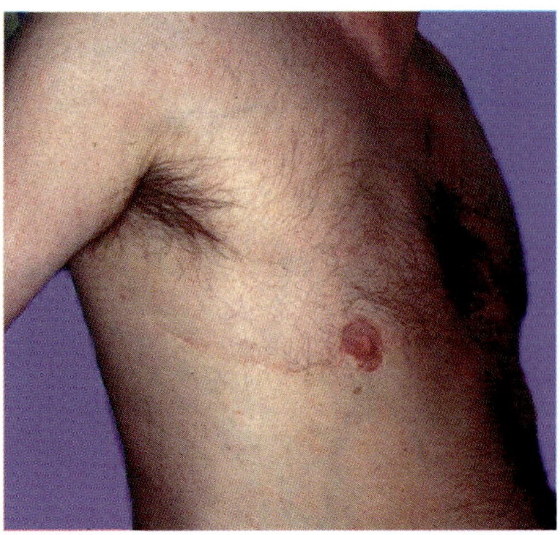

a

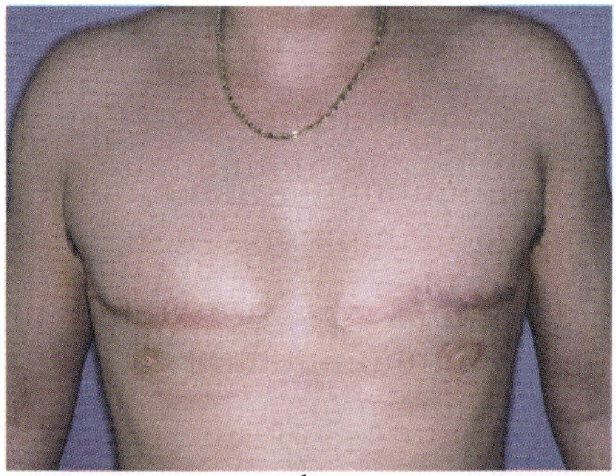

b

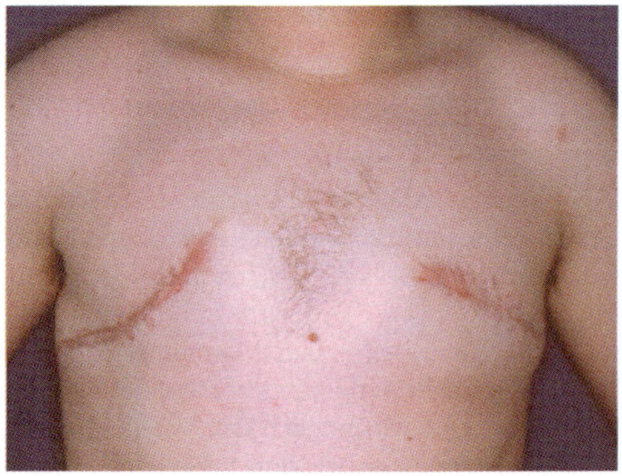

c

Abb. 12.6a-c: Unbefriedigende Ergebnisse durch unnötig große Inzisionen und falscher oder gar fehlender Mamillenplatzierung.

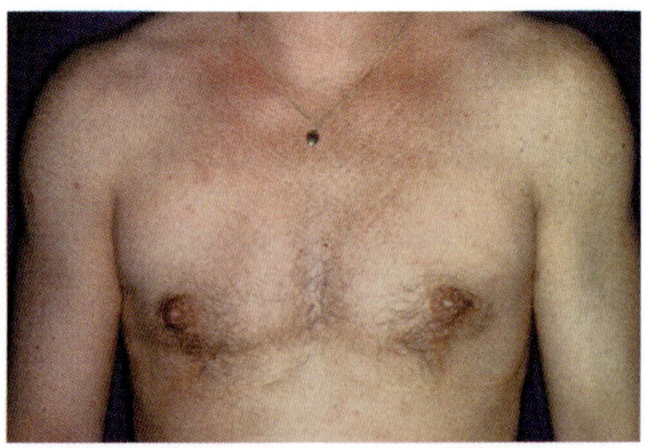

Abb. 12.7: T-förmige Narben nach Ablatio in der Technik der Reduktionsmammaplastik. Gutes Ergebnis. Wahrscheinlich wäre die Narbe jedoch durch subkutane Mastektomie ganz vermeidbar gewesen.

12.1.2. Periareoläre Inzision (keyhole incision)

Wenn anwendbar, sind in dieser Technik die natürlichsten Ergebnisse zu erzielen. Die hinterlassenen Narben sind vernachlässigbar (☞ Abb. 12.8 + 14.9). Die subkutane Mastektomie über die periareoläre Inzision als erster Eingriff wird selten indiziert, da die Rate an Folgeeingriffen höher ist. Die Fähigkeit eines gut ausgedünnten und postoperativ kompressionsbehandelten Hautmantels zu schrumpfen wird dabei oft unterschätzt. Wenn die Retraktion nicht ausreichend sein sollte, schließt ferner die primäre subkutane Mastektomie nachträgliche Hautmantelresektionen nicht aus. Die Narben der Nachresektionen sind immer geringer als primär gesetzte Resektionsnarben.

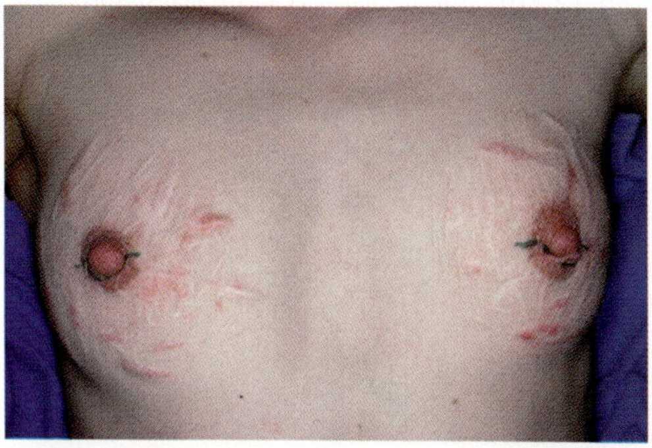

a

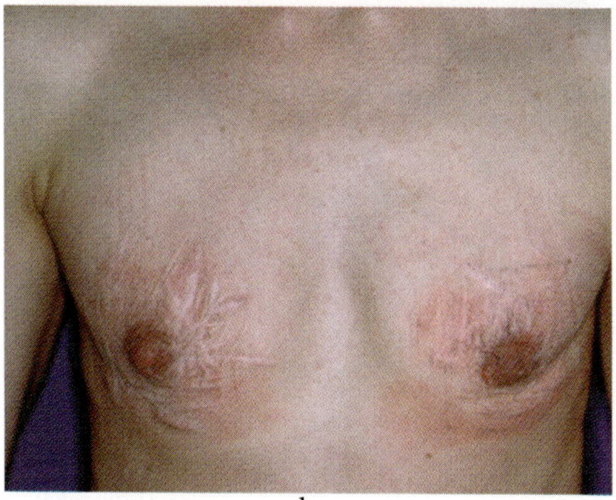

b

Abb. 12.8a+b: Subkutane Mastektomie mit transareolärem Schnitt bei kleiner Brust: (a) präoperativ, (b) postoperativ. Zahlreiche Narben nach autoaggressivem Verhalten durch die Ablehnung der sekundären Geschlechtsmerkmale. Die Mastektomienarbe in der Warze bleibt unsichtbar.

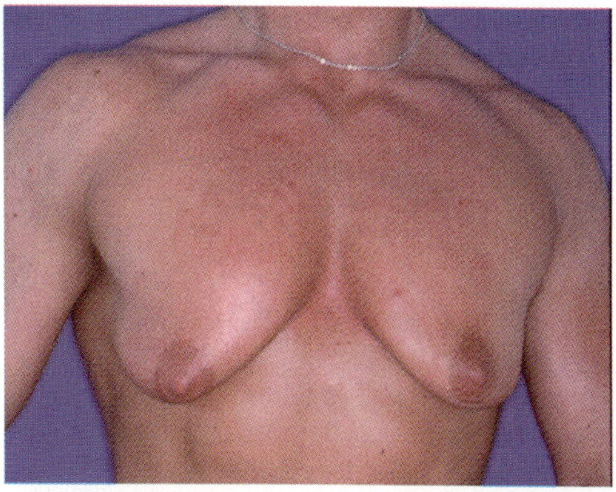

a

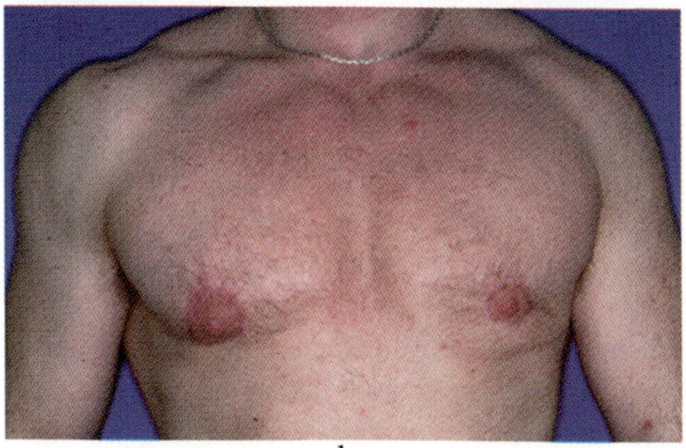

b

Abb. 12.9a+b: Subkutane Mastektomie bei größerer Brust: (a) präoperativ, (b) postoperativ. Weitere Korrekturen sind bei größeren Brüsten die Regel, wie hier eine indizierte nachträgliche ultraschallassistierte Aspirationslipektomie.

Als Zugang bewährt hat sich die periareoläre *(keyhole)* Inzision, seltener die die inframammäre Inzision. Erstere hinterlässt die unauffälligste Narbe, selbst wenn sie lateral etwas über den Areolarand hinaus verlängert wird (☞ Abb. 12.14). Durch die Teilung der Mamille ist jedoch später nur eine periareoläre Nachstraffung mit Verkleinerung des Mamillenhofes durch Deepithelialisieren erlaubt (Benelli-Technik). Verlagerungen des MAK nach cranial in gestielter Dermislappentechnik sind hingegen dann durchblutungsbedingt nicht mehr möglich.

Areoläre Zugänge und insbesondere der periareoläre Schnitt bergen erfahrungsgemäß ein höheres Teilnekroserisiko des MAK in sich als der inframammäre Zugang. Bei begleitenden Risikofaktoren, insbesondere Rauchen, sollte dieses beachtet werden.

Die zu weite Zirkumzision des MAK führt ebenfalls zu schlechten Narben (☞ Abb. 12.10).

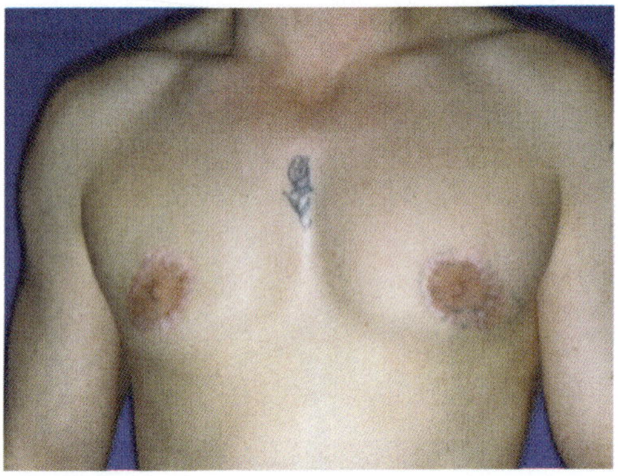

Abb. 12.10: Deutlich verbreiterte periareoläre Narben nach zu ausgedehnter Hautmantelresektion analog der Benelli-Technik.

Die subkutane Mastektomie kann von einer Aspirationslipektomie begleitet sein. Ziel ist dabei, Fett im Randbereich der Exzision und über dem Pektoralismuskel zu entfernen, um einen glatten Übergang zu erzeugen und die Retraktionsneigung der Haut zu verstärken. Zur Vermeidung narbiger Thoraxwandadhärenzen und Sicherung der Durchblutung des Hautmantels durch Erhalt des subdermalen Gefäßplexus erfolgt die Resektion unter Belassen einer gleichmäßigen Fett-Drüsen-Schicht von ca. 1 cm Dicke. Allerdings mindert diese Schicht die postoperative Retraktionsfähigkeit. In geeigneten Fällen (große Brust, keine Risikofaktoren der Durchblutung) kann daher die notwendige Fettverschiebeschicht auf dem Pektoralismuskel erhalten werden und die Resektion radikal an der Dermis erfolgen.

Eine exakte Platzierung des MAK auf der Thoraxwand ist notwendig. Eine wesentliche Bedeutung kommt der konsequenten postoperativen Kompressionsbehandlung mit einer Schaumstoffplatte und einem Klettgurt oder Kompressionsmieder für 6 Wochen zu (☞ Abb. 12.11).

Legende zu Abb. 12.11a-g:

Schritte der subkutanen Mastektomie mit periareolärer Straffung des überschüssigen Hautmantels. Die lockere Resthaut schrumpft unter entsprechender postoperativer Kompressionsbehandlung. Das Brusthaarwachstum unter weiterer Hormonsubstitution deckt breitere periareoläre Narben einigermaßen ab.

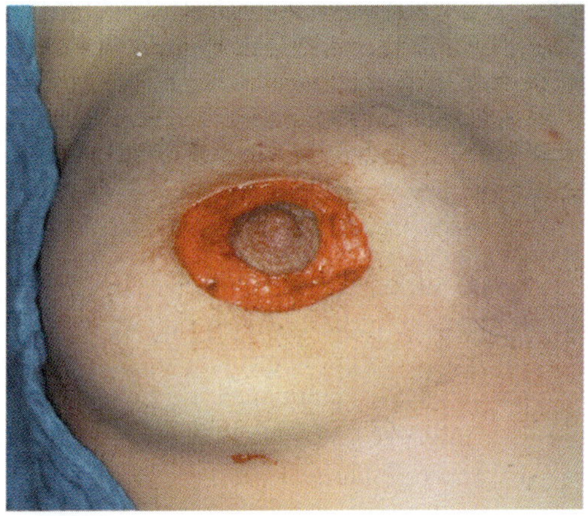

Abb. 12.11a: Periareoläres Deepithelialisieren.

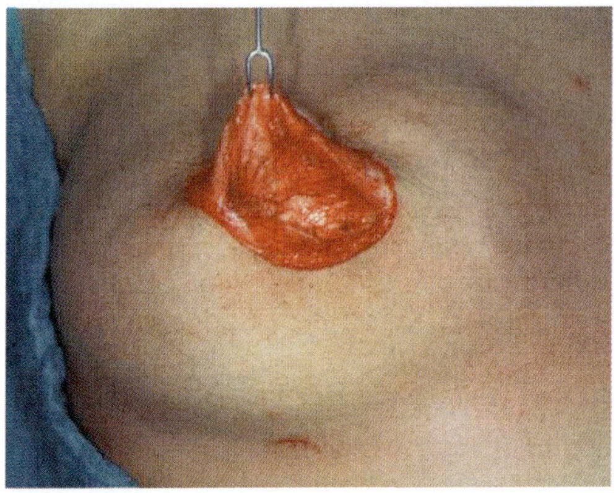

Abb. 12.11b: Semizirkuläre Dermisinzision.

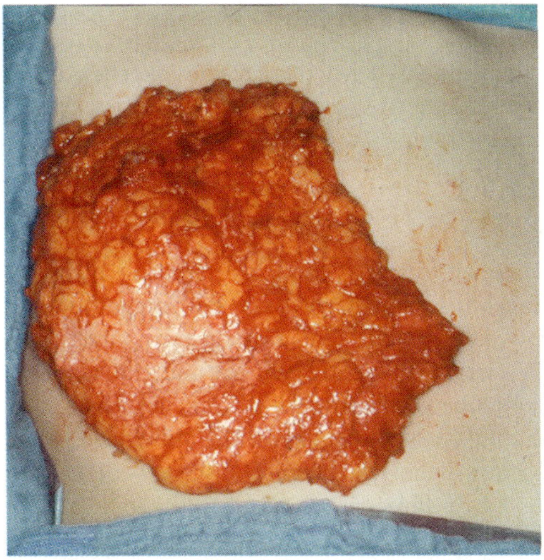

Abb. 12.11c: Subkutanes Mastektomiepräparat.

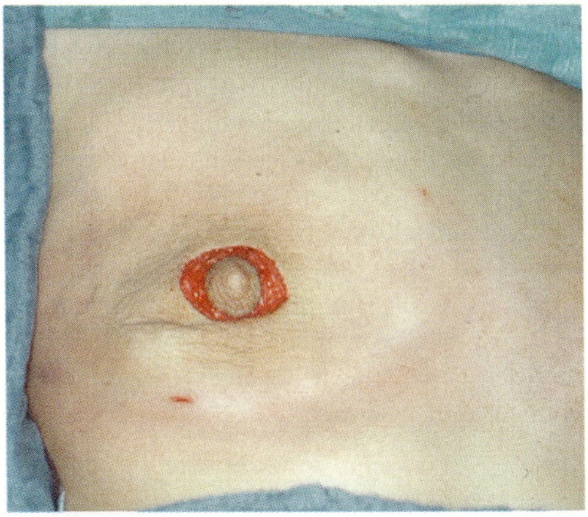

Abb. 12.11d: Narbensparender Minimalstzugang.

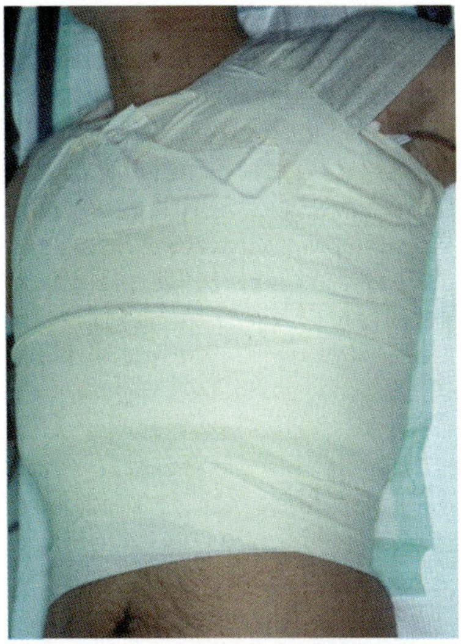

Abb. 12.11e: Postoperative Kompressionsbandage mit Schaumstoff und Binde.

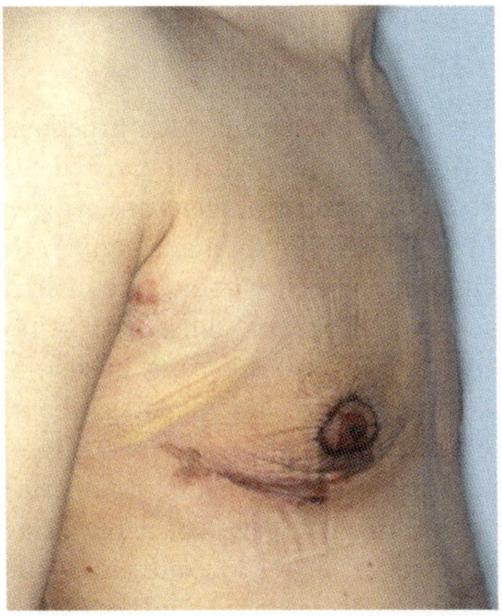

Abb. 12.11f: Frisch postoperativ (2 Wo) mit angelegter, retrahierter Haut.

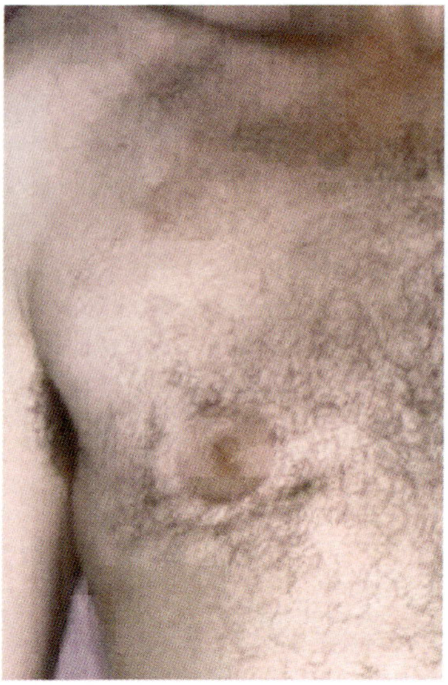

Abb. 12.11g: Spätergebnis.

12.2. Brustchirurgie bei Mann-zu-Frau-Transsexualität

Das Erzielen von befriedigenden Ergebnissen ist bei der Brustvergrößerung planbarer, da zahlreiche narbensparende Techniken zur Verfügung stehen und diese nicht von spontanen unberechenbaren Heilungsprozessen wie Integumentschrumpfung und Narbenreifung abhängen. Problematisch an der Brustvergrößerung ist der oftmals breite Oberkörper der Patienten, der eine natürliche Formgebung der Brust erschwert. Limitationen sind dem Eingriff durch die auf dem Markt befindlichen Implantate gegeben, deren Basisbreite manchmal nicht ausreicht, um ein natürliches Ergebnis zu gewährleisten. Hierdurch kann es zu einem weiten Auseinanderstehen der Mammae kommen. Desweiteren bleibt die Areola trotz Hormonbehandlung oftmals klein.

12.2.1. Hormonelle Wirkung

Eine weibliche Hormonsubstitution führt zu einem Wachstum der männlichen Brustdrüse (☞ Abb. 12.12a-c). Vor rekonstruktiven Maßnahmen gilt es, diese Möglichkeiten auszuschöpfen. In der Regel sind Brüste von ca. A-Körbchengröße zu erhoffen. Das Endergebnis ist ca. nach 6-12 Monaten Behandlungsdauer zu erwarten. Operative Schritte sollten daher mindestens diesen Zeitraum abwarten.

12.2.2. Mechanische Möglichkeiten

Von Außenseitermethoden wie einer Vakuumsaugpumpe ist kein nachhaltiges Brustwachstum zu erwarten.

12.2.3. Primär alloplastischer Brustaufbau

Diese einfachste Technik kann in den Fällen gute Ergebnisse liefern, in denen das Integument der Brust weich und dehnbar ist, ein hormonbedingtes Wachstum sich eingestellt hat und eine Größenzunahme von maximal 1-2 Körbchengröße (BH-Cup B-C) gewünscht wird. Die individuelle Indikationsstellung nach den Wünschen der Patientin und ihrer Physiognomie ist ausschlaggebend.

Die Implantation der Prothese geschieht in der Regel über einen inframammären Zugang (☞ Abb. 12.2). Die Anlage des Schnittes erfolgt von der gedachten Mittellinie 4cm nach lateral sowie 1 cm nach medial. Der Schnitt sollte kaudal der bestehenden Inframammärfalte im Bereich der antizipierten neuen Inframammärfalte angelegt werden. Die bei der ästhetischen Augmentationsplastik üblichen axillären oder peri/transareolären Zugänge sind schwieriger, da das Gewebe eine viel höhere Festigkeit als die biologisch-weibliche Brust hat, was die stumpfe Präparation behindert. Ferner ist die Areola meistens sehr klein, so dass über den periareolären Zugang wenig Raum gewonnen werden kann.

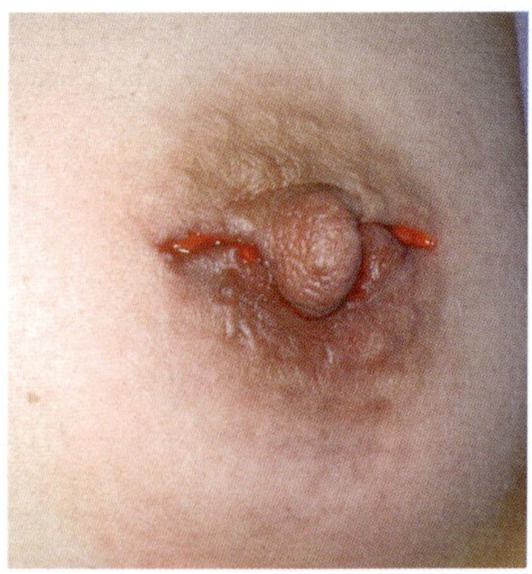

a

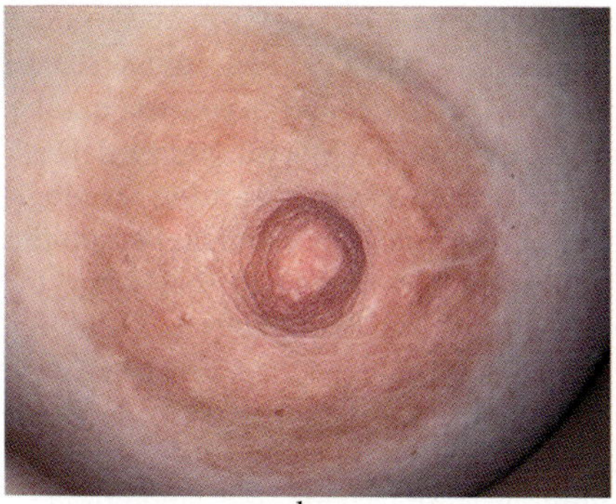

b

Abb. 12.12a+b: Transareolärer Zugang für den Brustaufbau mit Silikonimplantaten (a) und Narbenspätergebnis (b).

Probleme

Probleme der alloplastischen Brustrekonstruktion sind in erster Linie Kapselfibrosen, mit denen zwischen <5 % und ca. 20 % im Laufe des Lebens gerechnet werden muss (☞ Abb. 12.14). Studien divergieren in den Angaben je nach Kollektiv deutlich und beziehen sich nicht auf die Transsexualität.

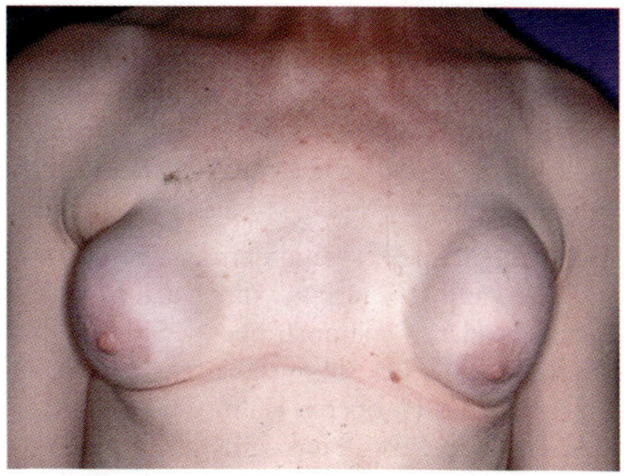

Abb. 12.14: Kapselfibrose nach Brustaufbau mit Expander und anschließendem Austausch für Silikonimplantate.

Unbefriedigend für das ästhetische Ergebnis kann ferner eine deutliche Demarkation der Grenzen des Implantates und eine zu geringe Ptosis sein. Wegen der dünnen Haut-Weichteil-Verhältnisse besteht die Gefahr der Tast- und Sichtbarkeit von Oberflächenveränderungen der Implantate, wie Falten, Knickbildungen oder das wellenförmige "Rippling".

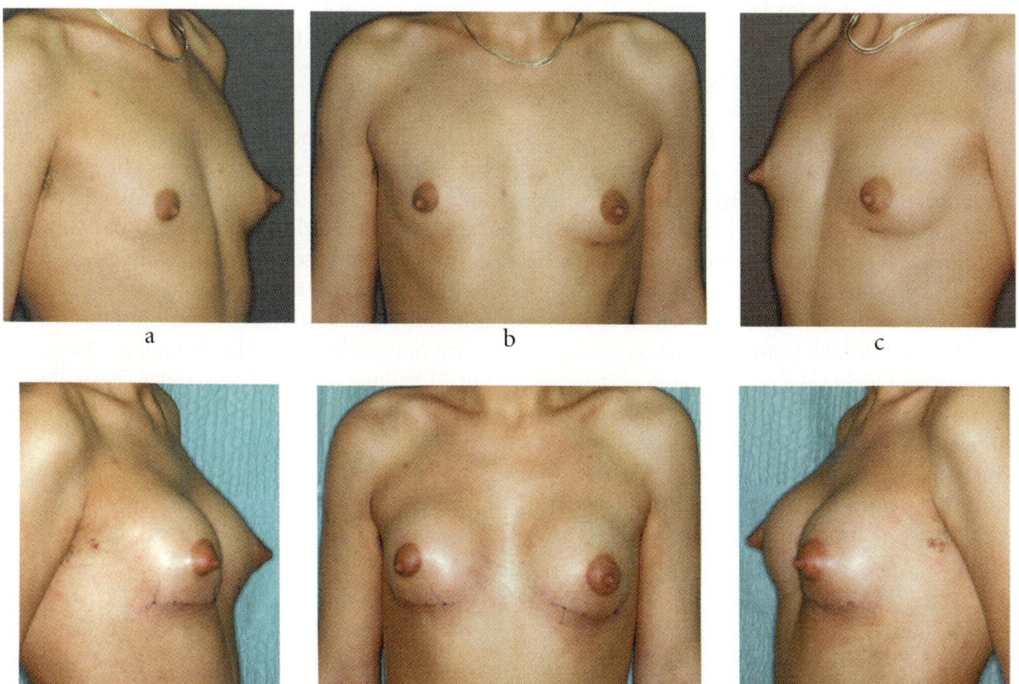

a b c

d e f

Abb. 12.13a-f: Brustaufbau mit Implantaten ohne vorherige Expansion über inframammären Zugang.

Kontroverse Diskussionen werden bezüglich der Art der Silikonimplantate geführt: runde vs. tropfenförmige ("anatomische"); texturierte vs. glatte. Der jeweilige Einsatz hängt von den Erfahrungen des Chirurgen und seiner subjektiven Einschätzung ab.

Ähnliches gilt für die Positionierung der Implantate: Diese kann submuskulär unter den Musculus pectoralis oder submammär über den M. pectoralis erfolgen. Bei der submuskulären Lage ist die Teilabdeckung der oberen Hälfte des Implantates möglich. Sein oberer Rand wird dadurch weniger tastbar und Unregelmäßigkeiten der Oberfläche in diesem Bereich kaschiert. Außer bei sehr kleinen Implantaten ist jedoch eine Teilablösung des Pektoralismuskels von seinem Ursprung an den Rippen und kaudalem Sternumrand nötig, sodass der laterale und kaudale Prothesenrand nicht mehr muskulär abgedeckt wird. Die Anhebung des Brustmuskels im oberen medialen Quadranten der gebildeten Brust führt zu einer stärkeren Projektion im oberen Bereich. Dadurch wird der "Busen" (Decolleté) unnatürlich betont und die normale Ptosis einer Brust vermindert. Ein großer Nachteil der submuskulären Lage ist das Mitbewegen der Implantate beim Anspannen des M. pectoralis.

Die submammäre Lage vermeidet die Nachteile der Implantatbewegung und des Traumas am Brustmuskel. Die kranialen Implantatkonturen werden jedoch bei dünnen Weichteilverhältnissen erkennbarer und tastbarer. Bei geringem Brustgewebe überragt das Implantat in fast allen Fällen die Brustgrenzen. Besonders schwierig ist die Vermeidung erkennbarer Implantatkonturen bei Begleitdeformitäten der Thoraxwand, wie Kielbrust oder Trichterbrust. Solche Deformitäten von geringem Ausmaß sind nicht selten und müssen präoperativ dokumentiert und angesprochen werden. Ein endgültiges kosmetisches Ergebnis nach Augmentation ist nach frühestens 6 Monaten zu erwarten, da es dann zu einer Absenkung des Implantats und damit zur natürlicheren Formgebung (Ptosis) kommt.

12.2.4. Expandervorbehandlung

Eine Expandervorbehandlung ist notwendig, wenn geringe Haut-Weichteilverhältnisse vorliegen und große Implantate gewünscht werden. Bezüglich der Positionierung gelten die gleichen Überlegungen, wie für die primäre Protheseninkorporation. Bedacht werden muss aber, dass durch den Druck der Expansion das darüberliegende Gewebe gleichzeitig dünner wird. Der Vorteil der besseren Gewebsabdeckung bei subpektoraler Lage relativiert sich dadurch. Bei subkutaner Expanderlage und noch mehr bei subpektoraler Lage ohne Muskelablösung neigt die Dehnung sich vor allem in den oberen Quadranten zu vollziehen (☞ Abb. 12.15). Der Expander disloziert sogar gelegentlich nach oben-lateral. Grund dafür ist die anatomisch straffe Haut- und Subkutisadhäsion im Inframammarfalten- und Prästernalbereich und natürlich der Ursprung des M. pectoralis major. Gerade diese zu kurze Distanz zwischen inframammärer Falte und Mamille ist bei der transsexuellen Brustbildung typisch und muss durch entsprechende Tropfenform und tiefer Lage des Dehnkörpers ausgeglichen werden (☞ Abb. 12.16).

Da nach der Expansion eine Rückschrumpfung stattfindet, sollte um 25-50 % über das endgültige Implantatvolumen hinaus expandiert werden. Ferner ist eine langsame Expansion günstiger. Das bezieht sich nicht auf die Füllmenge der einzelnen Expansionsschritte als vielmehr auf die "Einwirkzeit" des gefüllten Expanders. Die Dauer der Behandlung wird daher mindestens 6 Monate betragen.

Risiken der Expanderbehandlung sind Kapselfibrosen noch während der Dehnphase mit dann notwendiger Kapsulektomie beim Austausch für die bleibende Prothese. Dabei wird das Gewebe, das das Silikonkissen abdecken soll, leider weiter ausgedünnt. Weiteres Risiko ist die Infektion/Perforation. Absolut sterile Kautelen sind für das Befüllen notwendig. Ein früher Beginn der Dehnung vor Abheilung und Bildung stabiler Narben muss vermieden werden.

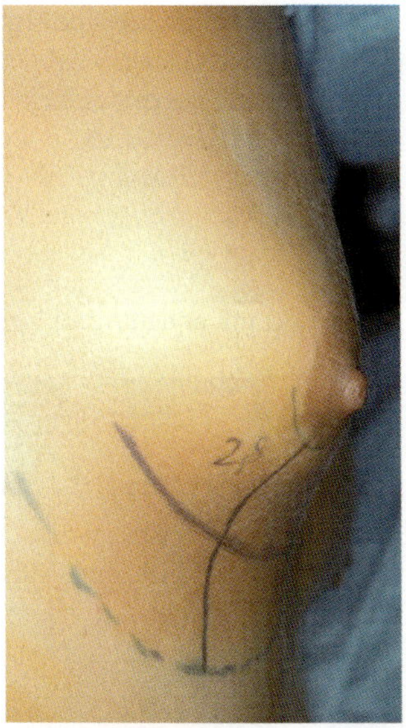

a

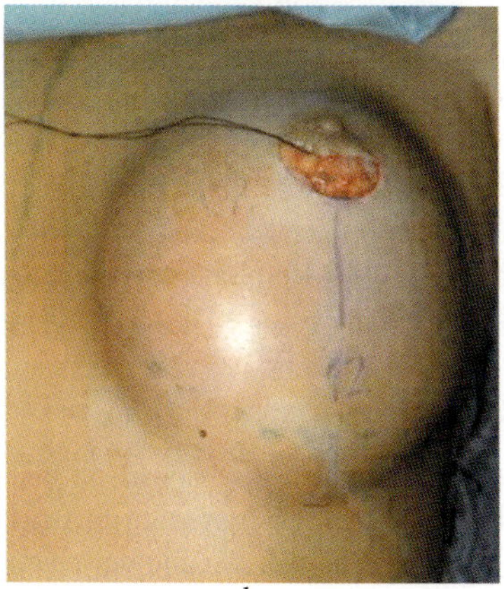

b

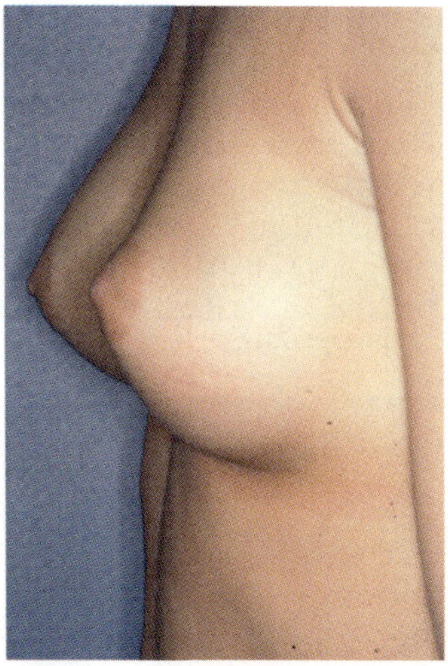

c

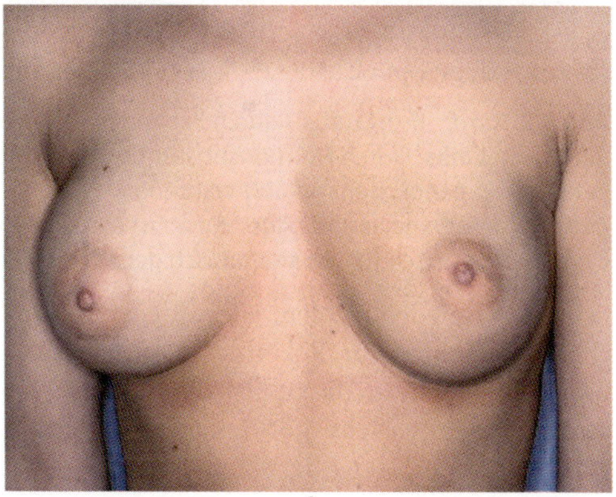

d

Abb. 12.15a-d: a: Expansionsplanung. Präoperativ sehr kurze inframammäre Strecke. Zweizeitiger Brustaufbau mit Expansion und Neubildung der Inframammärfalte ist daher notwendig. b: Nach Expansion vor Austauschoperation. Dehnung der Strecke von 2,8 cm auf 12 cm. Diese Überkorrektur schrumpft später auf 6-7 cm. c+d: Endgültiges Ergebnis mit präpektoral gelegten anatomischen Silikonimplantaten.

Ein Expander eignet sich nicht nur zur Vorbereitung für eine alloplastische Rekonstruktion. Durch seine Anwendung vor einem Eigengewebsaufbau oder kombinierten Verfahren mit Latissimus-Muskellappen und kleinem Implantat wird Raum für das spannungsfreie Unterbringen des transplantierten Gewebes geschaffen. Es lässt sich in dieser Technik eine natürlichere Ptose herstellen. Eine den Brustmantel augmentierende Hautinsel des Lappens will beim Transsexuellen nach Mög-

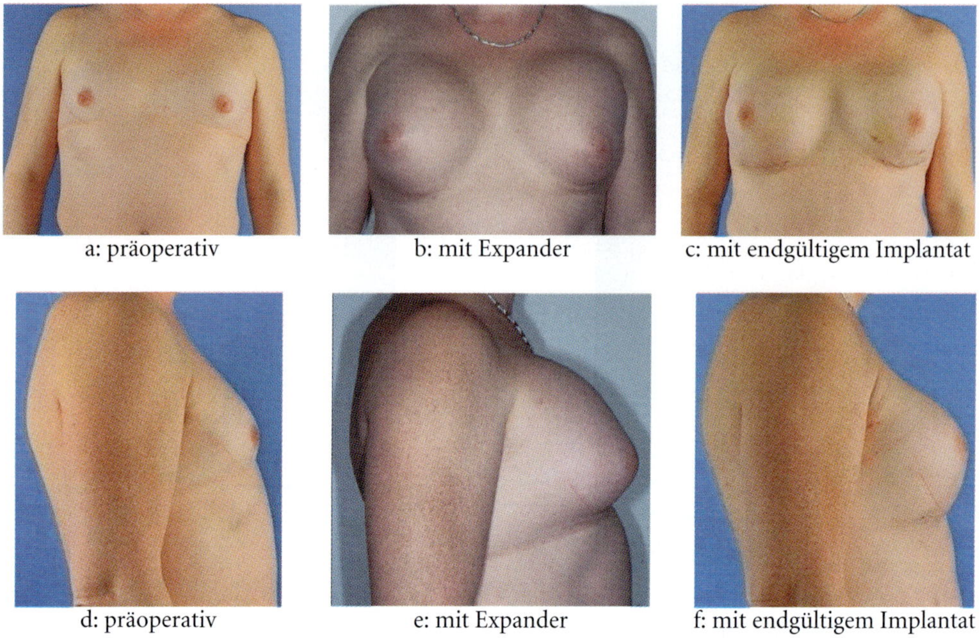

Abb. 12.16a-f: Brustaufbau durch Expandervorbehandlung und späterem Wechsel für ein bleibendes Silikonimplantat. **Links**: Durch Hormonsubstitution erreichte Brustgröße. **Mitte**: Bewusst überexpandierte Brust. Subpektorale Expanderbehandlung während 10 Monaten. Das schwächste Gewebsareal der oberen Quadranten gibt am meisten nach und bildet zunächst eine unnatürliche obere Fülle des Busens. **Rechts**: Endergebnis nach Expanderaustausch für ein anatomisch geformtes kleineres Implantat.

lichkeit vermieden werden. Hier ist ein wesentlicher Unterschied zur Rekonstruktion nach Tumoroperationen, wo die zusätzliche Hautinsel zur Formgebung meistens notwendig ist (☞ Abb. 12.17).

12.2.5. Eigengewebsaufbau

Die Bildung eines natürlichen Brusthügels aus Eigengewebe ist grundsätzlich bei jeder transsexuellen Patientin denkbar. Wegen der identischen Gewebekonsistenz ist Fettgewebe am geeignetsten. Ältere Techniken mit Muskelgewebe treten zunehmend in den Hintergrund. In der wissenschaftlichen Literatur beziehen sich alle Berichte und Untersuchungen auf den Brustaufbau bei biologischen Frauen nach Brustamputation oder nach fehlgeschlagener Brustaugmentation mit Silikonimplantaten. Die Anwendung dieser Techniken auch bei der Transsexualität bleiben die Ausnahmen bzw. Reserveverfahren, da sie mit größeren Narben und funktionellen Defiziten (bei meist jungen Patientinnen) einhergehen.

Ein sekundärer Eigengewebsaufbau ist ohne Abstriche am Ergebnis nämlich auch später noch möglich, wenn das Resultat mit Prothesen nicht befriedigen sollte.

12.3. Nachsorge

Die Angaben zur Brustkrebsinzidenz bei Transsexuellen sind rar. Trotzdem sollte die Brustkrebsvorsorge sich nicht von der biologischer Frauen unterscheiden.

12.4. Literatur

Colic MM, Colic MM (2000) Circumareolar mastectomy in female-to-male transsexuals and large gynecomastias: A personal approach. Aesth Plast Surg 24:450-454.

Corduff N, Taylor GI (2004) Subglandular breast reduction: The evolution of a minimal scar approach to breast reduction. Plast Reconstr Surg 113:175-184.

Cregten-Escobar P, Bouman MB, Buncamper ME, Mullender MG (2012) Subcutaneous mastectomy in female-to-male transsexuals: a retrospective cohort-analysis of 202 patients. J Sex Med 9(12):3148-3153.

Fugate SR, Apodaca CC, Hibbert ML (2001) Gender reassignment surgery and the gynecological patient. Prim Care Update Ob Gyns 8:22-24.

Kanhai RCJ, Hage JJ, Mulder JW (2000) Long-term outcome of augmentation mamaplasty in male-to-female transsexuals: a questionnaire survey of 107 patients. Brit J Plast Surg 53:209-211.

Kanhai R, Hage JJ, Asscheman H, Mulder J (1999) Augmentation mammaplasty in male-to-female transsexual people. Plast Reconstr Surg 104:542-549.

Handel N, Jensen J, Black Q, Waisman J, Silverstein M (1995) The fate of breast implants: A critical analysis of complications and outcomes. Plast Reconstr Surg 96: 1521-1533.

Kuhn A, Bodmer C, Stadlmayr W, Kuhn P, Mueller MD, Birkhauser M (2009) Quality of life 15 years after sex reassignment surgery for transsexualism. Fertil Steril 92(5):1685-1689 e1683.

Michel A, Ansseau M, Legros JJ, Pitchot W, Mormont C (2002) The transsexual: What about the future? Eur Psychiatry 17:353-362.

Monstrey S, Selvaggi G, Ceulemans P et al. (2008) Chest-wall contouring surgery in female-to-male transsexuals: a new algorithm. Plast Reconstr Surg 121(3):849-859.

Moore E, Wisniewski A, Dobs A (2003) Endocrine treatment of transsexual people: A review of treatment regimens, outcomes, and adverse effects. J Clin Endocrinol & Metabolism 88:3467-3473.

Newfield E, Hart S, Dibble S, Kohler L (2006) Female-to-male transgender quality of life. Quality of life research: an international journal of quality of life aspects of treatment, care and rehabilitation. 15(9):1447-1457.

Weigert R, Frison E, Sessiecq Q, Al Mutairi K, Casoli V (2013) Patient satisfaction with breasts and psychosocial, sexual, and physical well-being after breast augmentation in male-to-female transsexuals. Plast Reconstr Surg 132(6):1421-1429.

Weyers S, Villeirs G, Vanherreweghe E et al. (2010) Mammography and breast sonography in transsexual women. Eur J Radiol 74(3):508-513.

World Professional Association for Transgender Health (WPATH) standards of care for gender identity disorders. http://www.wpath.org.

13. Behandlung des sekundären Geschlechtsmerkmals Stimme bei Mann-zu-Frau-Transsexualismus

13.1. Einleitung

Die Stimme ist ein wesentlicher Bestandteil der menschlichen Identität. Nach Meinung der Transsexuellen ist die Stimme das größte Hindernis bei der sozialen Integration und dem Gelingen des Identitätswechsels nach abgeschlossener geschlechtsangleichender chirurgischer Behandlung [1]. Veränderungen bezüglich der Stimme werden durch die gegengeschlechtliche Hormongabe nur bei Frau-zu-Mann-Transsexuellen erreicht. Hier kommt es in den meisten Fällen zu einer ausreichenden Absenkung der Stimme. Dagegen ist bei Mann-zu-Frau-Transsexuellen der Kehlkopf bereits männlich ausgewachsen und aus diesem Grund eine hormonelle Stimmerhöhung kaum möglich.

Betrachtet man den Zeitraum von jetzt ca. 80 Jahren, seit dem man sich in Deutschland mit der Einführung und Entwicklung von standardisierten Verfahren für die chirurgische Umwandlung der primären Geschlechtsorgane bei Mann-zu-Frau-Transsexuellen bemühte, so wird deutlich, dass es in Bezug auf die stimmliche Adaptation des nunmehr weiblichen Habitus bis heute keine logopädischen standardisierten Maßnahmen gibt. Für Mann-zu-Frau-Transsexuelle stellt jedoch die Therapie der Stimme einen erheblichen Schritt zu ihrer insgesamten "Verweiblichung" und der damit verbundenen sozialen Integration in der Gesellschaft dar. Da eine alleinige logopädische Therapie bei den meisten Mann-zu-Frau-Transsexuellen nicht zu dem gewünschten Erfolg führt, wie auch Rosanowski und Eysholdt 1999 [2] feststellten, ist der Entwicklung weitestgehend standartisierter phonochirurgischer Techniken zur permanenten Stimmanhebung in den letzten Jahren besondere Bedeutung zugekommen.

13.2. Charakteristik männlicher und weiblicher Stimme

Der je nach Geschlecht männliche oder weibliche Klang der Stimme ist hauptsächlich von der durch die Glottis produzierten Stimmgrundfrequenz abhängig. Bei einer mittleren Sprechstimmlage um cis (139 Hz) oder tiefer hat der Zuhörer einen eindeutig männlichen Klangeindruck, bei Stimmen um f (175 Hz) oder höher ist der Klang weiblich. Dazwischen liegt der sogenannte Indifferenzbereich d-e (147-165 Hz), wo keine eindeutige Geschlechtszuordnung zu treffen ist.

Der zweite wichtige Faktor zur Identifizierung einer weiblichen oder männlichen Stimme wird geprägt durch den Vokaltrakt. Als Vokaltrakt (Ansatzrohr) bezeichnet man in diesem Zusammenhang alle lufthaltigen Räume (außer den Nasennebenhöhlen) oberhalb der Glottis (☞ Abb. 13.1).

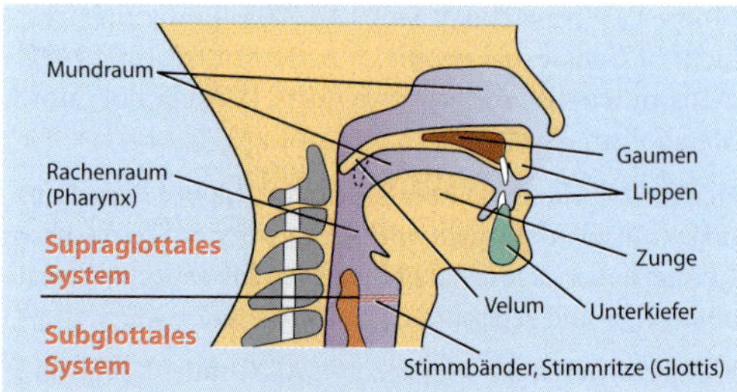

Abb. 13.1: Das menschliche Sprechorgan: Das supraglottale System entspricht dem Vokaltrakt (mod. nach Hess W., Grundlagen der Phonetik).

Der vordere Abschluss des Vokaltraktes besteht aus den Lippen- und Frontzähnen. Zum Vokaltrakt gehören demnach die Mundhöhle, die Nasenhaupthöhle, der Naso-, Oro- und Hypopharynx sowie die supraglottischen Bezirke [3].

Ihm kommt die Funktion des Resonanzraumes zu, d.h. er ist für die Klangfarbe (Timbre) prägend und beeinflusst somit die der Stimmgrundfrequenz beigemischten Formantfrequenzen.

Die geschlechtsabhängig unterschiedliche Morphologie der Ansatzräume ist nicht exakt bestimmbar. Fant [4] beschrieb einen durchschnittlich 20 mm längeren Vokaltrakt bei Männern als bei Frauen.

Auf der Grundlage dieser anatomisch-physiologischen Hauptunterschiede zwischen dem auditiv perzipierten Signal *"männliche Stimme"* oder *"weibliche Stimme"* basieren die möglichen Therapieansätze des sekundären Geschlechtsmerkmals Stimme bei Mann-zu-Frau-Transsexualismus. Während operative Behandlungsmaßnahmen nur auf eine Veränderung der glottischen Verhältnisse, also der Stimmgrundfrequenz, abzielen, müssen Stimmcharakteristika, die zu einer weiblichen Stimmqualität beisteuern, durch eine Stimmfunktionstherapie trainiert werden.

13.3. Logopädische Stimmfunktionstherapie

Das Ziel stimmtherapeutischer Maßnahmen sollte eine individuell optimale Stimmfunktion und bestmögliche Eigenkontrollfähigkeit der erreichten stimmlichen Leistungen in Abhängigkeit von den strukturell morphologischen Gegebenheiten sein [5].

Bei Mann-zu-Frau-Transsexuellen werden in der Literatur 2 Varianten der Stimmfunktionstherapie beschrieben, die reine (alleinige) Übungsbehandlung, und die postoperative Stimmübungsbehandlung nach phonochirurgischem Eingriff. Dabei sind die Ansätze beider Behandlungsmöglichkeiten ähnlich. Eine alleinige funktionelle Übungstherapie reicht manchmal bei Mann-zu-Frau-Transsexuellen mit einer mittleren Sprechstimmlage im indifferenten Bereich aus, um der Stimme den gewünschten weiblichen Klang zu vermitteln. Es gibt allerdings nur wenige Mann-zu-Frau-Transsexuelle, die a priori eine Stimme im intermediären oder sogar weiblichen Frequenzbereich aufweisen. Einige Patienten erreichen durch eine gewollte Modifikation der Stimmgebung eine annähernd weibliche Stimmqualität [6].

Gross [7] stellte dazu aber fest, dass konservative Therapieformen, die zu einer willkürlichen Anhebung der Stimme führen, regelmäßig eine hyperfunktionelle Dysphonie zur Folge haben. Die Betroffenen müssen sich ständig auf ihre Stimme konzentrieren und können sie beim Husten, Lachen oder Gähnen schlecht kontrollieren.

Dieses permanente "Hochdrücken" der Stimme kann oftmals keinen befriedigenden Erfolg verzeichnen. Auch durch konsequente, alleinige logopädische Therapie wird bei einem Großteil der Mann-zu-Frau-Transsexuellen keine beständige, subjektiv und objektiv femininere Stimme gebildet [2, 8, 9, 10].

Böhme [3] weist darauf hin, dass in den meisten Fällen eine alleinige Stimmfunktionstherapie nicht zum gewünschten Erfolg führt, so dass häufig die Möglichkeit der phonochirurgischen Behandlung mit postoperativer Stimmübungsbehandlung in Erwägung gezogen wird. Keil [11] erwähnt, dass der funktionellen Stimmtherapie in der postoperativen Phase vor allem die Aufgabe der Prophylaxe zukommt. Dabei soll ungewünschten Kompensationsmechanismen, bedingt durch das veränderte Schwingungsverhalten der Stimmlippen nach Operation, vorgebeugt werden.

13.4. Ziel der logopädischen Therapie

Nur sehr wenige Autoren haben sich zur Problematik der Stimmfunktionstherapie bei Mann-zu-Frau-Transsexuellen geäußert. Rosanowski und Eysholdt [2] betonen, dass das Ziel der konservativen Übungsbehandlung in der Regel nicht in der Veränderung des primären Stimmsignals besteht, sondern in der geschlechtstypischen Kommunikationseinheit, in der artikulatorischen Ausformung der Prosodie, der Mimik und der Gestik.

Bestimmte Faktoren, wie z.B. die Form der Obertöne, die Gestalt der Artikulationsorgane sowie die Resonanz der Nasenräume sind für die Stimmqualität wichtig, wie auch Donald [12] bemerkte. Die Patienten müssen darauf hingewiesen werden, dass die meisten der eben genannten Faktoren durch eine Stimmübungsbehandlung kaum veränderbar sind.

Wirth [13] dagegen meint, dass eine willkürliche, permanente Erhöhung der mittleren Sprechstimmlage bei Männern logopädisch zu erreichen ist. So wird die Vermittlung weicher Stimmeinsätze, einer stärkeren Sprechmelodie und weiblicher Gestik als wichtig angesehen.

Die Grenzen der Stimmfunktionstherapie sollten den Patientinnen aufgezeigt werden, da neben der Erhöhung der Sprechstimmlage auch weitere Faktoren, wie die weibliche Prosodik und Körpersprache zu beachten sind [14].

Besonders wichtig ist die Hebung der mittleren Sprechstimmlage, die Verbesserung der Stimmeinsätze und das Erlernen einer lockeren Stimmgebung auch nach Auffassung von Berger [1].

Für Keil [11] bestehen im Vermitteln der Stimmtechnik und im Aufbau weiblicher Kommunikationsmuster die Hauptziele der funktionellen Stimmtherapie.

Der Stimmübungsbehandlung kommt die entscheidende Rolle zum Aufbau von weiblichen Stimmcharakteristiken zu. Dies betont auch Günzburger [15], welche die Phonochirurgie nur als "Anhängsel" im Rahmen der kompletten Stimmtherapie bei Mann-zu-Frau-Transsexuellen betrachtet.

Grundsätzlich ist die Stimmfunktionstherapie bei Mann-zu-Frau-Transsexuellen mit Schwierigkeiten verbunden, da neben der Erhöhung der Sprechstimmlage andere wesentliche Faktoren, wie geschlechtsgebundene Prosodik, weibliche Körpersprache, Mimik oder Gestik zu beachten und schwer zu vermitteln sind. Da Stimmtherapeuten mit dieser Problematik eher selten konfrontiert werden, findet man dementsprechend wenige Erfahrungsberichte, so dass gültige Standards in Bezug auf eine stimmtherapeutische Anpassung der männlichen Stimme an den weiblichen Habitus noch nicht entwickelt wurden.

13.5. Prinzipien der Stimmfunktionstherapie

Im Folgenden werden einige wichtige therapeutische Ansatzpunkte zusammengetragen, wobei besonders auf die Arbeiten von Keil [11] und Oswald [14] verwiesen wird.

Wie oben dargelegt, besteht das Ziel der Stimmfunktionstherapie darin, annähernd die mittlere Sprechstimmlage einer weiblichen Altstimme zu erreichen. Dies wird mit Stimmübungen trainiert, wobei der weibliche Akzent der Sprechweise und des Stimmeinsatzes besonders herausgearbeitet werden muss.

Für die Stimmbehandlung bei Mann-zu-Frau-Transsexuellen gibt es wenig vergleichbares Krankengut. In der Studie von Berger [1, S. 209] folgt die Behandlung dem Prinzip der Therapie einer hormonellen Stimmstörung.

Hierbei tritt eine Virilisierung der Stimme bei Frauen durch männliche Hormone wie Androgene, Anabolika oder Gestagene auf [16]. Nach unseren Erfahrungen stellt die stimmtherapeutische Arbeit mit transsexuellen Patienten eine besondere Herausforderung an den Therapeuten dar. Zunächst ist die geschlechtsangleichende Operation ein tiefgreifender identitätsverändernder Eingriff. Die Patientinnen haben während der Behandlung häufig Depressionen, die sich in der Regel in einer leisen, tiefen und monotonen Stimme äußern. Für den Therapeuten ist es oft nicht leicht, für einen Ausgleich zu sorgen. In Phasen psychischer Instabilität der Patienten gestaltet sich die Therapie besonders schwierig. Hier ist oft eine interdisziplinäre Zusammenarbeit mit einem Psychologen notwendig. Darüber hinaus bemerken die Betroffenen häufig, dass sie in der neuen Geschlechtsrolle ihre Meinung nicht mehr laut und energisch zum Ausdruck bringen können, d. h. um sich Gehör zu verschaffen, müssen sie auf ihre frühere, oft tiefe und resonanzvolle Stimme verzichten.

Nach ihrem Rollenwechsel fällt es den transsexuellen Patientinnen schwer, die neuen Formen der Selbstdarstellung spielerisch auszuprobieren. Viele Mann-zu-Frau-Transsexuelle haben jahrelang ihren Körper verleugnet und sollen ihn nun für die Stimmfunktionstherapie einsetzen, was zu Problemen bei der stimmtherapeutischen Arbeit führen kann.

Beobachtungen zufolge ist das Gesprächsbedürfnis der transsexuellen Patientinnen sehr groß. Viele Betroffene waren introvertiert und haben es vermieden, über die mit dem Geschlechtsangleichungsprozess einhergehenden Probleme zu sprechen. Nach Erfahrung von Keil [11], der selbst Mann-zu-Frau-Transsexuelle therapierte, haben die Patientinnen "enormen Aufholbedarf und wollen auch den Stimmtherapeuten an den Veränderungen teilhaben lassen". Er schlägt deshalb vor, den Redeschwall für die Stimmarbeit zu nutzen [11, S. 12].

13.5.1. Probleme der unphysiologischen Stimmerhöhung

"Eine willkürliche permanente Erhöhung der mittleren Sprechstimmlage ist bei Männern logopädisch zu erreichen, sie kann aber, da unphysiologisch, zu Stimmstörungen führen" [13, S. 318]. Die Gefahr kann darin bestehen, während der Stimmfunktionstherapie im Zuge der Stimmerhöhungsarbeit eine Stimmstörung zu provozieren. Das ist besonders bei Patienten möglich, die über wenig bzw. kein stimmtechnisches Verständnis verfügen.

Fink [17] schreibt, dass jede Tonhöhensteigerung eine Zunahme der Muskelaktivität erfordert, also einen erhöhten Kraftaufwand. Bei dem Versuch, eine höhere und weiblichere Stimme zu produzieren, werden dem Betroffenen in kurzer Zeit die stimmlichen Grenzen gezeigt.

Mann-zu-Frau-Transsexuelle sind bestrebt, höher zu sprechen, obwohl das bei fehlender Stimmtechnik mit Sicherheit schadet und eine hyperfunktionelle Dysphonie zur Folge haben kann [18, S. 88].

Sobald kein stimmtechnisches Verständnis besteht, sind die Patienten stimmlich angestrengt. Die dringende Aufgabe des Stimmtherapeuten besteht vor allem darin, stimmliche Grenzen aufzuzeigen.

Schultz-Coulon und Fues [19] vergleichen die unphysiologische Stimmerhöhung mit der Phonation im Lärm. Hier kann es ebenfalls zu einer unphysiologischen Erhöhung der Sprechstimme kommen. Durch die damit verbundene stimmliche Überbeanspruchung der Kehlkopfmuskulatur kommt es nach einer gewissen Zeit zur Schädigung derselben.

13.5.2. Ganzheitlicher Ansatz und Artikulation

Die Stimme muss als Teil eines ganzheitlichen Ausdrucks verstanden werden, der sich u.a. auch aus Haltung, Gestik, Mimik und Ausstrahlung zusammensetzt. Es ist also wichtig, dass nicht nur der Erhöhung der Stimme Bedeutung beigemessen wird, sondern der gesamten Verweiblichung des Körperausdrucks.

Keil [11, S. 8] schreibt dazu: "wie wohl bei kaum einer anderen stimmtherapeutischen Maßnahme ist bei einer so radikalen Identitätsänderung wie der einer Geschlechtsangleichung.... ein ganzheitlicher Ansatz indiziert".

Nach Hirschauer [20] setzt sich die stimmtherapeutische Arbeit aus Sprechübungen, Singen sowie der Erzeugung und Wahrnehmung einzelner Laute und Lautverbindungen zusammen.

Vor allem die Selbstwahrnehmung und das Erleben der Körperregionen, an denen die Stimme produziert und auch wahrgenommen wird, sind von Bedeutung. Die stimmtherapeutische Arbeit sollte den Patientinnen den Zusammenhang von Haltung, Kleidung, Atmung und Resonanzen zu Bewusstsein bringen.

Der Therapieansatz nach Keil [11, S. 8] ist ähnlich. Das Stimmtraining sollte auf einem ganzheitlichen Ansatz basieren, da bei Transsexuellen mehrere therapeutische Maßnahmen, wie z. B. die Erarbeitung prosodischer Elemente und die Arbeit an körperlichem Ausdruck sowie Mimik und Gestik erforderlich sind. Sinnvoll erscheint es, die Stimmtechnik in bestimmten Situationen bewusst zu trainieren.

Auch Wendler und Seidner (1996) [21] sprechen sich für eine ganzheitliche Korrektur aus, die Bezug nimmt auf biologische, psychologische und soziokulturelle Faktoren.

Einigkeit zwischen den Autoren besteht in der Auffassung, dass zur Imitation weiblicher Formantstrukturen die Notwendigkeit der vorderen Artikulation besteht [22, 20, S. 233; 11, S. 8].

Oswald [14] präzisiert diese Aussage noch, indem er beschreibt, dass für ein weibliches Sprechen eine exakte Artikulation mit schnellen, lockeren Lippenbewegungen Voraussetzung ist. Ein weicher und feiner Einsatz der Stimme wird von den Patientinnen und Zuhörern als angenehmes, weibliches Element erlebt.

Die Suche nach standardisierten Therapiemethoden blieb bisher erfolglos. Es liegen bis zum gegenwärtigen Zeitpunkt keine "Therapieanleitungen" für die stimmtherapeutische Arbeit mit Mann-zu-Frau-Transsexuellen vor. Es handelt sich lediglich um Ansatzpunkte, die aus den Erfahrungen und Untersuchungen der Autoren zusammengetragen wurden. Der Entwicklung eines einheitlichen Konzeptes zur Stimmtherapie bei Mann-zu-Frau-Transsexuellen sollte in Zukunft größere Bedeutung zukommen.

13.6. Operative Therapie – theoretische Grundlagen

Bei Mann-zu-Frau-transsexuellen Patienten bleibt nach erfolgter geschlechtsangleichender Operation in der Regel ein männlich-tiefer bzw. dunkler Stimmklang als Merkmal des ursprünglichen männlichen körperlichen Geschlechtes bestehen, weil die Therapie mit weiblichen Hormonen keine Umkehr der Stimm-Mutation erreichen kann. Die Patientinnen versuchen zunächst durch mit Kraftaufwand verbundenes "Hochdrücken" der Stimme einen höheren Stimmklang zu erzeugen. Dieser Kompensationsversuch führt, trotz logopädischer

Therapie in vielen Fällen zu einer angestrengten, pathologischen Stimmgebung mit subjektiven Beschwerden (z.B. Heiserkeit, Globusgefühl, verminderte Stimmbelastbarkeit). In den meisten Fällen kann zudem dadurch oftmals kein befriedigender Erfolg im Sinne einer höheren, weiblicheren Stimme verzeichnet werden.

Für den größten Teil der Betroffenen ist offenbar die Stimmoperation die einzige und oft letzte Möglichkeit einer bleibenden Stimmveränderung zum Weiblichen hin.

Durch operative Maßnahmen können bis heute keine Änderungen im Bereich des Ansatzrohres herbeigeführt werden. Demzufolge bleibt nur die Möglichkeit der operativen Veränderung im Bereich der Primärton erzeugenden Strukturen, den Stimmlippen. Bei dem chirurgischen Vorgehen muss man prinzipiell zwei unterschiedliche Ansatzpunkte voneinander trennen. Eine Möglichkeit stellt die Larynxgerüstchirurgie dar. Zum anderen können endolaryngeale direkte Eingriffe an den Stimmlippen angewendet werden.

13.7. Anatomische Vorbemerkungen

Zum besseren Verständnis folgen einige anatomische Vorbetrachtungen in Bezug auf die geschlechtsunterschiedliche Entwicklung des Kehlkopfes. Der wesentliche Bestandteil des Larynxgerüstes ist der Schildknorpel. Die Größe des Schildknorpels sowie die Winkelstellung der beiden Laminae thyroideae differieren bei Mann und Frau. Während der Pubertät erfolgt ein hormonell bedingtes unterschiedliches Größenwachstum des Larynx. Nach Kahane [23] ist die anterior-posteriore Ausdehnung des Schildknorpels bei Männern um ca. 20 % länger als bei Frauen. Bezüglich der Winkelung der Laminae thyroideae zueinander gibt es in der Literatur etwas unterschiedliche Angaben. Nach Lang [25] beträgt der Winkel bei Männern im Durchschnitt 90° und bei Frauen durchschnittlich 120°. Isshiki [24] gibt als durchschnittliches Maß für Männer einen Winkel von 74° und für Frauen von 90° an. Den vorderen oberen Anteil der Schildknorpelplatten bildet die Prominentia laryngis (Adamsapfel des Mannes).

Weitere Bestandteile des Grundgerüstes des Kehlkopfes sind der Ringknorpel sowie die Stellknorpel. Der Ringknorpel ist durch die Cricothyroidgelenke seitlich mit dem Schildknorpel gelenkig verbunden. Durch die Kontraktionen des M. cricothyroideus, der den Ring- und Schildknorpel mit seiner Pars recta ventromedial und seiner Pars obliqua lateral verbindet, erfolgt eine Annäherung des Ringknorpelbogens an den Schildknorpel. Daraufhin wird zwangsweise durch die Scharniergelenkswirkung eine Abwärtsbewegung der Ringknorpelplatte erzielt. Da die Aryknorpel gelenkig mit der Ringknorpelplatte über das Cricoarytaenoidgelenk verbunden sind, erfolgt auch eine zwangsläufige Rückverlagerung der Aryknorpel (☞ Abb. 13.2). Die Aryknorpel, auch Stellknorpel genannt, haben 2 Fortsätze. Zum einen den Proc. vocalis, an dem die Stimmlippen ansetzen, und zum anderen den Processus muscularis, den Ansatzpunkt der inneren Kehlkopfmuskeln.

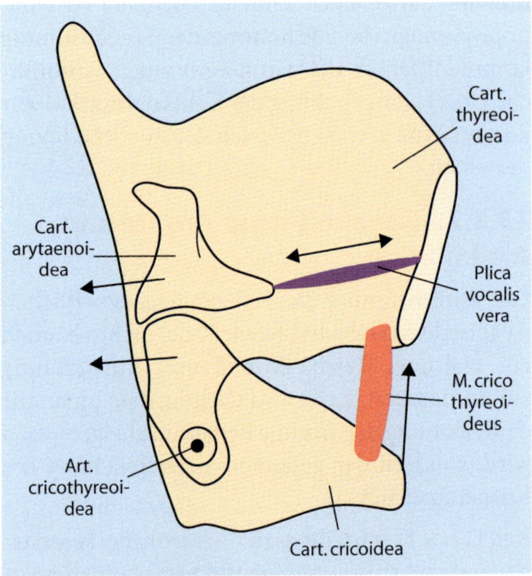

Abb. 13.2: Funktion des M. cricothyroideus (mod. nach Tandler J, 1923, Lehrbuch der systematischen Anatomie 2. Band. Die Eingeweide).

Ventral sind Ring- und Schildknorpel durch das Ligamentum cricothyroideum miteinander verbunden.

Die durchschnittliche Ausdehnung des Ligamentum cricothyroideum beträgt nach Lang [25] 8 mm und kann differieren von 6 bis 13 mm. Geschlechtsspezifische Unterschiede wurden in der Literatur nicht beschrieben.

Von besonderer Bedeutung sind die Funktion, die Struktur sowie die geschlechtsspezifischen Unterschiede der Stimmlippen.

Die Stimmlippen erstrecken sich jeweils zwischen dem Processus vocalis des Aryknorpels einer Seite und der Schildknorpelvorderkante. Die Stimmlippe funktioniert nach Hirano [26] im Sinne eines doppelt strukturierten Vibrators, der jeweils aus einem Körper (M. vocalis, Ligamentum vocale) und einem Mantel besteht (Schleimhaut). Beide Strukturen sind lose miteinander gekoppelt. Daraus folgt, dass sich bei tiefen Frequenzen Muskel und Schleimhaut gleichermaßen verformen, während bei hohen Frequenzen immer weniger Muskelanteile an der wellenförmigen Bewegung der Stimmlippen teilnehmen.

Das während der Pubertät auftretende geschlechtsspezifische Kehlkopfwachstum hat auch eine Längen- und Breitenzunahme der Stimmlippen zur Folge. Hier bestehen allerdings signifikante Unterschiede zwischen Mädchen und Knaben. Während die Stimmlippen in der Pubertät bei Knaben ca. 1 cm wachsen, beträgt das Längenwachstum bei Mädchen nur 3 bis 4 mm. Verständlicherweise hat dies eine unterschiedliche Wirkung auf die Stimme. Bei Knaben sinkt während der Pubertät die mittlere Sprechstimmlage um ca. 1 Oktave ab und bei Mädchen ca. um 1 Terz [27].

Auf diesen Grundlagen – Kehlkopfgerüststruktur, Stimmlippenanatomie sowie physiologisches Schwingungsverhalten – basieren die möglichen phonochirurgischen Eingriffe in Bezug auf die Veränderung der Eigenfrequenz der Stimmlippen. Entweder man versucht, die Stimmlippenspannung (Elastizität) über Veränderungen im Bereich des Kehlkopfgerüstes zu erhöhen, um damit einen Anstieg der Grundfrequenz der Stimmlippen zu erreichen, oder man versucht, den gleichen Effekt über eine Reduzierung der schwingenden Stimmlippenmasse zu erzielen.

13.8. Glottoplastik

Glottoplastische Maßnahmen zum Zweck einer Stimmerhöhung wurden erstmals 1982 von Donald [28] beschrieben. Er berichtet von 3 Transsexuellen, bei denen er durch eine bewusst herbeigeführte Synechie im Bereich der vorderen Kommissur eine Stimmerhöhung erreichte. Im deutschsprachigen Raum stellte Wendler 1990 [29] zum ersten Mal eine modifizierte Form dieser Methode vor.

Im Rahmen einer mikroskopischen Stützlaryngoskopie erfolgt zunächst die Exzision der Schleimhautränder im Bereich des vorderen Drittels der Stimmlippen. Anschließend werden die entepithelisierten Stimmlippenbereiche miteinander vernäht und zusätzlich zur Erhöhung der Stabilität dieser Verbindung verklebt (☞ Abb. 13.3).

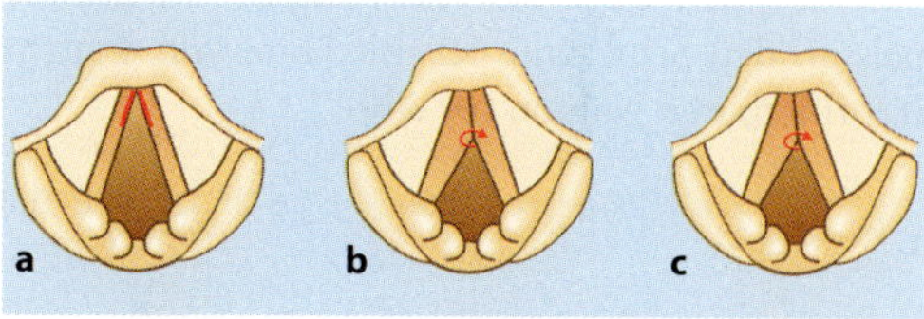

Abb. 13.3: Glottoplastik nach Wendler.
a: vordere Schleimhautrandexzision, **b:** Naht, **c:** Klebung.

Das Prinzip dieser glottoplastischen Maßnahme besteht darin, dass der Anteil der schwingenden Stimmlippenmasse verringert wird. Dadurch kommt es gemäß der Formel zur Berechnung der Schwingungsfrequenz zu einer Erhöhung der Grundfrequenz der Sprechstimme.

13.9. Thyroplastiken

Die Einteilung der Thyroplastiken wurde 1974 erstmalig von Isshiki [30] vorgenommen. In einer tierexperimentellen Studie differenzierte er diese in Thyroplastik Typ I-IV, je nach Angriffspunkt am Larynxgerüst. Er beschreibt chirurgische Techniken zur Änderung der Länge, der Spannung und der Masse der Stimmlippen. Die Typen I bis III betreffen die Medialisierung beziehungsweise Lateralisierung einer Stimmlippe oder zur Absenkung der Stimmlage die Rahmenentspannung. Die Indikationen für die Durchführung einer Thyroplastik Typ IV stellten bei Isshiki Virilisierungen der weiblichen Stimme bzw. Stimmvertiefungen durch hormonelle Veränderungen und Spannungsverlust dar.

Die dabei beschriebenen, historisch gewachsenen phonochirurgischen Techniken sind nicht für solche speziellen Fragestellungen, wie sie bei Mann-zu-Frau-Transsexuellen vorliegen, entwickelt worden.

Das Ziel einer erhöhten Sprechstimmlage wird bei der Thyroplastik über eine Erhöhung der Stimmlippenspannung erreicht. Das heißt, der Angriffspunkt liegt hier nicht endolaryngeal wie bei der Glottoplastik, sondern im Bereich des Larynxgerüstes.

13.9.1. Cricothyroidale Approximation – Thyroplastik Typ IV

Für die Erhöhung der Sprechstimme beschreibt Isshiki das Vorgehen der Thyroplastik Typ IV. Das operative Prinzip dieser cricothyroidalen Approximation besteht in der Fixierung des Ringknorpels an den Schildknorpel mit Hilfe von 4 nicht resorbierbaren Nähten (☞ Abb. 13.4).

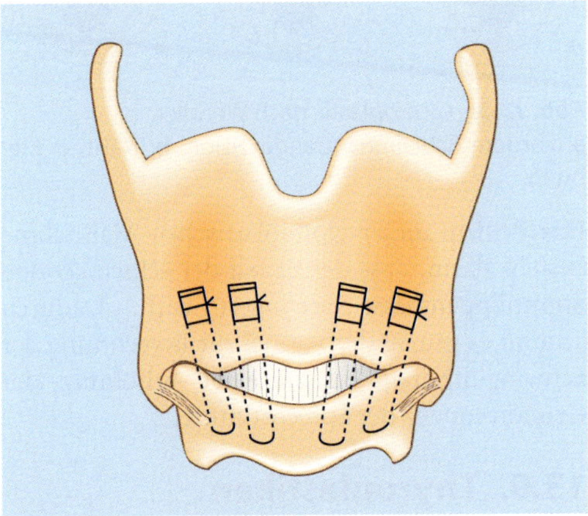

Abb. 13.4: Cricothyroidale Approximation nach Isshiki (mod. nach Isshiki [24]).

Das Risiko dieser Technik besteht in einem Ausreißen der Nähte und damit in der nicht dauerhaften Stimmerhöhung [24].

Eine Modifikation dieser Technik stellte die von Lee [32] beschriebene Cricothyroid-Approximation über die Incisura laryngis hinweggehend, mit einer langen, nicht resorbierbaren Naht dar (☞ Abb. 13.5).

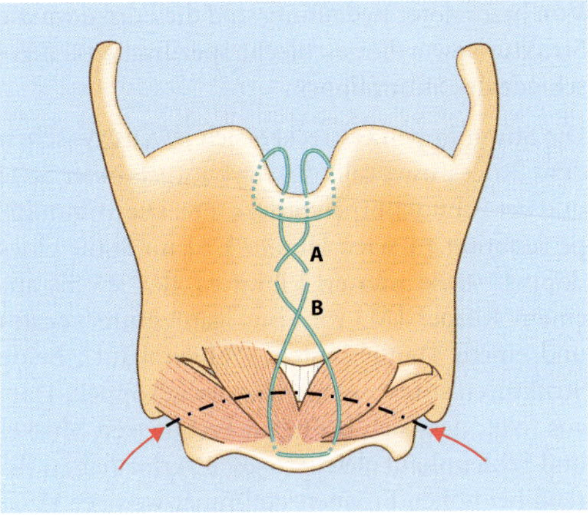

Abb. 13.5: Modifikation nach Lee (mod. nach Isshiki [24]).

Sataloff [33] veränderte die chirurgische Technik insofern, als er den Ringknorpel approximierte und zusätzlich nach hinten unter den Schildknorpel subluxierte. In dieser Stellung fixierte er den Ringknorpel mit nicht resorbierbaren Fäden oder mit Miniplatten (☞ Abb. 13.6). Er erzielte damit Stimmerhöhungen bis zu einer Oktave.

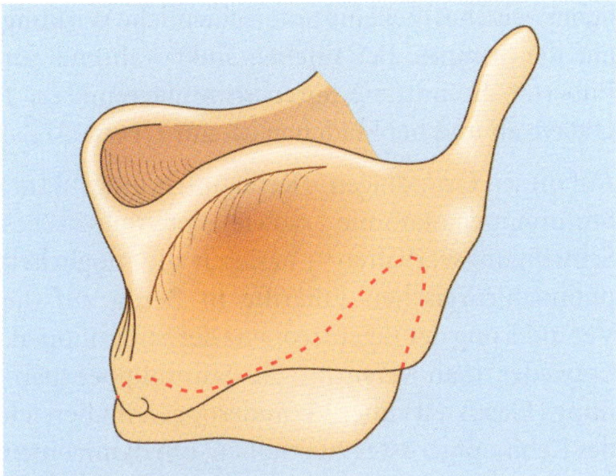

Abb. 13.6: Modifikation nach Sataloff (mod. nach Sataloff [33]).

13.9.2. A-P Elongation

Veränderungen am Larynxgerüst durch eine anterior-posteriore Elongation des Schildknorpels in Höhe des Stimmlippenansatzes haben ebenfalls eine Erhöhung der Stimmlippenspannung und damit eine Erhöhung der Frequenz zur Folge. Technisch kann dies durch 3 unterschiedliche Operationsvarianten erreicht werden. Isshiki [24] legte dazu eine vertikale Inzision am Schnittpunkt des anterioren und mittleren Drittels der Schildknorpelplatte. Danach wird das Perichondrium von der Schnittkante aus 2-3 mm mobilisiert. Anschließend werden die Schildknorpelkanten aufgedehnt und ein Silikonimplantat platziert und fixiert (☞ Abb. 13.7).

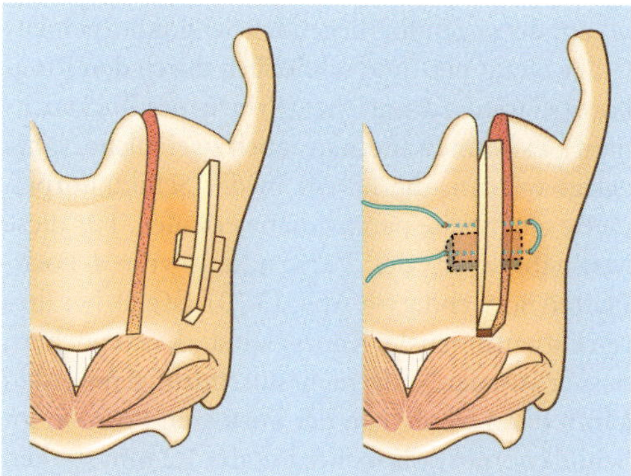

Abb. 13.7: A-P Elongation nach Isshiki (mod. nach Isshiki [24]).

Le Jeune [34] gelangt ebenfalls über eine anterior-posteriore Verlängerung des Schildknorpels in Höhe der Plica vocalis mittels eines nach kaudal gestielten Knorpellappens zu einer Anspannung der Stimmlippen und damit zu einer Stimmerhöhung. Er nannte diese Technik "spring board advancement". Nach Umschneidung eines kaudal gestielten "Knorpellappens" aus dem Schildknorpel wird dieser nach ventral verlagert, um anschließend mit Hilfe einer zwischen die Knorpel gelegten Metallschiene arretiert zu werden (☞ Abb. 13.8).

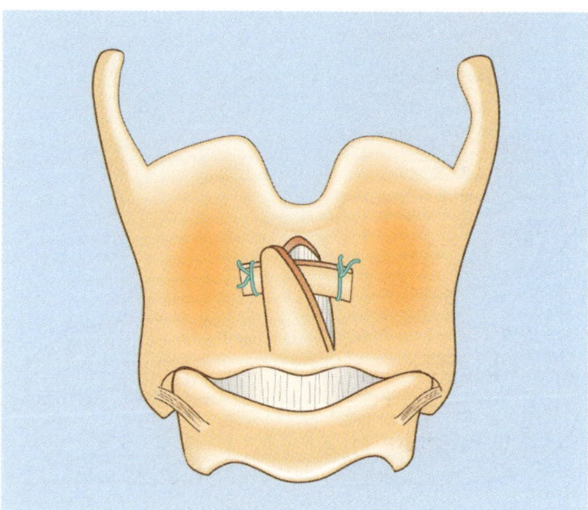

Abb. 13.8: Springboard advancement nach Le Jeune (mod. nach Isshiki [24]).

Eine ähnliche Technik wird auch von Tucker [35] angewendet, welcher mit gleicher Zielstellung einen nach kranial gestielten Knorpellappen in gleicher Weise bildet (☞ Abb. 13.9).

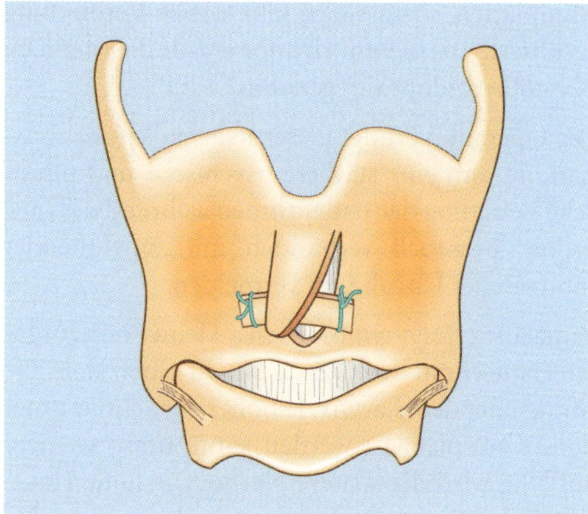

Abb. 13.9: Modifikation nach Tucker (mod. nach Isshiki [24]).

Stimmlich werden hierbei akzeptable Ergebnisse erzielt. Durch die ventrale Verlagerung des Schildknorpels kommt es jedoch zu einer deutlichen Prominenz des Kehlkopfes am Hals, so dass diese Methode aufgrund des kosmetisch ungünstigen Ergebnisses keine Akzeptanz bei den Mann-zu-Frau-Transsexuellen findet.

13.9.3. Cricothyroidopexie nach Neumann/Berghaus

Isshiki berichtete, dass er die cricothyroidale Approximation bei Mann-zu-Frau-Transsexuellen nicht mit Erfolg anwenden konnte. Er beschrieb sehr häufig ein Einreißen der Nähte nach cricothyroidaler Approximation. Daher waren die stimmlichen Ergebnisse unzureichend und nicht dauerhaft.

Aus diesem Grund modifizierten wir diese Methode, indem nach maximaler Approximation und teilweise auch geringfügiger Subluxation des Ringknorpels unter den Schildknorpel nach dem Vorschlag von Sataloff [33] Draht- oder Vicrylnähte über Miniplatten fixiert wurden. Diese Methode vermeidet Eingriffe am Larynxinneren und führt zu einer Verstärkung des Schildknorpels, so dass ein Ausreißen der Nähte, wie es bei Isshiki beschrieben wurde, nicht mehr möglich ist [36, 37]. Damit sollte die Voraussetzung geschaffen sein, eine dauerhafte Haltbarkeit der erzielten Stimmhöhe zu erreichen.

Im Gegensatz zu der von Isshiki beschriebenen Technik erfolgt eine zusätzliche Protektion der Schildknorpel-Ringknorpel-Annäherung durch Miniplatten, so dass eine sehr stabile Verbindung resultiert. Aus diesem Grunde wurde die Methode "Cricothyroidopexie" genannt.

Die Operation erfolgt in der Regel in Intubationsnarkose, um eine stärkere psychische und physische Belastung der Patientinnen während des Eingriffes, eventuell verbunden mit zunehmender motorischer Unruhe, zu vermeiden.

Zunächst erfolgt ein möglichst kleiner horizontaler Hautschnitt (ca. 1,5-2 cm) in einer Halsfalte mittig über dem Larynx. Je höher der Schnitt unter dem Kinn platziert werden kann, umso weniger auffällig wird die spätere Narbe. Die hohe Hautschnittposition empfiehlt sich besonders bei gleichzeitig geplanter Adamsapfelreduktion. Allerdings verschlechtert sich die Zugänglichkeit des cricothyroidalen Übergangs mit der Höhe der Schnittführung. Beim weiteren Vorgehen orientiert man sich an der Linea alba, die in der Regel keine Gefäße enthält. Die stumpfe Präparation der Mm. sternohyoidei und der darunter liegenden Mm. sternothyroidei erfolgt nunmehr in Längsrichtung. Anschließend werden die ventralen Anteile des Schild- sowie Ringknorpels dargestellt.

Zur cricothyroidalen Approximation müssen die ventralen Anteile des Schildknorpels, das Ligamentum cricothyroideum und der ventrale Bereich des Ringknorpelbogens in der Höhenausdehnung weitestgehend freigelegt werden. Der Schilddrüsenisthmus setzt in der Regel unterhalb des Ringknorpels an und wird daher bei diesem operativen Vorgehen nicht tangiert oder leicht nach caudal verschoben. Bei der Gewebereduktion über dem Lig. cricothyroideum sollten die seitlich ansetzenden Mm. cricothyroidei unbeschädigt bleiben. Nachdem alle Leitstrukturen dargestellt sind, wird jeweils eine 3-Loch-Miniplatte an die Krümmung der Oberfläche von Schild- und Ringknorpel angepasst.

Die Approximation wird durch eine spezielle Führung des 2-0 monofilen Stahldrahtes mit einer CP-1 Nadel erzielt. Gleiches ist auch möglich mit einem sehr kräftigen Vicrylfaden. Nach Einstich paramedian um den Ringknorpel wird die Nadel unter der Membrana cricothyroidea zum Schildknorpel und dort wieder mit einem Abstand von ca. 5 mm zur Schildknorpelunterkante paramedian herausgeführt. Dann wird – nach Durchleiten des Drahtes durch die beiden äußeren Löcher der oberen Platte – in einem Abstand von ca. 1,5 cm (genau passend zur Distanz der Löcher in der Platte) auf der gegenüberliegenden Schildknorpelplatte der Draht ein- und schließlich durch den Ringknorpel wieder ausgeleitet (Prinzip der Rückstichnaht). Es können alternativ auch zwei solche Nähte gelegt werden, die jeweils in der Schildknorpelplatte einer Seite paramedian verlaufen. Für diese Maßnahme ist die Verwendung von 4-Loch-Platten notwendig (☞ Abb. 13.10). Ist z. B. bei älteren Patientinnen der Knorpel so stark verknöchert, dass er von der Nadel nicht durchdrungen werden kann, dann werden an der korrekten Position im Schildknorpel Bohrlöcher mit der 1,2 mm starken Fräse angelegt. Dabei muss eine Läsion der inneren Larynxweichteile unbedingt vermieden werden. Durch Anziehen und Fixieren der Drahtnaht werden beide Knorpel ventral maximal approximiert. Die Approximation wird immer bis zum maximalen Kontakt der beiden Knorpelkanten miteinander vorgenommen. Wenn möglich, wird der Ringknorpel etwas unter den Schildknorpel luxiert (☞ Abb. 13.10).

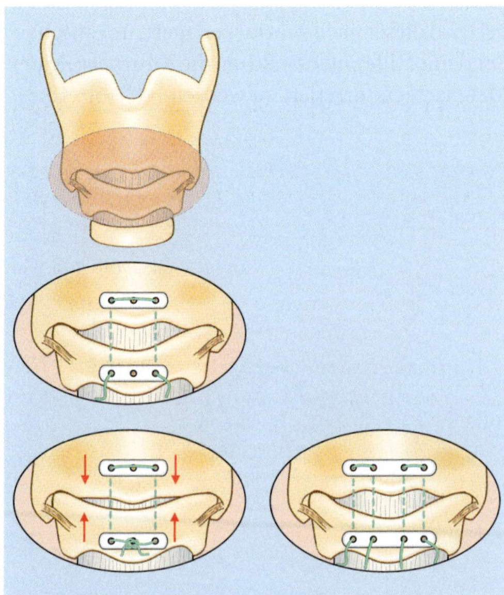

Abb. 13.10: Schematische Darstellung des Operationsprinzips der Cricothyroidopexie mit Miniplatten.

Die seit Ende 1997 verwendeten Miniplatten aus LactoSorb® (☞ Abb. 13.11) bestehen aus einem Co-Polymer, welches zu 82 % aus Poly-L-Lactid und zu 18 % aus Poly-Glykolid besteht. Seit 1996 ist dieses Implantatsystem für die cranio-maxillofaziale Chirurgie in Deutschland zugelassen. Das Material weist bei Applikation eine ausreichende Festigkeit zur Stabilisierung des Knorpels auf und wird nach ca. einem Jahr vollständig resorbiert. Es kann dem Knochen optimal angepasst werden und ist nicht röntgenopak. Der Vorteil gegenüber den vorher verwendeten Miniplatten aus Titan besteht in der Verminderung der später im Körper verbleibenden Fremdmaterialien [36, 37].

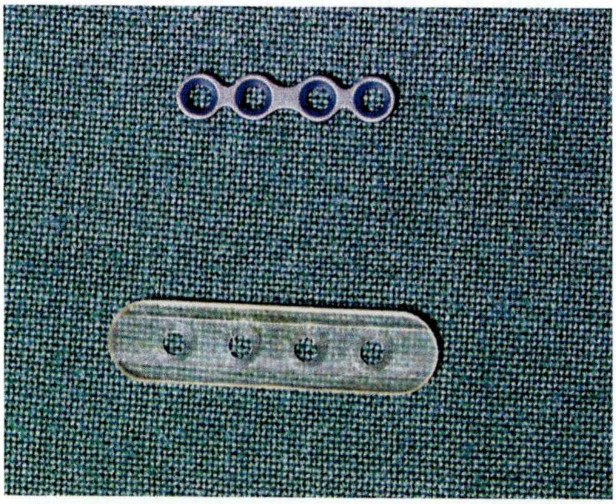

Abb. 13.11: Plattenmaterial für die Cricothyroidopexie; Titanplatte, 15 mm lang (oben), LactoSorb® Platte, 23 mm lang (unten).

Intraoperativ erhalten die Patienten zur Infektions- bzw. Schwellungsprophylaxe einmalig 2 g Spizef® und 500 mg Urbason®. Bei starkem postoperativem Hustenreiz erfolgt eine medikamentöse Behandlung mit Codeinphosphat.

Resultat der Approximation von Schild- und Ringknorpel ist eine erhöhte Stimmlippenspannung und damit eine Stimmerhöhung um durchschnittlich 5 Halbtöne, was dem Intervall einer großen Terz entspricht Die endolaryngealen Strukturen bleiben bei sorgfältiger OP-Technik in der Regel unberührt. Bis heute liegen mittlerweile Erfahrungen von über 200 Patienten zugrunde

Postoperativ wird für ca. 5 Tage Stimmruhe verordnet, um eine Konsolidierung der veränderten Spannungsverhältnisse sowie die Wundheilung zu begünstigen. Anschließend erfolgen die ersten logopädischen Übungssitzungen, um direkt aus der Stimmruhe heraus die Anbahnung einer weiblichen Stimmgebung zu ermöglichen.

13.10. Chondrolaryngoplastik – Adamsapfelredunktion

Die Chondrolaryngoplastik nach WOLFORT [141] stellt eine kosmetisch ergänzende Maßnahme bei Mann-zu-Frau-Transsexuellen dar. Durch die sich in der Pubertät durch hormonelle Einflüsse entwickelnde Prominentia laryngis werden Mann-zu-Frau-Transsexuelle auch nach ihrer operativen Adaptation rein äußerlich immer noch als Mann identifiziert. Aufgrund dessen besteht hier oft der Wunsch nach einer Reduktion des Adamsapfels, auch ohne anderen phonochirurgischen Eingriff. Für das operative Vorgehen ist es unbedingt notwendig, die anatomische Projektion der Stimmlippen auf den Schildknorpel zu kennen. Die zu resezierenden Schildknorpelanteile dürfen auf keinen Fall über den Ansatzpunkt der vorderen Kommissur in Höhe des Schildknorpels hinausgehen, da sonst das Widerlager für die Stimmlippen mit reseziert würde und es zu einem Absinken der Stimme durch Verlust an Stimmlippenspannung kommen würde. Nach Wolfort [41] erfolgt die Darstellung des Schildknorpels nach horizontalem Schnitt in einer Hautfalte oberhalb des Kehlkopfes. Hier muss besonderer Wert auch auf die Darstellung der Schildknorpelunterkante gelegt werden, um die topographisch-anatomischen und metrischen Maße für den Stimmlippenansatz genau beachten zu können. Anschließend erfolgt das Ablösen des Perichondriums vom Knorpel und die Resektion der Prominentia laryngis (☞ Abb. 13.12).

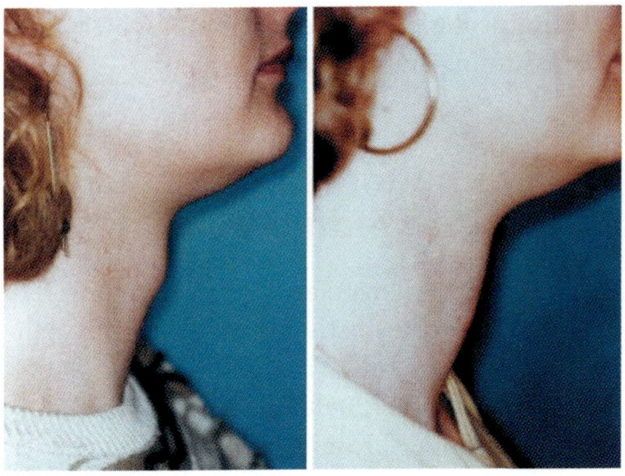

Abb. 13.12: Chondrolaryngoplastik nach Wolfort.

13.11. Kostenübernahme

Für die Übernahme der Operationskosten der stimmerhöhenden Behandlung bei Mann-zu-Frau-Transsexuellen liegt bisher keine einheitliche Regelung vor. Allerdings besteht ein Gerichtsurteil des Sozialgerichtes Bayreuth, AZ S 6 KR 73/96, wonach die stimmangleichende Behandlung nach dem Behandlungskonzept (ggf. unter Durchführung eines operativen Eingriffs) eines nach § 108 SGB V zugelassenen Krankenhauses, das durch vertragsärztliche Einweisung bestimmt wird, zu gewähren ist.

Die geschlechtsangleichenden Maßnahmen als Krankenbehandlung sind demnach nicht nur auf die primären Geschlechtsorgane, sondern auch auf das sekundäre Geschlechtsmerkmal Stimme zu erweitern.

13.12. Ergebnisse und Schlussfolgerungen

Nach unseren Erfahrungen stellt die modifizierte Cricothyroidopexie über Miniplatten in den meisten Fällen eine suffiziente operative Methode dar, die mittlere Sprechstimmlage dauerhaft zu erhöhen. Der Vergleich prä- und postoperativer diagnostischer Parameter sowie die mehrheitlich subjektive Zufriedenheit der Patientinnen mit dem erreichten Ergebnis bestätigt dies. Nach einer stimmerhöhenden Operation persistiert jedoch häufig trotz guter Erhöhung der mittleren Sprechstimmlage ein männlich dunkles Timbre. Die gewählte OP-Technik spielt hierbei keine Rolle. Ein Grund dafür ist der Vokaltrakt (Ansatzrohr), welcher für die Klangfarbe (Timbre) prägend ist. Dieser fungiert als Resonator und beeinflusst die der Stimmgrundfrequenz beigemischten Formantfrequenzen

Auffällig ist, dass die beiden Patientinnen mit einer bereits präoperativ weiblichen Stimme keinen Nutzen in Bezug auf eine weitere Stimmanhebung aus der phonochirurgischen Maßnahme ziehen konnten. Bei primär weiblicher Stimmlage kann die Cricothyroidopexie lediglich zu einer entspannteren Sprechstimme verhelfen, was sich bei diesen Patientinnen auch bestätigte. Bei ausgesprochen tiefen, männlichen Stimmen konnten dagegen mehrheitlich gute bis sehr gute Ergebnisse erzielt werden, auch wenn nicht immer ein Stimmlagenwechsel postoperativ zu erreichen war. Ursache dafür sind wahrscheinlich die anatomischen Kehlkopfausmaße. Bei großen Kehlköpfen mit weiter antero-dorsaler Ausdehnung liegen in der Regel lange Stimmlippen vor, die eine primär niedrige Grundfrequenz bedingen. Jedoch besteht auch ein hoher Abstand zwischen Ring- und Schildknorpel, der eine deutlich höhere Anspannung durch die Cricothyreoidopexie ermöglicht und somit zu insgesamt besseren Erfolgen führt [42].

Die durch die Approximation von Ring- und Schildknorpel bewirkte Erhöhung der Stimmgrundfrequenz stellt den Hauptschritt bei der stimmlichen Feminisierung Transsexueller dar. Da jedoch kein Einfluss auf den Vokaltrakt ausgeübt wird, liegt von vornherein eine gewisse Unvollständigkeit dieser Maßnahmen vor. Aus diesem Grund sind zur besseren Rehabilitation weiterführende Maßnahmen, wie z.B. logopädische Übungsverfahren, dringend notwendig, um mittels sekundärer Faktoren einen weiblichen Klangeindruck beim Zuhörer zu erzeugen. Zu diesen sekundären, den Stimmklang beeinflussenden Faktoren zählen z.B. die Prosodie, artikulatorische Besonderheiten bzw. lexikalische oder stilistische Varianten der Kommunikation. Eine alleinige logopädische Therapie mit dem Ziel, die mittlere Sprechstimmlage einer weiblichen Altstimme zu erreichen, bringt meist nicht den gewünschten Therapieerfolg. Ein postoperativ durchgeführtes, intensives Stimmtraining hilft dagegen einerseits, durch Anwendung eines ökonomischen Stimmgebrauchs, die operativ erreichte erhöhte Stimmgrundfrequenz zu stabilisieren und andererseits schwerwiegende Stimmstörungen zu vermeiden.

Der positive Einfluss einer postoperativen logopädischen Therapie kann auch an unserem Patientengut dargestellt werden. Annähernd die Hälfte der operierten Patientinnen unterzogen sich einer Stimmtherapie. Im Vergleich zu den Patientinnen ohne Stimmübungsbehandlung konnte hier nach ca. ½ Jahr eine stärkere Tendenz zur weiteren Erhöhung der Stimme festgestellt werden, bzw. mehr Patientinnen konnten die postoperative Stimmhöhe halten.

Ein Vergleich der Cricothyroidopexie z.B. mit Resultaten, die durch eine mikrolaryngoskopische Glottisplastik mit Stimmlippenverkürzung erzielt wurden zeigt, dass die durchschnittliche Anhebung der mittleren Sprechstimmlage bei der Methode nach Wendler/Gross mit 8,5 Halbtönen (nach unserer Methode 5 Halbtöne) etwas deutlicher ausfällt bei jedoch deutlich kleinerer Patientenzahl (n=10). Postoperativ besteht bei der Glottisplastik durch die Verletzung der Stimmlippenintegrität (Synechiebildung) jedoch eine ausgeprägtere Störung der stimmlichen Qualität und Leistungsfähigkeit (Dysphonie), die länger anhält als bei unseren Patientinnen bzw. in gut der Hälfte der untersuchten Fälle sogar bestehen bleibt [43, 44].

Die Langzeitergebnisse hinsichtlich der Stimmhöhe sind bei beiden Methoden ähnlich stabil, so dass von einer vergleichbaren Effektivität der Methoden bei jedoch unterschiedlichem auditivem Erscheinungsbild ausgegangen werden muss. Prinzipiell ist nach einer Cricothyroidopexie mit ausbleibendem Erfolg immer noch die mikrolaryngoskopische Glottisplastik durchführbar.

In der Fragebogenanalyse zur Patientenzufriedenheit wurde im Rahmen der Selbsteinschätzung der teilnehmenden Patientinnen ein deutlicher Zuwachs des Zufriedenheitsgrades im Bereich der Lebensqualität, geschlechtlichen Identität sowie Akzeptanz als Frau im beruflichen und privaten Bereich festgestellt. Damit konnte die Effektivität der modifizierten Cricothyroidopexie aufgezeigt werden [39, 40].

13.13. Literatur

1. Berger R (1988) Phoniatrische Mitbehandlung operierter Transsexueller. HNO-Praxis 13:207-210

2. Rosanowski F, Eysholdt U (1999) Phoniatrische Begutachtung vor der Stimmangleichung bei Mann-zu-Frau-Transsexualismus. HNO 47:556-562

3. Böhme G (1997) Sprach-, Sprech-, Stimm- und Schluckstörungen (1). Gustav-Fischer-Verlag; Stuttgart, Jena, Lübeck, Ulm: 114

4. Fant G (1981) A note on vocal tract size factors and non-uniform f-pattern scalings. In: Speech transmission laboratory, Quarterly Progress and Status Report 21-38

5. Böhme G (1968) Intersexualität der Stimme. Folia Phoniatrica 20:417-427

6. Eicher W (1992) Transsexualismus. Möglichkeiten und Grenzen der Geschlechtsumwandlung. Gustav-Fischer-Verlag, Jena, New York: 17

7. Gross M (1999) Pitch-Raising Surgery in Male-to-Female Transsexuals. J of Voice 13(2):246-250

8. De Bruin MD, Coerts MJ, Greven AJ (2000) Speech therapy in the management of male-to-female transsexuals. Folia Phoniat 52:220-227

9. Mount KH, Salmon SJ (1988) Changing the vocal characteristics of a postoperative transsexual patient: a longitudinal study. J Commun Disord 21:229-238

10. Spencer LE (1988) Speech characteristics of male-to-female transsexuals: a perceptual and acoustic study. Folia Phoniat 40:31-42

11. Keil M (1994) Transsexualität und Stimme: Sprechen. Zeitschrift für Sprechwissenschaft 12:4-14

12. Donald PJ (1982) Voice change surgery in the transsexual. Head & Neck Surg (4):433-437

13. Wirth G (1995) Stimmstörung. Deutscher Ärzteverlag; Köln 318

14. Oswald M (1992) Sprecherziehung bei Transsexuellen. Möglichkeiten und Grenzen. ORL 276-278

15. Günzburger D (1995) Acoustic and perceptual implications of the transsexual voice. Arch Sex Behav 24(3): 339-348

16. Biesalski P, Friedrich F (1994) Phoniatrie (1) Pädaudiologie (2) Georg Thieme Verlag; Stuttgart, New York: 209

17. Friedrich G, Lichtenegger R (1997) Surgical Anatomy of the Larynx. Journal of voice 11(3):345-355

18. Gross M, Fehland P (1996) Ergebnisse nach operativer Anhebung der mittleren Sprechstimmlage bei Transsexuellen durch Verkürzung des schwingenden Stimmlippenanteils. In: Gross M (Hrsg.) Aktuelle phoniatrisch-pädaudiologische Aspekte (1995) R.-Groß-Verlag; Berlin: 88

19. Schultz-Coulon HJ, Fues CP (1976) Der Lombard-Reflex als Stimmfunktionsprüfung. HNO (24):200

20. Hirschauer S (1993) Die soziale Konstruktion der Transsexualität. Suhrkamp-Verlag, Frankfurt/M. 233 ff

21. Wendler J, Seidner B, Kittel G, Eysholdt U (1996) Lehrbuch der Phoniatrie und Pädaudiologie. Georg-Thieme-Verlag; Stuttgart, New York: 101

22. Böhme G (1998) Sprach-, Sprech-, Stimm- und Schluckstörungen (2, Therapie). Gustav-Fischer-Verlag; Stuttgart, Jena, Lübeck, Ulm 114-115

23. Kahane J (1978) Morphological study of the human prepubertal and pubertal larynx. Am J Anatomy (151): 11-20

24. Isshiki N (1989) Phonosurgery - theory and practice. Springer Verlag, Berlin Heidelberg, New York: 141-155

25. Lang J (1995) Larynx-Anatomie-Topographie. In: Herberhold H (Hrsg.) Band 3. Hals. Georg-Thieme-Verlag; Stuttgart, New York 273-278

26. Hirano M (1974) Morphological structure of the vocal cords as a vibrator or its variations. Folia phoniat (26):89-94

27. Herberhold H (Hrsg.), Lang J (1995) Anatomie - Topographie. Aus: Band 3. Hals. Georg-Thieme-Verlag; Stuttgart, New York 273-284

28. Donald PJ (1982) Voice change surgery in the transsexual. Head & Neck Surg (4):433-437

29. Wendler J (1990) Vocal pitch elevation after transsexualism male to female. Abstract. XVI UEP Congress; Salsomaggiore

30. Isshiki N, Morita H, Okamura H, Hiramoto M (1974) Thyroplasty as a new phonosurgical technique. Acta Otolaryngol (78):451-457

31. Hirschfeld M (1923) Die intersexuelle Konstitution. Jahrbuch der Sexuellen Zwischenstufen, Puttmann Verlag; Stuttgart 23:3-27

32. Lee SY, Liao TT, Hsieh T (1986) Extralaryngeal approach in functional phonosurgery. In: Proceedings of 20th Congress of IALP. Tokyo 482-483

33. Sataloff RT (ed), von Leden H (1997) The history of phonosugery. In: Professional voice. Singula Publishing Coop, Inc.; San Diego, London 561

34. Le Jeune FE, Guice CE, Samuels MP (1983) Early experiences with vocal ligament tighthening. Ann Otol Rhinol Laryngol 92:475-477

35. Tucker HM (1985) Anterior commissure laryngoplasty for adjustment of vocal fold tension. Ann Otol Rhinol Laryngol (94):547-549

36. Neumann K, Welzel C, Berghaus A (2002) Operative voice pitch raising in male-to-female transsexuals. Eur J Plast Surg 25(4):209-214

37. Neumann K, Welzel C (2004) Importances of voice in male-to-female Transexuals. Am J of Voice Dis 18(1)

38. Wolfradt U, Neumann K (2001) Depersonalization, self-esteem and body image in male-to-female transsexuals compared to male and female controls. Arch Sex Behav 30:301-310

39. Altstötter-Gleich C (Hrsg.) (1996) Theoriegeleitete Itemkonstruktion und -auswahl. In: Empirische Pädagogik. Landau

40. Löwe B, Clement U (1996) Der "Fragebogen zum Körperbild (FKB 20)". Literaturüberblick, Beschreibung und Prüfung eines Meßinstrumentes. Diagnostica 42(4): 352-376

41. Wolfort FG, Dejerine ES, Ramos DJ, Parry RG (1990) Chondrolaryngoplasty for appearance. Plast Reconstr Surg 86(3):464-469

42. Titze IR (1989) Physiologic and acoustic differences between male and female voices. J Acoust Soc Am 85(4): 1699-1707

43. Gerratt BR (1983) Formant frequency fluctuation as an index of motor steadiness in the vocal tract. J Speech Hear Res 26:297-304

44. Mahlstedt K, Gross M (2000) Operative Stimmangleichung bei Mann-zu-Frau-Transsexualität. In: HNO-Informationen 2/2000, Stuttgart: Demeter 114-115

14. Dermatologische Behandlung der androgenetischen Alopezie, der Akne und des Hirsutismus

14.1. Einleitung

Die Therapie der Mann-zu-Frau- sowie der Frau-zu-Mann-Transsexualität ist ohne die systemische Gabe von Sexualhormonen nicht denkbar. Hierbei finden bei einer feminisierenden Behandlung u.a. Östradiol (z.B. als Ethinylöstradiol), bei einer maskulinisierenden Behandlung u.a. Testosteron (z.B. Testosteronenantat) Verwendung. Verbunden mit der hormonellen Therapie zeigen sich am Hautorgan nicht selten unerwünschte Veränderungen, welche rasch diagnostiziert und adäquat behandelt werden müssen.

Im nachfolgenden Beitrag wird näher auf die **androgenetische Alopezie**, die **Akne** sowie den **Hirsutismus** eingegangen.

14.2. Androgenetische Alopezie

Die androgenetische Alopezie (☞ Abb. 14.1) beim Mann ist klinisch gekennzeichnet durch eine Minderung der Haardichte zunächst **bifrontotemporal** ("**Geheimratsecken**"), später auch zentral. Typischerweise verbleibt jedoch ein Haarkranz, welcher von okzipital bis nach temporal reicht ("Calvities hippocratica").

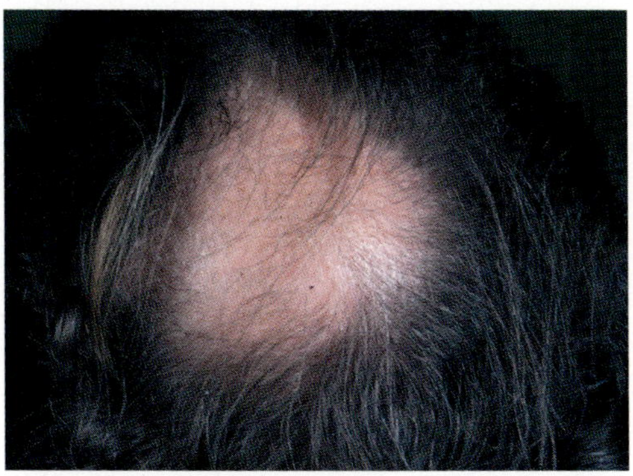

Abb. 14.1: Androgenetische Alopezie.

Bei der Frau findet sich zunächst ein Haarverlust im Mittelscheitelbereich, während der Haaransatz an der Stirn häufig zunächst unverändert bleibt.

Betroffen sind bei Männern weit über 50 %, bei Frauen neigen 30 bis 50 % zu entsprechenden Veränderungen. Erste Zeichen des Haarverlustes können sich bei männlichen Individuen bereits in und unmittelbar nach der Pubertät finden. Etwa 10 % der Frauen zeigen Haardichteminderungen vor dem 30. Lebensjahr; mit dem Beginn des Klimakteriums kommt es vielfach zu einem Voranschreiten des Haarverlustes.

Ursächlich kommen **genetische** sowie **hormonelle** Einflüsse in Betracht. Aufgrund der großen Varianz in der Ausprägung der androgenetischen Alopezie handelt es sich wahrscheinlich um **mehrere relevante Gene**, welche sowohl von väterlicher als auch mütterlicher Seite stammen können.

Hinsichtlich der hormonalen Beeinflussung kommt dem Testosteronmetaboliten **Dihydrotestosteron** (**DHT**) die größte Bedeutung zu, welcher durch die Wirkung der Isoenzyme **5α-Reduktase I** und **II** aus Testosteron gebildet wird. Interessanterweise finden sich in den Haarfollikeln beim Mann frontal höhere Enzymaktivitäten und damit höhere Spiegel des DHT als okzipital.

Es wird angenommen, dass die Lebensdauer der Haarfollikel in den Alopeziearealen genetisch festgelegt ist. Mit zunehmender Lebensdauer scheint sich eine erhöhte Empfindlichkeit gegenüber DHT auszubilden, welche zu einer Miniaturisierung des Follikels sowie zu einer schnelleren Abfolge zeitlich verkürzter Wachstumszyklen führt. Statt kräftiger Terminalhaare erscheinen schließlich nur noch dünne, kaum makroskopisch wahrnehmbare Vellushaare, welche in der Summe als Kahlstelle wahrgenommen werden.

Im Rahmen der hormonalen Therapie transsexueller Patienten mit Androgenen kann einer auftretenden androgenetischen Alopezie meist nicht durch Absetzen oder Reduktion der maskulinisierenden Medikation begegnet werden, ohne andere erwünschte virilisierende Effekte zu gefährden.

Nachfolgend werden diesbezüglich geeignet erscheinende therapeutische Optionen aufgezeigt, wenngleich einschränkend angemerkt werden muss, dass publizierte, plazebokontrollierte Studien für das transsexuelle Patientengut vielfach nicht vorliegen.

14.2.1. 17α-Estradiol

Aufgrund fehlender Affinität zum Östrogenrezeptor kann dieses synthetische Hormon bei der androgenetischen Alopezie genetisch weiblicher wie männlicher Individuen topisch gegeben werden (Handelspräparate (Auswahl): **Ell-Cranell-α®**, **Pantostin®**), ohne eine Beeinflussung der hormonalen Therapie befürchten zu müssen. Die Rationale für den Einsatz dieses Topikums besteht in der beobachteten Hemmung der Bildung von DHT in Anwesenheit von 17α-Estradiol *in vitro*. An **Nebenwirkungen** sind **Brennen** sowie **Juckreiz** beschrieben. Eine Zunahme der **Seborrhoe** am Kapillitium kann darüber hinaus auftreten.

14.2.2. Minoxidil

Basierend auf der Beobachtung, dass Patienten mit arteriellem Hypertonus durch die orale Gabe einer Minoxidil-haltigen Tablette als unerwünschte Nebenwirkung ein vermehrtes Haarwachstum bemerkten, kam es zur Entwicklung eines Topikums mit 2 % bzw. 5 %iger Minoxidil-Konzentration (z.B. **Regaine® Männer Lösung/Schaum**), welche bei genetisch weiblichen wie männlichen Individuen angewendet werden kann. Nach Auftragen des Präparats kommt es etwa in 5-10 % der Fälle zu **Rötung** und **Juckreiz** auf der Kopfhaut. Systemische Reaktionen wie Schwindel, Oedemneigung oder Tachykardien werden als Nebenwirkung erwähnt, finden sich *in praxi* nur selten.

14.2.3. Finasterid

Durch die strukturelle Ähnlichkeit mit Testosteron konkurriert Finasterid mit Testosteron um die Bindung an der 5α-Reduktase Typ II, was eine Absenkung des Spiegels von DHT zur Folge hat. Für Männer ist Finasterid unter dem Handelsnamen **Propecia®** in der Indikation "frühe Stadien der androgenetischen Alopezie" zugelassen und stellt aufgrund durchgeführter doppelblinder, randomisierter, plazebokontrollierter Studien nach derzeitigem Kenntnisstand die wohl effektivste Behandlungsmethode dar. **Nebenwirkungen** – wie verminderte Libido, erektile Dysfunktion, vermindertes Ejakulatvolumen – wurden nur selten beobachtet und zeigen gegenüber Plazebogaben keine signifikanten Inzidenzunterschiede.

Für den Bereich der Frau-zu-Mann-Transsexualität könnte eine Beobachtung an einer kleinen Fallgruppe zukünftig von Bedeutung sein. Bei Frauen mit vermehrtem Effluvium und erhöhten Testosteronspiegeln wurde unter einer Finasteridbehandlung eine Verbesserung oder Stabilisierung des Haarverlustes nachgewiesen. Trotz dieser ersten Hinweise auf eine Wirkung bei genetisch weiblichen Individuen ist es noch verfrüht, hier entsprechende Therapieempfehlungen auszusprechen, zumal nicht verschwiegen werden darf, dass auch Studien mit ausbleibendem Behandlungserfolg nach Finasterideinnahme zwischenzeitlich vorliegen. Möglicherweise ist zur Erzielung eines Behandlungserfolges bei der Frau eine höhere Dosis des Wirkstoffs erforderlich.

14.2.4. Dutasterid

Dieser Wirkstoff ist ein starker Inhibitor sowohl der Typ-I- als auch der Typ-II-5α-Reduktase (z.B. Avodart® Weichkapsel) und ist zugelassen für die Behandlung der Symptome der benignen Prostatahyperplasie. Studien weisen auf eine Wirkung bei Haarverlust bei genetisch männlichen wie auch weiblichen Individuen hin. Vor allem eine Reduktion der Libido und des Ejakulatvolumens sowie Erektionsprobleme müssen als Nebenwirkung bedacht werden

14.2.5. Cyproteronacetat

Dieser zu der Substanzklasse der systemisch wirksamen Antiandrogene zählende Wirkstoff wird bei Frauen mit stärker ausgeprägter androgenetischer Alopezie gegeben (Handelsname z.B. **Androcur® Tablette**). Im Rahmen der feminisierenden Behandlung bei Mann-zu-Frau-Transsexualität kommt Cyproteronacetat in manchen Zentren in einer Dosierung bis zu 100 mg/d zur Anwendung.

14.2.6. Operative Methoden

Anfänglich wurden große Kopfhautareale mobilisiert und rotiert, um später – als seinerzeit bedeutsame Innovation – durch 3 bis 5 mm durchmessende Stanztransplantate abgelöst zu werden. Heute kommen aufgrund des gegenüber den vorgenannten Verfahren überlegenen kosmetischen Ergebnisses nahezu ausschließlich **Minigrafts** (Zerteilung der Stanzeninhalts aus einem haarführenden Kopfhautbezirk in 3 bis 5 Haare und Implantierung in präformierte läsionale Löcher) und **Micrografts** (1 bis 2 Haare werden aus einem haarführenden Kopfhautbezirk gewonnen und über feine Stichkanäle am Ort der Läsion implantiert) zur Anwendung.

Die überwiegende Mehrzahl der Patienten ist derzeit männlich und erfährt eine Haartransplantation von okzipital nach frontal, da okzipitale Haarfollikel auch am neuen Ort resistent gegen hormonale Einflüsse bleiben ("Donor-Dominanz").

Für genetisch weibliche Individuen liegen gleichfalls immer zahlreicher werdende Mitteilungen über kosmetologisch gelungene Haartransplantationen mittels Mini- und Micrograft-Technik vor.

14.3. Akne

Die Akne (☞ Abb. 14.2a+b) ist eine Erkrankung von Talgdrüsenfollikeln, die sich bei genetisch weiblichen Individuen während der Pubertät etwas früher manifestiert als bei Jungen und bei entsprechender familiärer Belastung auch lange über das 20. Lebensjahr hinaus bestehen kann. Mehr als 80-90 % aller Jugendlichen weisen minimale (Komedonen = "Mitesser") oder ausgeprägtere Zeichen einer Akne auf. In 15 bis 20 % muss von einer behandlungsbedürftigen Akne ausgegangen werden, die schließlich zur ärztlichen Konsultation führt. Bei weiteren 15 % dieser behandlungsbedürftigen Fälle persistiert die Akneerkrankung auch nach dem 25. Lebensjahr. Aus Untersuchungen an Zwillingsgeschwistern und Familienmitgliedern ist bekannt, dass eine genetische Disposition für die Erkrankung vorliegen kann.

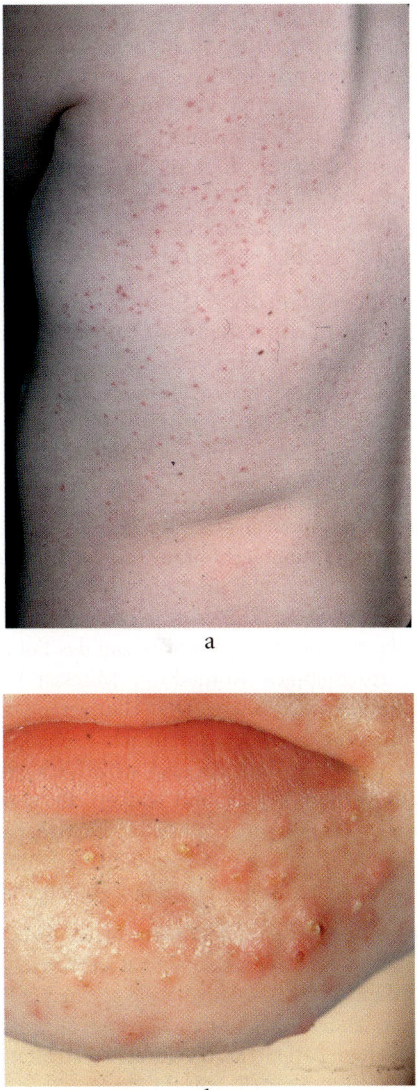

a

b

Abb. 14.2a+b: Akne: Acne medicamentosa (a), Acne papulopustulosa (b).

Die aknetypischen Effloreszenzen sind an Talgdrüsenfollikel gebunden, die morphologisch eine Stellung zwischen Vellushaarfollikeln (Flaumhaare) und Terminalhaarfollikeln (z.B. Kopfhaare) einnehmen. Dieser Follikeltyp kommt besonders im Gesicht und am vorderen und hinteren Stamm vor.

Talgdrüsen sind stimulierbar durch männliche Geschlechtshormone. Dennoch besteht zumindest beim Mann keine einfache Korrelation zwischen Testosteronspiegel im Serum und Ausbildung der Akne. Bei Frauen mit Akne sind die vorliegenden Studien über hormonelle Veränderungen z.T. widersprüchlich. Es finden sich Hinweise für erhöhte Spiegel von freiem Testosteron bei gleichzeitig reduzierter Konzentration von sexualhormonbindendem Globulin. Eine größere Rolle scheinen aber die individuell und regional unterschiedlichen Empfindlichkeiten der Talgdrüsen gegenüber Androgenen zu spielen.

Durch Stimulation der Talgdrüsen wird vermehrt Talg gebildet und an die Hautoberfläche abgegeben. Die über die Norm hinausgehende Talgproduktion bezeichnet man als Seborrhoe. In einigen Untersuchungen konnte gezeigt werden, dass der Schweregrad der Akne mit der Talgproduktion assoziiert ist.

Weitere Faktoren – neben einer **genetischen Disposition** und einer **erhöhten Talgproduktion** – welche das Auftreten und die Ausprägung der Akne bestimmen, sind: **Mikroorganismen** *(Proprionibacterium acnes)*, **Verhornung des Follikelausführungsganges** (Komedo = "Mitesser") und **Entzündungsreaktionen**. Die Hautveränderungen bei Akne umfassen anfänglich Komedonen, später Knötchen, Pusteln und schließlich große Knoten, Zysten, Fisteln und Narben. Bei starker klinischer Ausprägung können schmerzhafte entzündliche Reaktionen mit erheblicher psychischer und körperlicher Beeinträchtigung einhergehen.

Unter maskulinisierender hormonaler Therapie bei Frau-zu-Mann-Transsexualität werden schwere Formen der Akne relativ häufig gesehen (z.B. in einer holländischen Untersuchung bei 80 von 293 behandelten Patienten). Besonders betroffen ist hierbei der Rücken (☞ Abb. 14.2a).

Die Therapie der Akne ergibt sich aus den o.g. ätiologischen Gesichtspunkten (☞ Tab. 14.1+14.2). Generell sollten exogene Auslöser beseitigt werden. Für virilisierende systemische Testosterongaben bei Behandlung transsexueller Patienten verbieten sich jedoch entsprechende Karenzmaßnahmen. Bewährt hat sich eine stadiengerechte lokale und ggf. systemische Therapie. Eine **Entfettung** und **Reinigung** der Haut wird durch äußerliche Anwendung von Alkoholen oder Syndets erreicht. Eine **Reduktion der Talgproduktion** gelingt am nachhaltigsten durch Einnahme von Isotretinoin. Die **Keratolyse** kann durch äußere Anwendung von Abrasiva, Benzoylperoxid, Vitamin-A-Säure und ihren Derivaten, Azelainsäure, Adapalen oder systemisch durch Isotretinoin erreicht werden.

Die **antimikrobielle Therapie** umfasst die äußerliche (z.B. Erythromycin) und systemische Gabe von Antibiotika (z.B. Doxycyclin, Minocyclin). **Spätfolgen** der Akne mit typischerweise trichterförmigen Narben im Gesichtsbereich und Narbenkeloiden an der Schulterregion können durch Vereisung, Kortikoidinjektion, Laserbehandlung oder hochtouriges Schleifen angegangen werden.

Pathogenese	Therapie
Seborrhoe	antiseborrhoisch
Follikelkeratose	keratolytisch
Mikroorganismen	antimikrobiell
Entzündung	antiinflammatorisch

Tab. 14.1: Therapie der Akne.

	systemisch	topisch
• Anti-seborrhoisch	• Anti-androgene • Isotretinoin	• Alkohole • Syndets • Benzoylperoxid
• Kerato-lytisch	• Isotretinoin	• manuelle/mechanische Therapie (Abrasiva) • Salizylsäure • Benzoylperoxid • Tretinoin • Azelainsäure • Adapalen • Isotretinoin
• Anti-mikrobiell	• Tetra-zykline • Erythro-mycin	• Tetrazykline • Erythromycin • Clindamycin • Benzoylperoxid • Azelaisäure • Alkohole

Tab.14.2: Systemische und topische Aknetherapie (Auswahl).

14.4. Hirsutismus

Dieser wird definiert als pathologische Vermehrung der Körperbehaarung vom männlichen Muster bei der Frau (☞ Abb. 14.3). Er betrifft etwa 5 % aller Frauen und kann nach Medikamenteneinnahme, erhöhter Androgenproduktion in Ovarien und/oder Nebenniere sowie idiopathisch auftreten.

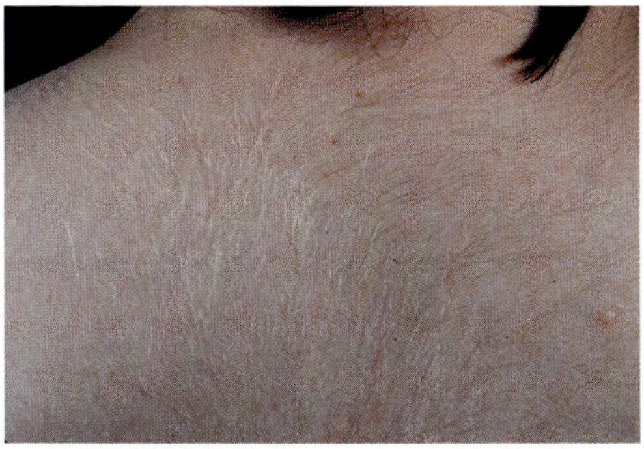

Abb. 14.3: Hirsutismus.

Bei hormoneller Therapie der Frau-zu-Mann-Transsexualität kommt es – entsprechend der Entwicklung des Behaarungsmusters beim pubertierenden Jungen – zunächst zur Ausbildung einer Behaarung von Oberlippe, Wangen und Regio pubica, später auch am Kinn, Hals, Oberkörper, Armen und Beinen.

Ein vom Hirsutismus klar abgrenzbares klinisches Bild resultiert, wenn unter antiandrogener Therapie der Mann-zu-Frau-Transsexualität das Behaarungsmuster vom männlichen Typus sich zurückbildet – häufig jedoch unter Aussparung der Bartregion.

Die Beseitigung einer unerwünschten Behaarung, sei es nun im Rahmen des Hirsutismus bei maskulinisierender Therapie als auch der fazialen Restbehaarung bei feminisierender Behandlung kann auf verschiedene Weise erfolgen. Auf das Verfahren der Elektroepilation wird im nachfolgenden Kapitel näher eingegangen.

14.4.1. Laserepilation

Mittels Laser- und Lichttechnologieverfahren ergeben sich für die Epilationsbehandlung neue, relativ schmerzarme Therapieoptionen.

Eine Möglichkeit stellt die **selektive Photodermolyse**, z.B. mit den Blitzlampen EpiLight®, Ellipse® oder PhotoDerm® u.a. dar. Auch Lasersysteme wie der Alexandrit-, Nd-YAG- und Diodenlaser finden hierbei Verwendung.

Nach Blitzlampenepilation wurde beispielsweise von Schroeter und Mitarbeitern von einer Reduktion des Neuwachstums von Haaren bei bis zu 90 % der behandelten transsexuellen Patienten über einen Nachbeobachtungszeitraum von durchschnittlich 44 Monaten berichtet. Dabei waren ein höheres Lebensalter sowie eine vorausgehende Epilation mittels Elektronadel mit einem ungünstigeren Epilationserfolg assoziiert.

Wichtig zu wissen ist, dass Patienten mit grauen oder blonden Haaren nur sehr schlecht auf eine Epilation ansprechen. Eine haarreduzierende Wirkung stellt sich häufig erst nach mehreren Behandlungssitzungen ein. Prinzipiell können nur Haare entfernt werden, die sich zum Zeitpunkt der Behandlung in der Anagen-Phase befinden. Nur zu diesem Zeitpunkt ist der Haarbulbus mit Melanozyten und Pigment in direkter Nachbarschaft zur dermalen Papille, die dann ebenfalls zerstört wird.

Typische **Nebenwirkungen** einer Epilationsbehandlung mittels Laser- und Lichttechnologieverfahren sind Hypo- und Hyperpigmentierungen, welche mit zunehmendem Pigmentierungsgrad der Haut zunehmen. Bei exakter Anwendung der Epilationslaser sind atrophische Narben äußerst selten, gelegentlich werden Follikulitiden und eine irritative Dermatitis beobachtet.

Zusammenfassend muss gesagt werden, dass ein Vergleich der verschiedenen zur Epilation verwendeten Systeme äußerst schwierig ist. Die vorliegenden Studien wurden an extrem unterschiedlichen Patienten oder Probanden bei unterschiedlichen Haarfarben, Indikationen und Lokalisationen durchgeführt. Ebenso unterschied sich die Anzahl der Behandlungssitzungen und die Zeiträume der Nachbeobachtung. Wirklich vergleichbare Studien mit transsexuellen Patienten liegen derzeit nicht vor.

14.4.2. Zug, Rasur, Keratolytika

Durch physikalische Verfahren wie dem Auftragen von heißem Wachs mit Abziehen nach Erkaltung, Durchtrennung des Haarschafts durch Nass- oder Trockenrasur oder die Applikation von Topika (wie Thioglykolate), die Disulfid-Bindungen des Haarschaftkeratins hydrolysieren, gelingt es, vorübergehend oder – nach vollständiger Zerstörung der epithelialen Stammzellen des Haarfollikels (z.B. bei wiederholter Wachsepilation) – auch permanent Haarfreiheit zu erzielen. Umstritten ist die These der Induktion stärkerer Terminalhaare durch wiederholte Epilationen.

14.4.3. Ornithin-Decarboxylase-Hemmer

Das Enzym Ornithin-Decarboxylase ist essenziell für sich rasch teilende Zellen des Haarfollikels. Seine Hemmung durch die äußerliche Auftragung z.B. einer Eflornithin-haltigen Creme (**Vaniqa®**) führt zu einem Stopp der Haarschaftsynthese, welcher nach Absetzen reversibel ist. An Nebenwirkungen können kurzzeitige Hautrötungen, Brennen, Stechen oder eine Follikulitis auftreten. Eine Zulassung besteht für die Behandlung von Frauen mit vermehrtem Haarwuchs im Gesicht.

14.4.4. Bleichverfahren

Wenngleich hierdurch keine Haare entfernt werden können, imponieren nach Applikation von bleichenden Agenzien ehemals dunkle Haare weniger deutlich.

14.5. Literatur

Giltay EJ, Gooren LJG (2000) Effects of sex steroid deprivation/administration on hair growth and skin sebum production in transsexual males and females. J Clin Endocrinol Metabol 85:2913-2921

Halsner UE, Lucas MW (1995) New aspects in hair transplantation for females. Dermatol Surg 21:605-610

Hohenleutner U, Landthaler M (2004) Lasertherapie. In: Köhn FM, Ring J (Hrsg) Fallstricke und Fehlerquellen in der Dermatologie. Springer Verlag, Wien, S. 206-222

Levy LL, Emer JJ (2013) Female pattern alopecia: current perspectives. Int J Woman's Health 5:541-556

Raulin C, Greve B (2003) Laser und IPL-Technologie in der Dermatologie und ästhetischen Medizin. Schattauer, Stuttgart, New York

Schroeter CA, Groenewegen JS, Reineke T, Neumann HA (2003) Ninety percent permanent hair reduction in transsexual patients. Ann Plast Surg 51:243-248

Shum KW, Cullen DR, Messenger AG (2002) Hair loss in woman with hyperandrogenism: four cases responding to finasteride. J Am Acad Dermatol 47:733-739

Wierckx K, van der Peer F, Verhaeghe E, Dedecker D, van Caenegem E, Toye K, Kaufman JM, T'Sjoen G (2014) Short- and long-term clinical skin effects of testosterone treatment in trans men. J Sex Med 11:222-229

Wolff H, Kunte C (1999) Diagnostik und Therapie von Haarerkrankungen. UNI-MED Verlag, Bremen

Worret WI (2004) Kosmetische Dermatologie. In: Köhn FM, Ring J (Hrsg) Fallstricke und Fehlerquellen in der Dermatologie. Springer Verlag, Wien, S. 266-274

15. Elektroepilation bei Hypertrichose

Hypertrichose bei Transsexualität

Im Falle von Transsexualität ist die Ursache der Hypertrichose evident. Eine effektive Elektro-Epilation ist daher verhältnismässig leicht durchzuführen. Die hohen Hormongaben verringern die androgene Stimulation und eine perfekte Insertion, die genaue Stromdosis, sowie die richtige Wachstumsphase (anagen) vorausgesetzt, ist die Elektroepilation sehr erfolgreich und dauerhaft.

Zum Einsatz können 3 Hauptarten der Elektroepilation kommen:

15.1. Elektrolyse

Diese älteste, aber dennoch effektive Methode der Haarentfernung arbeitet mit galvanischem, konstantem Gleichstrom (DC).

Das Prinzip ist ein chemischer Prozess: Entlang der Epilationssonde (elektrischer Leiter) bildet sich eine Lauge (NaOH), welche die Papille, den Follikel und die germinativen Zellen in der äußeren Wurzelscheide zerstört.

- Vorteil: Sanfte und effektive, dauerhafte Haarentfernung.
- Nachteil: Sehr langsam, je nach Haarstärke und Stromintensität bleibt die Sonde 20-30 s im Follikel.

Diese Methode wird professionell wegen des Zeitaufwands kaum noch angewandt.

15.2. Thermolyse

Die Thermolyse, auch Diathermie oder Radiofrequenz genannt, basiert auf einem sinusförmigen, hochfrequenten Wechselstrom im MHz-Bereich. Der Vorteil der Thermolyse gegenüber der Elektrolyse liegt in der Schnelligkeit der Behandlung. Moderne Geräte arbeiten mit Stromimpulsen von Millisekunden (1-50 ms) und sehr hohen Intensitäten. Diese Einstellungen sind für den Patienten angenehm, da diese kurzen Impulse vom Schmerzzentrum kaum registriert werden.

Das Prinzip ist die Zerstörung der Papille und der Keimzellen mittels Elektrokoagulation (Verkochung).

Bei der Thermolyse unterscheidet man 3 unterschiedliche Einstellungen:

- SLOW – hierbei wird mit langsamen Stromimpulsen 1-3 Sekunden gearbeitet.
  Die Stromeinstellungen sind verhältnismäßig schwach, die lange Zeitspanne verursacht jedoch erhebliche Schmerzen. Diese Methode wird seit den 1923 angewandt.
- FLASH – ein seit den 1980er Jahren bestehendes, schmerzreduziertes Verfahren, dass mit Stromimpulsen von 0,10-0,01 Sekunden arbeitet.
- SUPERFLASH/MICROFLASH – ein seit den 1990er Jahren ständig weiterentwickeltes Verfahren, dass mit 0,001 Sekunden eingesetzt wird und mit unterschiedlichen Stromstärken arbeitet. Zur Zeit die schnellste und schmerzärmste Elektroepilation.

- Vorteil: Schnelle und effektive Behandlung, besonders bei gerade gewachsenen Haaren.
- Nachteil: Kann je nach Einstellung bei älteren Geräten mit Sekunden-Einstellungen sehr schmerzhaft sein. Bei Terminalhaaren in der anagenen Wachstumsphase besteht die Möglichkeit, dass nicht alle Keimzellen koaguliert wurden und es dann zu erneutem Nachwuchs kommt.
- Einsatz: Um die Behandlungszeit zu beschleunigen, wird zunächst bei Behandlungen im Gesicht die Thermolyse eingesetzt, da sich dort die meisten Haare in der telogenen Ruhephase befinden.

15.3. Blend

Beim Blendverfahren (to blend = mischen) werden in einer Insertion beide Stromarten, nämlich sowohl der galvanische als auch der Hochfrequenzstrom, eingesetzt. Es wird zwischen zwei Hauptarten des Blends differenziert.

15.3.1. Hinkel Blend

(auch Progressive Blend oder Omni Blend genannt)

Während der Insertion wird zunächst ein galvanischer Strom freigesetzt, der – wie bei der Elektrolyse – eine Lauge produziert. Nach ca. 2 Sekunden wird ein niedriger Hochfrequenzstrom aufmoduliert. Dieser Strom erzeugt Wärme, durch die der Zersetzungsprozess im Follikel beschleunigt und intensiviert wird. Sobald sich das Haar löst, wird der HF-Strom unterbrochen und der galvanische Strom weiterhin freigesetzt. Dies bewirkt eine zusätzliche Laugenproduktion und gewährleistet die vollständige Zerstörung des Follikels und der germinativen Zellen.

Das Hinkel Blend ist, vorausgesetzt die Stromeinstellung und die Insertion sind korrekt gewählt, eine angenehme Epilationsmethode.

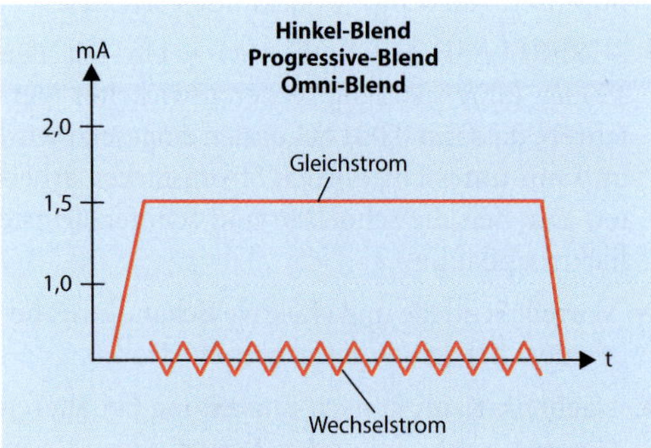

Abb. 15.1: Hinkel Blend.

15.3.2. Impuls Blend

Diese Weiterentwicklung des Hinkel Blends basiert grundsätzlich auf dem gleichen Prinzip der Gleichzeitigkeit von Freisetzung des galvanischen Stromes und des Hochfrequenzstroms bei einer Insertion. Der aufmodulierte HF-Strom wird jedoch in starken Einzelimpulsen freigesetzt. Der Vorteil dieses Prinzips liegt darin, dass nicht nur die produzierte Lauge erwärmt und dadurch der Zersetzungsprozess beschleunigt und intensiviert wird, sondern bei dicken, deformierten Haaren wird die produzierte Lauge aufgrund der starken Impulse besser im Follikel verteilt, so dass sich die Haare leichter entfernen lassen. Diese Methode wird bei dicken, deformierten Haaren angewandt.

- Vorteil: Sehr effektive und permanente Epilation. Bei richtiger Dosierung und korrekter Insertion keine Nebenwirkungen und nicht sehr schmerzhaft.
- Nachteil: Längere Insertionszeit (4-8 s) als Thermolyse.

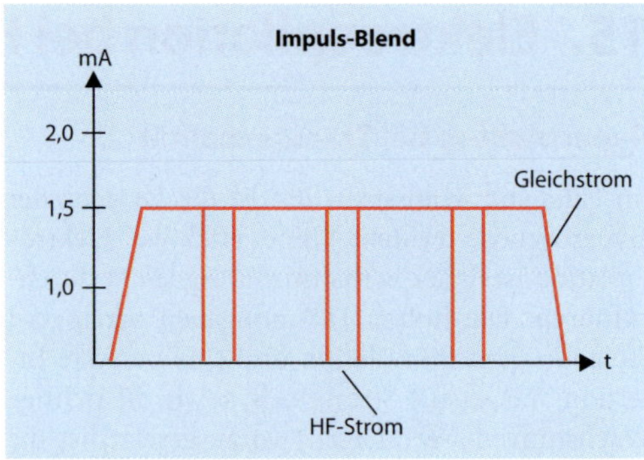

Abb. 15.2: Impuls Blend.

Die Blendmethode sollte bei anagenen Terminalhaaren einsetzt werden, also nachdem mit Thermolyse oder anderen Systemen, wie Laser oder IPL, eine Erstbehandlung durchgeführt wurde. So kann die Gesamtbehandlungszeit erheblich verkürzt und eine permanente Epilation erreicht werden.

Voraussetzungen für eine erfolgreiche Elektro-Epilation sind:

- gute Ausbildung
- exakte Insertion
- Wahl der richtigen Nadel/Sonden-Durchmesser, Stahl, Gold oder isolierte Nadel, je nach Methode und Haarstärke
- Berechnung des notwendigen Stroms zur Zerstörung des Haares:
  - zu stark: Narbenbildung, Verletzungen
  - zu gering: kein Erfolg

Zusammenfassung

Um ein Haar dauerhaft zu entfernen, reicht es nicht aus, die Papille und den Follikel zu zerstören und das Haar herauszunehmen. Die germinativen Haarzellen befinden sich in der äußeren Wurzelscheide und die höchste Konzentration im Bulge, zwischen Pili arrector und Talgdrüse.

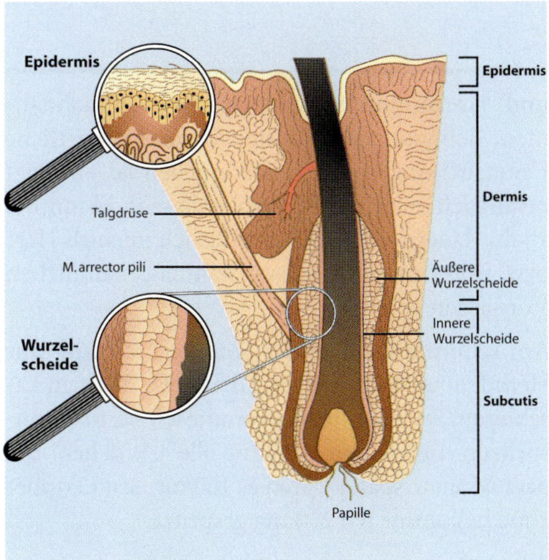

Abb. 15.3: Follikel-Querschnitt.

Um eine wirklich permanente Haarentfernung durchzuführen ist es also wichtig, sämtliche Möglichkeiten des Nachwachsens auszuschalten. Dazu gehört die Entfernung der Papille, des Follikels und vor allem auch der germinativen Zellen in der äußeren Wurzelscheide und im Bulge.

Dies wird durch eine "vor Ort"-Epilation mittels Nadel/Sonde gewährleistet.

Die Nadel/Sondenepilation ist die einzige von der FDA anerkannte dauerhafte Haarentfernung!

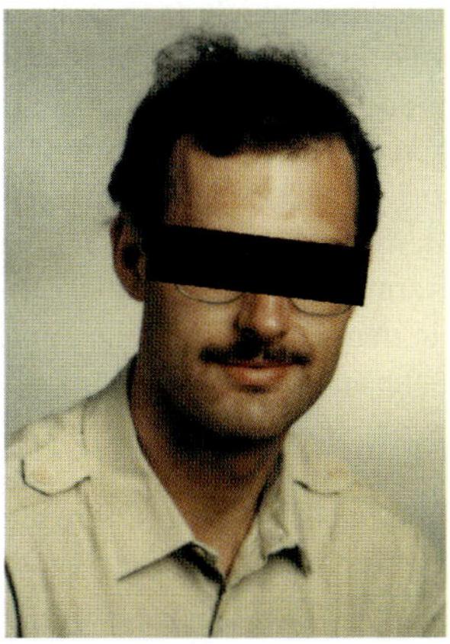

a

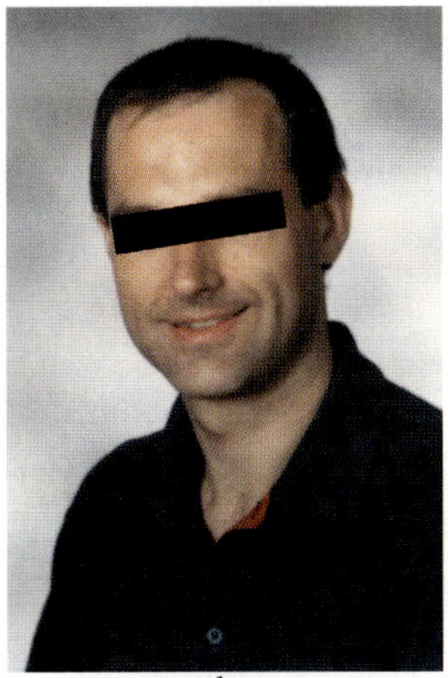

b

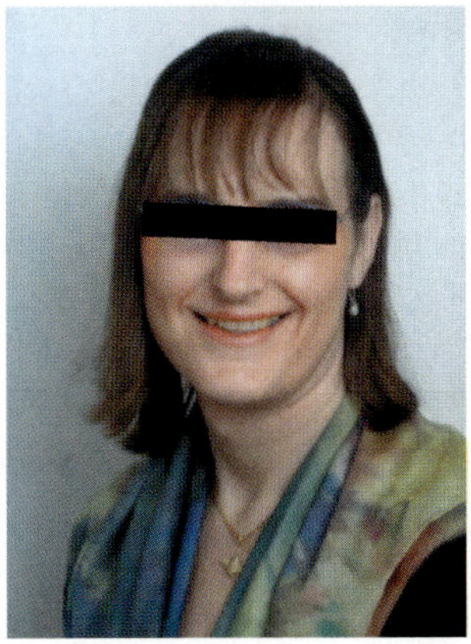

c

Abb. 15.4a-c: Zustand vor (a+b) und nach (c) Selbstepilation (komplette Epilation der Gesichts- und Körperbehaarung nach Schulung und eigener Anschaffung eines professionellen Geräts).

15.4. Literatur

Hinkel AR (1987) Electrolysis, Thermolysis and the Blend: The Principles and Practice of Permanent Hair Removal. P.E.E. Arroway Publishers California, 7th printing S. 150-199

Bono M (1995) The Blend Method. Tortoise Press, Santa Barbara, California Rg. No. 624-953, S. 26-29

16. Erfahrungsberichte

Erfahrungsbericht 1

Vor der psychotherapeutischen Beratung/der hormonellen Behandlung

Obwohl ich als Mädchen auf die Welt kam, fühlte ich mich mehr als Junge. Bereits im Alter von 3 Jahren lehnte ich Röcke, Puppen und dergleichen massiv ab. Noch extremer wurde die Situation für mich als Teenager. Mit dem Wachstum der Brüste und dem Einsetzen der Periode wuchsen auch der Hass und die Ablehnung gegen den eigenen Körper. Depressionen und Selbstverstümmelungen – in Form von Messerritzereien – waren meine ständigen Begleiter.

Oft dachte ich, es wäre schön, tot zu sein, einfach weg von diesem Dasein.

Erst mit 29 Jahren entdeckte ich ein Buch über Transsexualität. Der Titel lautete "Mann oder Frau – wenn die Grenzen fließend werden" von Karin Hertzer/Aristanverlag (kann ich sehr empfehlen).

Während der psychotherapeutischen Beratung/der hormonellen Behandlung

Sofort ergriff ich drastische Maßnahmen. Zuerst ging ich zu einer Psychologin und erklärte ihr, was mit mir los ist. Sie begleitete mich in Form von Gesprächstherapien auf meinem Weg bis zur OP. Über Bekannte erfuhr ich von einer Leidensgenossin, die in der Nähe wohnte. Ich nahm gleich Kontakt zu ihr auf. Sie gab mir die Adresse eines Arztes, der Frauenarzt, Endokrinologe und Gutachter, unter anderem auch für Transsexuelle, ist. Und außerdem erfuhr ich von ihr auch die Adresse einer Selbsthilfegruppe in Heidelberg (jetzt leider nicht mehr aktiv).

Dann hatte ich mein großes Coming out in meinem Betrieb und bei Verwandten, Freunden etc., das, Gott sei Dank, überall positiv ankam. Das alles war Oktober/November 1999.

Im Dezember 1999 hatte ich meinen 1. Termin bei diesem Arzt/Gutachter. Ich musste vorher einen Lebenslauf an ihn schicken, der über dieses Gefühl, anders zu sein, handelte. Ich nahm auch meine Mutter mit, damit sie mit dem ganzen Thema besser vertraut wird und keine Panik kriegt. Seit dem musste ich regelmäßig monatlich dort erscheinen und Hormonuntersuchungen bzw. Blutabnahmen, Befragungen intimster Art und körperliche Untersuchungen über mich ergehen lassen. Jetzt befand ich mich in dieser Probephase als Mann, die 1 Jahr dauern soll. Überall stellte ich mich als Herr bzw. unter meinem selbstgewählten, männlichen Vornamen vor.

Am schlimmsten war der Sommer. Ich trug nur Hemden, um so gut es ging die große Brust zu kaschieren. Seit Mai 2000 bekomme ich Testosteronspritzen. Erst waren es 50 mg alle 4 Wochen. Ein paar Monate später waren es 100 mg, seit Oktober 2000 bekomme ich 250 mg gespritzt.

Am Anfang war es komisch; irgendwie hatte ich Angst, dass ich damit was falsch mache. Und dass man dann nichts mehr rückgängig machen kann. Das Testosteron machte sich erst später bemerkbar.

Ganz langsam wuchsen ein paar Barthaare, die Stimme wurde erst heiser, dann dauerhaft tief. Plötzlich bekam ich starke sexuelle Gefühle; so was hatte ich nie zuvor.

In dieser schweren, ereignisreichen Zeit hat es mir sehr geholfen, mit betroffenen Transmännern zu reden, die auch schon ihre OPs hinter sich hatten. Das Gefühl, mit all dem nicht alleine zu sein, tat gut. Ende 2000 bekam ich dann das 1. Gutachten von meinem Arzt, der auch die Hormongabe überwachte. Für das 2. Gutachten teilte mir das zuständige Amtsgericht einen Gutachter in Homburg zu. Dort musste ich mich zu einem längeren Gespräch (2-3 Stunden) einfinden. Ende Januar/Februar 2001 war es amtlich, ich durfte mich ganz legal und offiziell Eric nennen. Ich ließ alle Papiere, Versicherungen etc. ändern.

Die Operationen

März 2001 hatte ich meine 1. OP in einem Krankenhaus in Frankenthal. Es waren sozusagen 2 in 1. In einer ca. 5-stündigen Operation wurden mir von 2 Gynäkologenteams Eierstöcke, Gebärmutter sowie die Brust entfernt. Man amputierte die beiden Brüste regelrecht und die Brustwarzen wurden verkleinert, genau vermessen und so angenäht, wie sie bei einem Bio-Mann positioniert sind. Nach erfolgreicher Behandlung wurde ich ca. 10 Tage später aus dem Krankenhaus entlassen. Die bogenartigen Narben bis zur Achsel, an der Brust sind inzwischen ziemlich verblasst, sind mehr oder weniger unauffällig. Sonst sieht man keine Spuren. Ich durfte in den ersten Wochen/Monaten keinen Sport machen und nicht schwer heben. Die Brustnarben wurden mit einem speziellen klebebandartigen Pflaster täglich abgeklebt, damit die Narbe sich nicht breitziehen kann. Nach dieser OP brauchte ich ein weiteres Gutachten von meinem Arzt, der bestätigte, dass ich unfruchtbar/zeugungsunfähig bin. Das war damals noch Voraussetzung, um bei Gericht die Geschlechtsstandänderung zu beantragen, in meinem Fall von weiblich zu männlich.

Die 2. Operation hatte ich im Behandlungszentrum Vogtareuth im November 2002.

Eigentlich sollte ich erst Februar 2004 operiert werden. Ich stand in Frankfurt auf der Warteliste, doch der zuständige Arzt übernahm in Vogtareuth eine leitende Position als Chefarzt. Dadurch ging dann doch alles schneller voran.

Ich hatte etwa 2-3 Vorgespräche, dann entschied ich mich für die Methode, bei der man einen sogenannten "Penoid" aus der Haut des Unterarmes formt. Am Spenderarm entstand eine relativ großflächige Narbe. Die entnommene Haut wurde aus Gewebe der Leistengegend ersetzt. In diesem Bereich sind die Narben kaum störend. Die 1. OP dauerte ca. 7-8 Stunden. Nach 14 Tagen wurde ich nochmal operiert. Dies war nötig geworden, weil ein Loch in der Verbindungsstelle von der alten zur neuen Harnröhre entstanden war. Außerdem musste etwas Gewebe des Penoids entfernt werden, weil es anfing, zu eitern. Noch mal 2 Wochen später wurde Haut vom Inneren des linken Oberschenkels am Penoid verpflanzt.

Insgesamt befand ich mich 6 Wochen stationär und 4 Wochen zu Hause im Krankenstand. Ich wurde mit einem Bauchdeckenkatheter entlassen, auf eigenen Wunsch. Ich ließ mich dann von einem guten Urologen bei mir in der Stadt weiter beobachten und behandeln. Glücklicherweise schloss sich das Leck von selbst, sonst hätte ich noch mal operiert werden müssen.

Jetzt kann ich – wie ein Bio-Mann – auch "im Stehen pinkeln". Auf eine Erektionsprothese habe ich verzichtet. Ich möchte keine Fremdkörper in mir haben. Trotz allem fühle ich mich so, wie ich jetzt aussehe und trotz der Narben, sehr viel besser. Ich fühle mich total als Mann anerkannt von meiner Umwelt. Und ich würde diesen beschwerlichen Weg jeder Zeit wieder gehen.

Ich bereue nichts; es war die richtige Entscheidung.

Erfahrungsbericht 2

Mein Werdegang zur (transsexuellen) Frau

Im Alter von 10 Jahren wurde mir bewusst, dass meine Entwicklung nicht nach konventionellen Regeln verlief. Aufgewachsen in einer Familie von berufstätigen Eltern, Jahrgang 1951, und betreut von häufig wechselnden Haushälterinnen verlief die frühe Kindheit unauffällig. Durch Stöbern im mütterlichen Kleiderschrank und Anprobieren ihrer Kleidung empfand ich ein mir fremdes, mich erschreckendes aber zugleich faszinierendes Gefühl.

Ich intensivierte diese Erlebnisse, kaufte mir vom mühsam gesparten Taschengeld weibliche Kleidungsstücke und Wäsche und vernichtete diese regelmäßig aus persönlicher Scham und Angst vor Entdeckung. In der Pubertät wurde mir meine Unfähigkeit bewusst, altersgemäße Interessen von Jungen und deren typisches Verhalten gegenüber dem weiblichen Geschlecht zu entwickeln. Ich war in der Schule zunehmend Außenseiter geworden und konnte männlichen Verhaltensweisen nichts abgewinnen. Mit meiner Mutter habe ich Hausarbeiten verrichtet, und meinen Vater als Frauenheld, der er war und ständig fremdging, zunehmend gehasst. Er hat meine Mutter in den Alkoholismus und schließlich in den Freitod getrieben.

Eine normale sexuelle Entwicklung fand nicht statt und ich flüchtete mich in Bücherlesen und Basteln. Nach dem Abitur und für mich grauenhaftem Wehrdienst unter lauter Männern konnte ich als Student mit eigener Bude mein Frausein endlich etwas ausleben. In der Studienzeit Anfang der siebziger Jahre habe ich erst in Erfahrung bringen können, was Transsexualität bedeutet und dass ich wohl unter diesem Phänomen einzuordnen sei. Trotzdem fanden noch Verdrängungsversuche statt, denn ich wollte so gerne "normal" sein. So ist auch das Eingehen einer Ehe zu verstehen, aus der auch mein Sohn stammt, der heute 13 Jahre alt ist. Ich habe mich auf Studium und Beruf konzentriert, bis zunehmend meine Leidensfähigkeit begrenzter wurde. Die Ehe scheiterte nach neun Jahren und ich lebte in meiner knappen Freizeit meine Weiblichkeit stärker aus. Im Jahr 2002 konnte ich mich allerdings nicht mehr auf nur zeitweises "Frausein" beschränken. Entweder als Mann meinem Leben ein Ende setzen oder voll und ganz auch äußerlich und als jederzeit erkennbare Frau zu existieren hieß meine Alternative. Ich habe mich fürs Weiterleben entschieden, ohne als fünfzigjährige promovierte Akademikerin die Schwierigkeiten und Konsequenzen eines derartigen äußeren Geschlechterwechsels zu verkennen.

Mit aller Energie und Willenskraft, die ich aufbieten konnte, habe ich meine Therapie begonnen, die Verordnung von weiblichen Hormonen durchgesetzt und den Kampf mit der Krankenkasse zur Kostenübernahme der geschlechtsangleichenden Operation gewonnen und die Durchführung des Namensänderungsverfahrens erreicht. Im Mai 2004 bin ich in Osnabrück operiert worden und endlich eins mit meinem gefühlten Geschlecht. Mein Umfeld hat mich teilweise in der neuen Rolle akzeptiert, teilweise auch den Kontakt abgebrochen. Durch Arbeit in einer Selbsthilfegruppe habe ich mir den Zugang zu anderen transsexuellen Menschen eröffnet und viele andere Schicksale kennengelernt. Bei aller Unterschiedlichkeit in der biografischen Entwicklung von Transsexuellen – Männern wie Frauen – sind mir die vielen Gemeinsamkeiten bewusst geworden, die Menschen unserer Veranlagung auszeichnen.

Verstehen, warum wir so sind und uns in unserem biologischen Geschlecht nicht zurechtfinden können, anders denken und empfinden, als es unsere Körperwahrnehmung vorgibt, können wir genauso wenig wie unsere Umgebung. Wir müssen uns mit dieser Tatsache der Nichterklärbarkeit abfinden und uns der Tortur der körperlichen Angleichung unterziehen. Diesen Belastungen an manchmal sozialer Ächtung, Schmerzen, physiologisch bedingten Unzulänglichkeiten im Erscheinungsbild, auch sozialem Absturz und Verlust von Bindungen an Familie und ausgeübtem Beruf sind nur diejenigen transsexuellen Menschen gewachsen, die eine starke Fähigkeit zur Selbstbehauptung aufweisen und auch von ihrer transsexuellen Eigenschaft überzeugt sind. Andere gehen unter oder bleiben zwischen den Geschlechtern hängen.

Neben dem Bewusstsein, nicht vollständig dem Idealbild des Wunschgeschlechts entsprechen zu können, medizinischen Konsequenzen, beispielsweise der lebenslangen Einnahme von Hormonen mit all ihren Risiken, spielen Fragen der sozialen Akzeptanz und wohl am Wichtigsten das Eingehen von Partnerschaften und Beziehungen eine herausragende Rolle.

Auch bei mir stellt sich das Problem der drohenden Vereinsamung. Von anderen Menschen wird zwar häufig das Eingehen von mehr oder minder lockeren Freundschaften zugelassen, eine enge und dauerhafte Beziehung unter Einschluss von Sexualität und enger Bindung an einen transsexuellen Menschen aber meist abgelehnt. Zu fremd ist oft deren Entwicklung und die Gründe für den Geschlechterwechsel nicht zu verstehen, und ein Rest von Ambivalenz nicht immer zu übersehen. Es gibt hiervon Ausnahmen, vor allem je jünger und je überzeugender im Auftreten und Erscheinungsbild die gewandelten Menschen sind. Mit über 50 Lebensjahren kann ich derartige Perfektion nicht bieten, auch wenn ich zwei Gesichtsoperationen, Stimmtherapie und Aufbau einer weiblichen Brust mittels Implantaten schon hinter mir habe.

Ich hatte nach meinem reiflichen Entschluss zur körperlichen Angleichung keine Zweifel oder gar Reue. Trotzdem sind depressive Phasen häufig und der Zwiespalt zwischen dem "Ankommen im empfundenen Geschlecht" und gesellschaftlicher beziehungsweise sozialer Ausgrenzung für mich stark spürbar.

Meine asexuelle Jugend- und Jungmännerzeit haben massive Defizite in Sexualität und Partnerschaft erzeugt, die ich heute immer noch sehr schmerzhaft empfinde und die ich auch derzeit nicht beseitigen kann.

Etliche Versuche und Initiativen meinerseits, Partnerschaften einzugehen sind nach kurzer Zeit gescheitert, obwohl ich mich als kommunikativ, intelligent und mit starker Emotionalität ausgestattet bezeichnen möchte. Mich erschreckt die Vorstellung, allein alt zu werden. Der vermeintliche oder tatsächliche Zwang, doch eine erfüllende Beziehung zu finden überlagert alle anderen Ziele, die ich verfolge.

Meine Lebensführung und Interessen haben sich sehr gewandelt. Viele Hobbies, wie z.B. das Interesse an Technik, sind rückläufig aber nicht verschwunden. Dafür sind Ambitionen in Richtung Kunst, sozialem Engagement und Interesse an Mode und Fragen der sozialen Gerechtigkeit stark gewachsen.

Meine Sensorik hat sich seit der Einnahme von Östrogenen deutlich verändert. Dieses Phänomen ist meines Wissens noch nirgendwo beschrieben worden. Sowohl mein Tastsinn als auch mein Geruchssinn haben sich erkennbar deutlich in Richtung erhöhter Sensibilität verschoben. Ich nehme beispielsweise ein Messer anders in die Hand und fühle und führe es anders als vorher.

Meine Transsexualität lebe ich offen, verstecke mich nicht und gebe bei Interesse Auskunft. Das oft forschend-neugierige, manchmal auch unsichere Verhalten meiner Mitmenschen mir gegenüber empfinde ich nicht als Belastung, sondern als Aufmerksamwerden und Interesse, die ich bei Bedarf zu befriedigen suche. Ich fühle mich im alltäglichen Umgang nicht diskriminiert, wobei ich allerdings auch vermeide, mehr als notwendig aufzufallen oder durch mein Verhalten einen außergewöhnlichen Status zu demonstrieren. Ich hole die Menschen in ihrer Unsicherheit ab und mache sie mit mir vertraut. Damit bin ich bis jetzt gut gefahren.

Beruflich ist es mir gelungen, meinen Status einigermaßen zu halten. Wie im Privatleben auch gibt es Distanzierungen, die ich akzeptieren muss, indifferentes Verhalten nach dem Motto "Hauptsache, Sie machen Ihre Arbeit gut" und mehr oder minder Sympathie, die aus der Bewunderung herrührt, einen nicht einfachen Weg erfolgreich gegangen zu sein. Offene Aversion habe ich dabei sehr selten erlebt, eher manchmal ein Abrücken, das aber bei Vertrautwerden mit meinem neuen Rollenverhalten sich manchmal wieder abgebaut hat.

Mein abschließendes Motto: Je ne regrette rien! Und:

Die Qualität einer Gesellschaft bemisst sich daran, wie sie mit ihren Minderheiten umgeht.

Erfahrungsbericht 3

Der Junge lebt

Wann habe ich begonnen, als Junge zu leben?

Es war an einem Herbsttag. Auf dem Schulhof befand sich eine große, mindestens fünf Meter hohe Kletterstange. Dort oben saß ich und überschaute den ganzen Platz. Meine Mutter hatte mir eine Stoffhose genäht und einen Pullover gestrickt mit weißen und orangen Streifen. Für die Sommerferien, die ich im Ausland bei meinen Großeltern verbringen durfte, waren die blonden Haare kurz geschnitten, damit die Pflege für meine Großmutter nicht zu anstrengend wurde. Da saß ich also, ein aufgewecktes Kind mit vom Wind zerzaustem Haar, auf einem sicheren, alles überblickbaren Aussichtspunkt. Zwei Mädchen kamen aus dem Schulgebäude, sie waren beide schon viel größer als ich und doch wirkten sie auf mich recht klein da unten. Beide sahen zu mir hoch und ich hörte, wie das eine Mädchen zu ihrer Kollegin sagte, dass ich wie ein Bub wirke, so wie ich da oben auf der Stange sitze. Und da spürte ich ihn zum zweiten Mal in meinem Leben, diesen unglaublichen Stich in meiner Brust. Diesen unglaublichen Schmerz, den ich nie wieder fühlen wollte und der mich nun doch wieder eingeholt hatte. Diesmal kamen keine Tränen mehr, mit meinen neun Jahren war ich ja schon viel zu alt für Tränen. Ich zitterte am ganzen Körper und hielt mich ganz fest an der Stange. Wie lange ich so da saß, wusste ich später nicht mehr. Aber eines wusste ich ganz bestimmt, von diesem Moment an entschloss ich mich, offen als Junge zu leben.

Einige Monate später, ich fuhr auf dem Vorplatz unseres Wohnblockes auf dem Fahrrad, das ich mir von einem Nachbarjungen immer auslieh, kam ein Spielkamerad auf mich zu und lachte über mich. Er meinte, dass man aus mir einfach nicht schlau werde und dass er glaube, dass ich ein Zwitter sei. Genau in diesem Moment lief meine Mutter über den Platz. Sie hörte den Jungen ebenso wie ich und sie sah mich erwartungsvoll an. Aber zu ihrem Entsetzen reagierte ich nicht im mindesten so, wie sie es wahrscheinlich erwartet hatte. Da kam keine Gegenwehr von meiner Seite. Nein, meine Brust schwoll stolz an. Ich war glücklich, tief in mir war ein Gefühl von Glück und Zufriedenheit. Ich lachte befreit auf. Sowohl meine Mutter wie der Spielkamerad waren sichtlich frustriert über meine Reaktion. Der Junge wollte mich verletzen, mich herausfordern. Meine Mutter wünschte sich einen lauten Protest und ich trat voller Stolz kräftig in die Pedalen und lachte. Mein Sein, meine ganze Existenz war befreit und nun auch erwiesenermaßen für alle sichtbar zu erkennen. Und nicht nur das, der Junge hatte mir auch noch ungemein geholfen, indem er mir endlich einen Begriff für meinen Zustand gab. Ein Zwitter, jawohl, das war ich, warum nur kam ich selber nie auf diesen Gedanken. Ein Junge in einem Mädchenkörper. Also beides, ein Junge und zugleich ein Mädchen. Als ich zum Mittagessen gerufen wurde, fing mich meine Mutter noch vor der Wohnungstüre ab und fragte mich leise, damit es ja niemand hörte, ob ich denn wüsste, was ein Zwitter sei. Ja natürlich weiß ich das. Meine Mutter gab sprachlos auf und öffnete mir die Wohnungstüre.

Später fragte ich mich immer wieder, was mich damals dazu brachte, mich dafür zu entscheiden offen als Junge zu leben. Was hatte den Schmerz in meiner Brust ausgelöst? Ein verletztes Mädchen, das für einen Jungen gehalten wurde? Ein Junge, der gezwungen war als Mädchen zu leben, dies aber offensichtlich nicht befriedigend zustande brachte? Alle möglichen Varianten tauchten in mir auf und alle Antworten waren zu unsicher, zu unbefriedigend und mussten wieder verworfen werden. Eines Tages kam mir die Idee, wie ich diese Frage vielleicht beantworten könnte. Eigentlich war es vollkommen einfach und deshalb war mir die Idee im ersten Moment auch nicht so geheuer, ob sie denn wirklich funktionieren würde und zuverlässig wäre. Es waren zwei einfache Fragen, die ich mir stellte: Wann in meinem Leben traf mich dieser ungeheure Schmerz in meiner Brust und was löste diesen Schmerz aus? Einmal, da war ich noch sehr sehr klein und in Tränen aufgelöst. Aber das konnte ich nicht mehr zuverlässig rekonstruieren und somit bekam dieser Vorfall den Stempel ‚unbrauchbar'. Also musste ich meine Suche auf spätere Jahre verlegen. Ja, da war so ein Vorfall. Damals war ich elf Jahre alt. In der Schule besprachen wir ein Thema, worüber wir zu Hause schon gesprochen hatten. Und als die Lehrerin eine Frage stellte, hob ich ganz schnell meine Hand und wollte unbedingt antworten und mein Wissen demonstrieren. Das war eine eher seltene Reaktion von mir und so zeigte die etwas erstaunte Lehrerin auf mich. Stolz gab ich das Wissen weiter, das mir meine Mutter vermittelt hatte. Aber zu meiner großen Überraschung empfing mich kein Lob, sondern Gelächter. Und da war er wieder, dieser unglaublich stechende Schmerz in meiner Brust. "Verrat!" Jawohl, ich fühlte mich verraten, belogen, im Stich gelassen und damit dem Spott der Öffentlichkeit ausgesetzt. Meine Mutter hatte mich belogen! Obwohl ich wusste, dass ich ein Junge war, hatte sie mir weismachen wollen, dass ich ein Mädchen sei und mich mit strenger Autorität unterdrückt, bis ich mich gegen alle Widerstände entschloss, meinem Ich freien Lauf zu lassen, da es ja eh erkennbar war. Was für ein Verrat. Auch war ich gar nicht aufmüpfig. Nein, ich war mit meinen neun Jahren ein ganz normaler Junge, der wie alle Jungs voller Leben und Entdeckungsfreude war und gerne Schabernack trieb. Ein Junge, der sein Wesen eines wilden, unbändigen Löwen leben und nicht wie ein Mädchen behandelt werden wollte.

Heute bin ich ein erwachsener Mann und habe Frieden geschlossen. Wie meine Mutter mit der Geschlechtsanpassung zurecht kommt, liegt nicht an mir. Sie muss ihren eigenen Weg finden. Diese Ruhe und Sicherheit in mir lässt mich zufrieden leben; egal, was andere über mich denken.

17. Literatur und Adressen

Im Internet existiert eine kaum überschaubare Anzahl von Websites, die sich – oft auch aus Sicht Betroffener – dem Thema "Transsexualität" widmen. Da es uns unmöglich erscheint, die Qualität jeder einzelnen Seite zu bewerten, da wir aber andererseits auch nicht eine unbegründete Vorauswahl treffen wollen, beschränken wir uns im Folgenden auf Websites von Fachgesellschaften (über die dann auch ExpertInnen erfragt werden können) und fachlich (medizinisch und/oder psychologisch) qualifizierte Institutionen.

In Deutschland

1. Fachgesellschaften

- Deutsche Gesellschaft für Sexualforschung (DGfS)
  http://www.dgfs.info
- Pro Familia (Deutsche Gesellschaft für Familienplanung, Sexualpädagogik und Sexualberatung e.V.
  http://www.profamilia.de
- Deutsche Gesellschaft für Sexualmedizin, Sexualtherapie und Sexualwissenschaft
  http://www.dgsmtw.de

2. Sexualmedizinische Ambulanzen und Beratungsstellen

- Institut für Sexualforschung und Forensische Psychiatrie der Universität Hamburg
  Spezialambulanz für Sexuelle Gesundheit und Transgender-Versorgung
  Interdisziplinäres Transgender Versorgungscentrum
  Martinistr. 52
  20246 Hamburg
  Tel. 040 7410-52225
  Fax 040 7410-56406
  http://www.uke.uni-hamburg.de/institute/sexualforschung
- Institut für Sexualmedizin und Forensische Psychiatrie und Psychotherapie, Universitätsklinikum Schleswig-Holstein, Campus Kiel
  Niemannsweg 147
  24105 Kiel
  Tel. 0431 9900-2693
  Fax 0431 9900- 2529
  http://www.zip-kiel.de/sexualmedizin/index.html
- Institut für Sexualwissenschaft und Sexualmedizin, Charité Berlin
  Luisenstraße 57
  10117 Berlin
  Tel. 030 450 529-302
  Fax 030 450 529-992
  http://www.sexualmedizin.charite.de/institut/
- Endokrinologische Ambulanz
  Max-Planck-Institut für Psychiatrie
  Kraepelinstr. 2-10
  80804 München
  Tel. 089 306 22-270
  Fax 089 306 22-460
  http://www.mpipsykl.mpg.de

3. Allgemeines

- Magnus-Hirschfeld-Archiv für Sexualwissenschaft an der Humboldt-Universität Berlin
  http://www.sexarchive.info/

International

- The World Professional Association for Transgender Health (WPATH)
  http://www.wpath.org/
- The European Professional Association for Transgender Health (EPATH)
  http://www.epath.eu/
- International Society for Sexual Medicine (ISSM)
  http://www.issm.info
- International Academy of Sex Research
  http://www.iasr.org/CMS/

Bei speziellen Fragestellungen möchten wir ausdrücklich empfehlen, sich gegebenenfalls auch an die Autorinnen und Autoren der einzelnen Kapitel zu wenden.

Fachbücher, Buchartikel (Beispiele)

- Peer Briken, Michael Berner (Hrsg.)
  Praxisbuch Sexuelle Störungen
  Thieme Verlag, 2013
- Hertha Richter-Appelt, Timo O. Nieder (Hrsg.)
  Transgender-Gesundheitsversorgung
  Psychosozial-Verlag, 2014

- Susan Stryker , Stephen Whittle(Hrsg.)
  The Transgender Studies Reader
  Routledge Chapman & Hall; 1 und 2 Auflage
- Peggy Cohen-Kettenis, Friedemann Pfäfflin
  Transgenderism and Intersexuality in Childhood and Adolescence. Making Choices.
  Sage Publications, Thousand Oaks, London, New Delhi
- Stephanie A. Brill, Rachel Pepper(Hrsg.)
  The Transgender Child
  CleisPr, 2008
- Friedemann Pfäfflin
  Begutachtung der Transsexualität
  In: Foerster K (Hrsg) Venzlaff/Foerster: Psychiatrische Begutachtung.
  Ein praktisches Handbuch für Ärzte und Juristen.
  Elsevier: München S. 525-538, 2004

Index

R

S

T

U

V